無機／有機材料の表面処理・改質による生体適合性付与

Addition of Biocompatibility to Inorganic/Organic Materials by Surface Treatment and Modification

監修：蓜島由二
Supervisor : Yuji Haishima

シーエムシー出版

はじめに

医療機器および医用材料の生体適合性に関与する主な因子としては，①抽出物に基づく各種毒性，②形および表面形状のほか，③材料／細胞・組織界面特性が挙げられる。医用材料を生体内に埋植すると，材料表面に水やイオンが速やかに吸着し，次いで生体蛋白質などの吸着が起こる。すなわち，医用材料と細胞は吸着蛋白質層を介して相互作用するため，同蛋白質は材料の機能発現や生体適合性に大きく関与すると考えられている。

材料／細胞・組織界面特性の改質・改良を目指した表面処理法や材料開発などに関する研究の歴史は古く，現在までにさまざまな技術が考案されてきた。いくつかの技術は実用化に成功しており，医療機器を初めとしたさまざまな製品に応用されている。

材料／細胞・組織界面特性の改質・改良技術は，医療機器メーカや材料・化学メーカなどにおける新たな事業の柱の一つとなり得ることから，各メーカは付加価値の高い安定した市場として有望なバイオ・メディカル領域への投資を活発化させている。これらの背景を踏まえて，本書では材料／細胞・組織界面特性に着目した「材料表面処理・改質による生体適合性付与」に焦点を当て，主にセラミックス，金属および高分子材料分野の最前線で研究・製品開発，生体適合性評価法の開発などを展開している諸先生のご協力の下，基礎から応用に至る最新の知見を取りまとめた。これらの情報が，機能性医用材料を含めた新規材料の開発に携わる研究者や新規参入を狙うベンチャーを含めた各メーカにおけるバイオ・メディカル向け製品開発の一助となることを期待する。

令和元年５月

国立医薬品食品衛生研究所

蓜島由二

執筆者一覧（執筆順）

蓜島由二	国立医薬品食品衛生研究所　医療機器部　部長
中村　仁	名古屋大学　高等研究院　助教
鳴瀧彩絵	名古屋大学　大学院工学研究科　准教授
大槻主税	名古屋大学　大学院工学研究科　教授
菊池正紀	物質・材料研究機構　機能性材料研究拠点　バイオ分野　バイオセラミックスグループ　グループリーダー
末次　寧	物質・材料研究機構　機能性材料研究拠点　バイオ分野　バイオセラミックスグループ　主任研究員
相澤　守	明治大学　理工学部　応用化学科　専任教授
横田倫啓	明治大学　研究・知財戦略機構　博士研究員
橋本和明	千葉工業大学　工学部　応用化学科　教授
早川　聡	岡山大学　大学院ヘルスシステム統合科学研究科　教授
鈴木　治	東北大学　大学院歯学研究科　顎口腔機能創建学分野　教授
濱井　瞭	東北大学　大学院歯学研究科　顎口腔機能創建学分野　助教
塙　隆夫	東京医科歯科大学　生体材料工学研究所　教授
興戸正純	名古屋大学　未来材料・システム研究所　教授
黒田健介	名古屋大学　未来材料・システム研究所　准教授
上田恭介	東北大学　大学院工学研究科　材料システム工学専攻　准教授
佐藤直生	東北大学　大学院工学研究科　材料システム工学専攻
成島尚之	東北大学　大学院工学研究科　材料システム工学専攻　教授
中谷達行	岡山理科大学　技術科学研究所　先端材料工学部門　教授
小笹良輔	大阪大学　大学院工学研究科　マテリアル生産科学専攻　助教
石本卓也	大阪大学　大学院工学研究科　マテリアル生産科学専攻　准教授
中野貴由	大阪大学　大学院工学研究科　マテリアル生産科学専攻　教授
山本玲子	物質・材料研究機構　機能性材料研究拠点　上席研究員
廣本祥子	物質・材料研究機構　構造材料研究拠点　腐食特性グループ　主幹研究員

井上祐貴	東京大学大学院　工学系研究科　マテリアル工学専攻　助教
田中　賢	九州大学　先導物質化学研究所　ソフトマテリアル学際化学　教授
安藤　剛	奈良先端科学技術大学院大学　先端科学技術研究科　准教授
西村慎之介	同志社大学　理工学部　機能分子・生命化学科
東　信行	同志社大学　理工学部　機能分子・生命化学科　教授
古賀智之	同志社大学　理工学部　機能分子・生命化学科　教授
畠山真由美	九州大学　大学院農学研究院　環境農学部門　特任助教
北岡卓也	九州大学　大学院農学研究院　環境農学部門　教授
栗本理央	帝人㈱　マテリアル技術本部　ソリューション開発センター；物質・材料研究機構　国際ナノアーキテクトニクス研究拠点；筑波大学大学院　数理物質科学研究科
蟹江　慧	名古屋大学大学院　創薬科学研究科　助教
荏原充宏	物質・材料研究機構　国際ナノアーキテクトニクス研究拠点　グループリーダー；筑波大学大学院　数理物質科学研究科　准教授；東京理科大学大学院　基礎工学研究科　准教授
加藤竜司	名古屋大学大学院　創薬科学研究科　准教授
本田義知	大阪歯科大学　中央歯学研究所　准教授
橋本典也	大阪歯科大学　歯科理工学講座　准教授
山岡哲二	国立循環器病研究センター研究所　生体医工学部　部長
川添直輝	物質・材料研究機構　機能性材料研究拠点　生体組織再生材料グループ　主幹研究員
陳　国平	物質・材料研究機構　機能性材料研究拠点　生体組織再生材料グループ　グループリーダー
大矢裕一	関西大学　化学生命工学部　化学・物質工学科　教授
玉田　靖	信州大学　繊維学部　教授
岡本吉弘	国立医薬品食品衛生研究所　医療機器部　性能評価室　室長
坂口圭介	テルモ㈱　研究開発推進部　評価センター　センター長

中岡竜介	国立医薬品食品衛生研究所　医療機器部　埋植医療機器評価室　室長
森下裕貴	国立医薬品食品衛生研究所　医療機器部　第一室　流動研究員
福井千恵	国立医薬品食品衛生研究所　医療機器部　第一室　研究補助員
野村祐介	国立医薬品食品衛生研究所　医療機器部　第一室　室長
植松美幸	国立医薬品食品衛生研究所　医療機器部　埋植医療機器評価室　主任研究官
池田潤二	京セラ㈱　メディカル事業部　研究部　研究課　課責任者
村上隆幸	京セラ㈱　メディカル事業部　研究部　研究課　係責任者
野田岩男	京セラ㈱　メディカル事業部　研究部　研究課
安齊崇王	テルモ㈱　コーポレートR&Dセンター　コアテクノロジーグループ　研究員
是本昌英	旭化成メディカル㈱　血液浄化事業部　製品戦略第一部　透析技術グループ　グループ長
長谷部光泉	東海大学　医学部　専門診療学系　画像診断学領域（付属八王子病院）教授／科長；慶應義塾大学　大学院理工学研究科　開放環境科学専攻　訪問教授／医学部　臨床推進研究センター　客員教授
松本知博	東海大学　医学部　専門診療学系　画像診断学領域（付属八王子病院）講師；慶應義塾大学　大学院理工学研究科　開放環境科学専攻　訪問講師
前川駿人	慶應義塾大学　大学院理工学研究科　開放環境科学専攻
尾藤健太	慶應義塾大学　大学院理工学研究科　開放環境科学専攻
堀田　篤	慶應義塾大学　大学院理工学研究科　開放環境科学専攻　教授
鈴木哲也	慶應義塾大学　大学院理工学研究科　開放環境科学専攻　教授

目　次

【第Ⅰ編　セラミックス】

第１章　生体組織修復のためのセラミックス材料表面改質技術

中村　仁，鳴瀧彩絵，大槻主税

第２章　骨結合性・伝導性向上を目指したセラミックス基材料の開発

菊池正紀，末次　寧

第３章　アパタイトの形態制御による機能発現　相澤　守，横田倫啓

第4章　リン酸カルシウム系セラミックスへの金属イオン固溶化による高機能化　橋本和明

第5章　ヒドロキシアパタイトの結晶配向性制御および部分イオン置換による高機能化　早川　聡

第6章　リン酸オクタカルシウム（OCP）の骨再生などへの応用　鈴木　治，濱井　瞭

【第Ⅱ編 金 属】

第1章 電気化学的表面処理による金属の生体機能化 塙 隆夫

第2章 金属材料の骨伝導性向上を目指した表面改質 興戸正純，黒田健介

第3章 リン酸カルシウムコーティングやガス法によるチタン表面改質 上田恭介，佐藤直生，成島尚之

第4章 医療機器へのDLCコーティングによる生体適合性付与 中谷達行

第5章　生体用金属材料への異方性付与による組織形成・配向化制御

小笹良輔，石本卓也，中野貴由

第6章　マグネシウム合金の生体内分解特性と高分子被覆による制御

山本玲子

第7章　リン酸カルシウム被覆によるマグネシウム合金の腐食速度制御

廣本祥子

【第Ⅲ編　高分子】

第1章　分子間相互作用測定に基づいたリン脂質ポリマーブラシ表面のタンパク質非吸着特性解析　井上祐貴

第2章　PMEAおよび類似化合物による生体適合性付与　田中　賢

第3章　星型ポリマーによる血液適合性および抗菌性表面の構築　安藤　剛

第4章　アミノ酸からつくる機能性ポリマーによる生体適合性表面の設計

西村慎之介，東　信行，古賀智之

第5章　糖鎖薄膜の界面ナノ構造と細胞応答

畠山真由美，北岡卓也

第6章　高分子材料への細胞選択的ペプチド修飾による生体適合性付与

栗本理央，蟹江　慧，荏原充宏，加藤竜司

第7章　多孔質スキャホールドへの成長因子固定化と活性評価

本田義知，橋本典也，山岡哲二

第8章　多孔質材料の構造制御や生理活性物質の複合化による細胞機能制御

川添直輝，陳　国平

第9章　温度応答性ポリマーを利用した生体適合材料の開発

大矢裕一

第10章　絹フィブロインの応用

玉田　靖

【第Ⅳ編　応　用】

第１章　医療機器の承認審査に求められる生体適合性評価

岡本吉弘，坂口圭介，蓜島由二

第２章　材料／細胞界面特性に着目した生体適合性評価

中岡竜介，蓜島由二

第３章　蛋白質吸着挙動に着目したチタン材料の骨親和性評価

森下裕貴，福井千恵，野村祐介，蓜島由二

第4章　材料表面近傍の水和状態の *in silico* 解析と生体適合性予測への応用

植松美幸，岡本吉弘，蓜島由二

第5章　人工股関節の機能性向上に寄与する表面処理技術（Aquala, AG-PROTEX）

池田潤二，村上隆幸，野田岩男

第6章　高分子材料の表面機能化技術と心臓血管関連医療機器への応用

安齊崇王

第7章 透析用中空糸膜の表面処理による生体適合性改善 是本昌英

第8章 動脈硬化症病変に対する新しい長期的留置型ステントの開発：プラズマ技術による生体適合性の付与

長谷部光泉，松本知博，前川駿人，尾藤健太，堀田 篤，鈴木哲也

第9章 RNA アプタマーを利用した新規機能性医用材料の創成

野村祐介，福井千恵，森下裕貴，蓜島由二

第Ｉ編

セラミックス

第1章　生体組織修復のためのセラミックス材料表面改質技術

中村　仁[*1]，鳴瀧彩絵[*2]，大槻主税[*3]

1　生体組織修復のためのセラミックス材料

病気や怪我によって損傷した生体組織を修復し，損なわれた機能を速やかに復旧するための医用機器は，超高齢社会において生命の維持のみでなく日常生活の満足度を高め健康寿命の延伸をもたらす。セラミックス材料は，生体の機能を修復するための生体材料として，医療機器に用いられる。表1に，生体材料に用いられるセラミックス材料の種類と応用を示す。セラミックス材料は，金属材料や有機高分子材料に比べて機械的な特性としての硬さや耐摩耗性，骨組織に対する親和性を利用した応用がなされている。

表1　生体組織修復に用いられる代表的なセラミックス材料とその応用先

材料	応用先
酸化アルミニウム（アルミナ）	人工関節，人工歯（クラウン，アバットメント，フィクスチャー），人工骨，耳部インプラント，固定用スクリュー
酸化ジルコニウム（ジルコニア）	人工関節，人工歯（クラウン，アバットメント，フィクスチャー（国内未認可））
ヒドロキシアパタイト	人工骨，人工関節（ステムへのコーティング），人工歯（フィクスチャーへのコーティング），耳部インプラント，経皮デバイス
リン酸三カルシウム	人工骨（β型），骨ペースト（α型）
炭酸イオン含有アパタイト	人工骨
リン酸四カルシウム，リン酸水素カルシウム	骨ペースト
炭酸カルシウム	人工骨
リューサイト強化型結晶化ガラス，二ケイ酸リチウム含有結晶化ガラス，長石質系陶材	人工歯（クラウン）
生体活性ガラス	人工骨，耳部インプラント
生体活性結晶化ガラス	人工骨，人工関節（ステムへのコーティング）
熱分解カーボン	人工心臓弁

＊1　Jin Nakamura　名古屋大学　高等研究院　助教
＊2　Ayae Sugawara-Narutaki　名古屋大学　大学院工学研究科　准教授
＊3　Chikara Ohtsuki　名古屋大学　大学院工学研究科　教授

これらのセラミックス材料は，生体内での挙動に基づいて，以下のように分類される。

① 生体不活性セラミックス：生体と材料間の相互作用がほとんど見られない

② 生体活性セラミックス：骨と直接出会い，化学的に結合する

③ 生体吸収性セラミックス：生体内で分解，吸収される

材料が骨組織や皮下などの体内に埋め込まれると，生体による異物反応，すなわち細胞の食作用による分解，あるいはコラーゲン繊維性の皮膜による被覆（カプセル化）が生じる。生体不活性セラミックスではこの皮膜の厚さが非常に薄く，骨組織との機械的なインターロックにより固定される。代表的な生体不活性セラミックスとして酸化アルミニウム（アルミナ）と酸化ジルコニウム（ジルコニア）が挙げられる。これらの材料は機械的特性における硬さと耐食性，耐摩耗性に優れているため，人工関節の摺動面や人工歯に用いられている。

アルミナを生体組織修復に利用する試みは1960年代後半から始まっている。当時，Charnleyらにより超高分子量ポリエチレン製の臼蓋とステンレス鋼製の骨頭を組み合わせた人工股関節が考案されており，飛躍的な成功をおさめていた。これに対して，Boutinらは臼蓋と骨頭の素材にアルミナを用いることで摩耗の低減を図り，臨床応用に用いた。1970年代後半には日本国内でもアルミナ製の人工骨や歯科インプラントが開発されている。とりわけ，アルミナ製骨頭は今日の医療現場においても利用されており，長期的な臨床応用実績を持つ材料となっている。

ジルコニアには単斜晶，正方晶，立方晶の3種の結晶多形が存在する。医療用には，酸化イットリウムを3 mol%固溶させた正方晶ジルコニアの多結晶体（Y-TZP）が用いられる。Y-TZPは，微小な亀裂が発生した際に，体積膨張を伴った単斜晶への相転移が生じることで圧縮応力がかかるため，亀裂の伝播が抑制される（図1）。そのため，アルミナよりも高い靭性を示す。この現象は1975年にGarvieらによって報告され，応力誘起相変態強化機構と名付けられた。この報告以降ジルコニアの応用が進み，国内では1990年代に人工関節，2000年代には人工歯冠の材料としてジルコニアが実用化された。一方で，200℃付近の湿潤環境下においては自発的な相変態が生じ，機械的強度が低下する経年劣化する現象も報告されており，これらを抑止するための製造手法について検討がなされている。

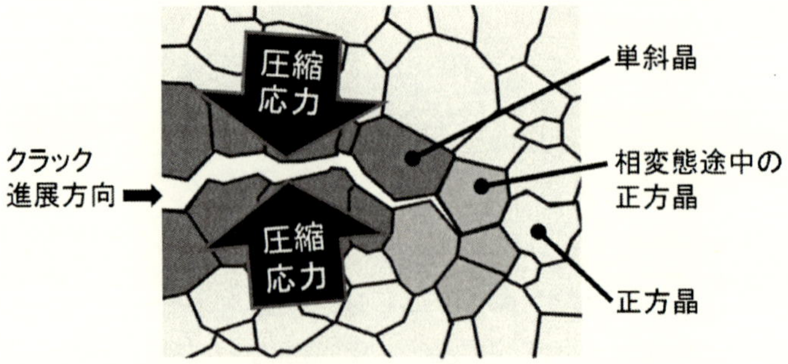

図1　正方晶ジルコニア多結晶体における応力誘起変態強化機構の模式図

一方，生体活性セラミックスは骨と直接出会い，繊維製組織を介さず化学的に結合する機能を持つ。生体活性材料は，1970年代初めに米国のHenchらによって見出された。Henchらは，特定の組成域のガラスが異物反応を起こさず骨や軟組織と結合する現象を発見し，このガラスをBioglass®と名付けた。無機化合物でありながら，生理学的な機能を示す材料の存在を明らかにしたこの研究成果は，現在に至るまでの人工骨開発に大きな発展をもたらした。臨床で用いられる代表的なセラミックスとしては，ヒドロキシアパタイトが挙げられる。さらに，生体活性セラミックスと同様に骨と結合し，生体内で徐々に分解吸収されるセラミックスは，生体吸収性セラミックスと呼ばれる。生体吸収性セラミックスの代表としては，β-リン酸三カルシウム（β-TCP）が挙げられる。これらのリン酸カルシウムセラミックスは，人工骨をはじめとした骨修復用の材料として利用される。

2　セラミックス材料の表面改質

2.1　歯科用レジンセメントとの接着性の向上

歯は，口腔内に露出している歯冠部と，顎骨内の歯根部の2つの構造に分けられる。齲蝕や歯周病などの感染症や事故により損傷した歯は，代替材料を用いて修復される。図2にその模式図を示す。歯根部が残っている場合は，齲蝕を切削し成形した歯（支台歯）に対して，クラウンを被せる。一方，歯が完全に失われている場合は，顎骨にフィクスチャーを埋植し，アバットメントを植立した上にクラウンを被せる。

生体用に使用されるセラミックスの多くは白色を示し，これらをクラウンの材料として用いることで，天然の歯に近い色調と透光性が得られる。現在の歯科修復医療の現場では，CAD/CAM技術を応用して簡便かつ高精度にセラミックス材料を加工，成形する手法が普及しており，セラミックス材料だけで歯冠部を修復する，いわゆるオールセラミックレストレーションが一般

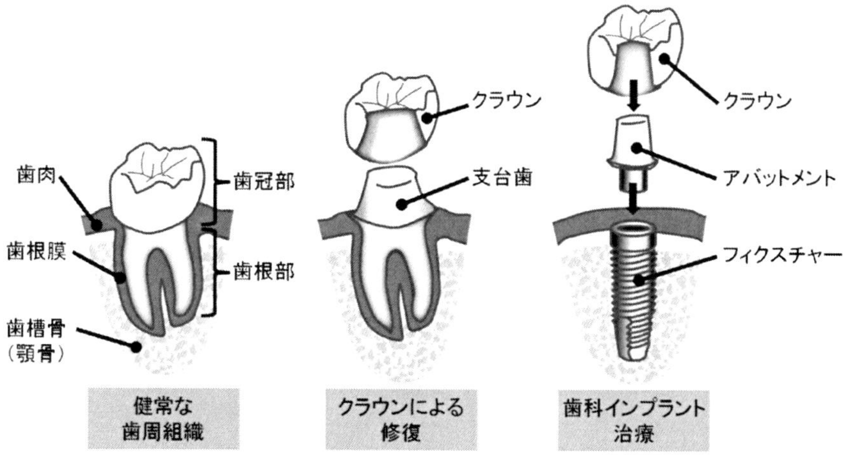

図2　クラウンや人工歯を用いた治療の模式図

的となりつつある。セラミックス製のクラウンは，レジンセメントを用いて支台歯やアバットメントに接着される。クラウンが咬合力に耐え機能を維持する上で，レジンセメントとの強固な接着が必要となる。現在臨床で用いられているセラミックス製クラウンの代表的な材料としてシリカ系セラミックス，アルミナおよびジルコニアが挙げられる。これらのセラミックス製クラウンの内面（接着面）には，レジンセメントに対して機械的嵌合と化学結合を生じさせるための表面改質が施される。

リューサイト強化型結晶化ガラスを始めとするシリカ系セラミックスは，ケイ酸に富むガラスマトリックス中に無機結晶の微粒子を析出させた材料である。シリカ系セラミックスに特有の表面改質法としてフッ化水素酸（HF）を用いたエッチング処理がある[1,2]。この手法では，HF を含む水溶液を塗布することでガラスマトリックスが除去され，微粒子が表面に露出し粗面となる。粗面の凹部にはレジンセメントが入り込むため，機械的嵌合に有利な構造となっている。この粗面，γ-メタクリロイルオキシプロピルトリメトキシシラン（γ-MPTMS）によるシランカップリング処理が併用される。γ-MPTMS 分子の加水分解により生じたシラノール（Si-OH）基が，シリカ系セラミックスの Si-OH 基と脱水縮合することで，メタクリロイル基が表面に付与される。この有機官能基はレジンセメント中のモノマーと重合するため，ケイ酸系セラミックスとの化学結合が形成される。

一方，アルミナやジルコニアからなるクラウンにはブラスト処理が用いられる[1,2]。ブラスト処理では，圧縮空気を利用してアルミナ粉末などの研磨剤を衝突させることで，被処理面を摩耗させ粗面を作り出す。得られた粗面に対してメタクリロイル基を含むリン酸エステルやホスホン酸を用いた有機修飾がなされる。アルミナやジルコニアの表面に付与されたメタクリロイル基がレジンセメント中のモノマーと重合し，化学結合を形成する。ブラスト処理の研磨剤としてシリカ層で被覆されたアルミナ粉末が利用される場合は，トライボケミカル処理と呼ばれる。この手法では，衝突時に生じた熱エネルギーにより研磨剤表面のシリカ層が材料表面へと転写される。このシリカ層を利用することで，γ-MPTMS を用いたシランカップリング処理が可能となる（図 3）。

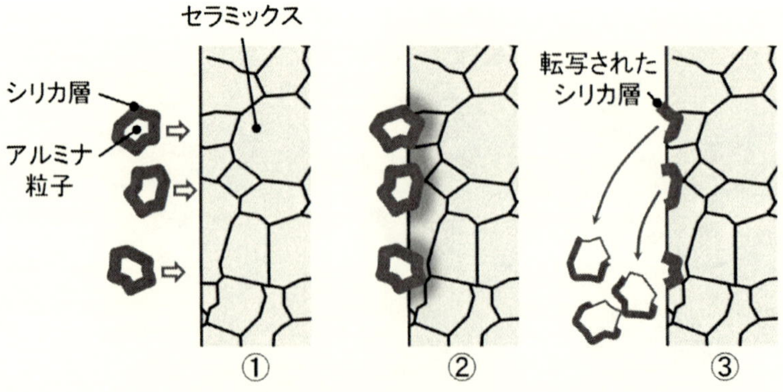

図３　シリカ被覆アルミナ粒子を用いたトライボケミカル処理の模式図

2. 2　生体組織との親和性の向上

チタンやチタン合金製の人工歯根（フィクスチャー）は歯科インプラント治療のゴールドスタンダードとして臨床現場で使用されてきた。しかしながら，金属アレルギーの患者にもインプラント治療の選択肢をもたらす点で，セラミックス製フィクスチャーに対する要求が高まっている。初期に開発されたアルミナ製フィクスチャーは，口腔内での脆性破壊の懸念から市場には定着しなかった。一方で，下顎に埋植された69～100％のアルミナ製フィクスチャーが５年経過後も良好に機能したとの臨床報告もある[3,4]。ジルコニアは破壊靭性の点でアルミナより優れており，日本国外では2000年代初期からアルミナに次ぐセラミックス製フィクスチャー用材料として利用されている。直近10年間にわたる*in vitro*および*in vivo*での知見からは，ジルコニア製フィクスチャーと骨組織の界面において，チタン製フィクスチャーが示すオッセオインテグレーションと同等の結合構造を形成することも実証されている[5～7]。歯科用インプラント治療の成功の鍵は，良好なオッセオインテグレーション，すなわちフィクスチャーと顎骨間の密着性と固定強度の獲得に依存すると考えられている。オッセオインテグレーションの指標には，フィクスチャーと骨との接触面積の割合（BIC）や骨密度，顎骨からの除去に必要なトルク（RT）の値が主に採用されている。現在までに，表面の幾何学構造や化学構造を制御したジルコニア製フィクスチャーについてBICやRTが調べられている。

2. 2. 1　ブラスト処理による表面積の増大

ジルコニア表面を粗面とする処理は，2. 1で触れたレジンセメントとの嵌合のみでなく，表面積が増大することで，骨芽細胞の付着とオッセオインテグレーションの促進に寄与する。その一例として，ブラスト処理前後のジルコニア製フィクスチャーをミニブタの上顎に12週間埋植した後，RTを測定した*in vivo*試験では，未処理材（RT：25.9 N/cm）に対してブラスト処理材（RT：40.5 N/cm）が有意に高いRTを示している[8]。RTのさらなる向上を目的として，ブラスト処理に酸エッチング処理を組み合わせる手法も用いられている。ブラスト処理後にHFによる酸エッチングを施したジルコニア製フィクスチャーをブタの上顎に12週間埋植した後のRTは，69.3 N/cmまで向上するとの報告もある[9]。同様の処理を施したジルコニア製フィクスチャーはすでに臨床でも利用されており，術後５年間でBICが81％まで到達するとの知見もある[10]。これらの知見に示されるように，ブラスト処理では生物学的に有利な表面微構造が得られる。その一方で，ジルコニア製フィクスチャーの機械的特性を変化させ，長期的な臨床成績に影響を及ぼすとの懸念もある。ブラスト処理は，フィクスチャー表面での応力集中を引き起こし，正方晶から単斜晶への応力誘起変態を引き起こす可能性がある。この現象に伴う圧縮応力の導入により，ジルコニアの曲げ強度が向上する[11]一方で，マイクロクラックの発生がジルコニアの耐疲労性を低下させるとの知見も存在する[12]。

2. 2. 2　レーザーによる微細な幾何学的構造の付与

規則性を持ったマイクロオーダーの幾何学的形状を有する表面は，骨芽細胞の増殖や接着などの挙動や，マトリックスタンパク質の合成に影響を与えることが報告されている[13,14]。フェムト秒レーザーを用いて，ジルコニア製フィクスチャー表面に数十 μm の幅と深さをもつ溝（マイクログルーブ）を形成すると，フィクスチャー表面と直交方向にコラーゲン繊維が形成され，その周囲では旺盛な骨新生が生じることが示されている。これらのマイクログルーブ内には，溝に沿って接着した骨芽細胞や微細な血管の形成が認められた[14]。微細な幾何学的構造の付与の生理学的な効果の機序解明に向けて，今後さらなる臨床的検証が必要とされている。

2. 2. 3　UV，プラズマ照射による親水化

紫外線（UV）やプラズマをジルコニア表面に照射する処理は，機械的性質に影響を及ぼすことなく，骨芽細胞の付着，増殖，および分化を増強するために有効な手法として検討されている。一例として，ジルコニア製フィクスチャー表面の水接触角（51°）は，UV 照射により 9.4° まで減少することが知られている[15]。このフィクスチャー近傍では，非照射の系に比べて早期に BIC が増加する。ヘリウム（He）の大気圧プラズマを照射前後のジルコニア製フィクスチャーをウサギの脛骨に埋植した *in vivo* 試験では，6 週間の飼育後において同等の RT を示した。一方で，プラズマを照射したフィクスチャーの BTC は，72.2%に達しており，非照射の系（56.9%）に比べて有意に高い値を示した[16]。UV やプラズマ照射後のこれらのジルコニア表面では，元素分析による炭素の検出量が減少したことから，水滴接触角の顕著な減少は，表面に付着した炭化水素の低減に由来するものと考えられている。

2. 2. 4　生体活性を示すセラミックスによるコーティング

生体活性セラミックス材料を用いたコーティングは，優れた機械特性を示す一方で，硬組織との親和性の向上を必要とする生体材料にしばしば適用されてきた。例えば，人工股関節用ステムなどの金属製生体材料の表面に，溶射技術によりヒドロキシアパタイトをコーティングすることで，骨セメントを使用せず骨伝導機構を応用した患部への固定が達成される。金属製生体材料の表面処理技術に関する詳細な記述は本書の別章に譲るとして，ここではジルコニア製フィクスチャーに対するコーティングについて述べる。

(1)　ヒドロキシアパタイト

ヒドロキシアパタイト（$Ca_{10}(PO_4)_6(OH)_2$：HAp）は骨組織の主要な無機成分であり，骨と直接出会い化学的に結合する，すなわち生体活性を示す。HAp はジルコニアセラミックスの表面に生体活性を持たせるためのコーティング材料として利用されてきた。例えば，骨組織との高度なオッセオインテグレーションを得ることを目的として，内腔を HAp でコーティングしたジルコニア多孔体が提案されている[17]。ビーグル犬の下顎への埋植による *in vivo* 評価では，ジルコニア多孔体（21%）と比較して，HAp コートしたジルコニア多孔体では有意に大きな体積の骨新生（33%）が生じている。コーティング層の接合強度の向上を狙った，Y-TZP と HAp との複合コーティングについても検討がなされている[18]。さらに，ヒト血漿中の無機イオン濃度を模倣した擬似体液（SBF）への浸漬による HAp のバイオミメティックコーティングについても検討がなされている[19]。ジルコニア表面において HAp が自発的に形成する機序については 2001 年頃に検討がなされており，ジルコニアゲルの表面に存在する Zr-OH グループが SBF 中におい

てHApの核形成を誘起することが明らかにされている[20]。

(2) 生体活性ガラス

生体活性ガラスによるジルコニアセラミックスのコーティングは，HApと同様に広く検討されている。1960年代後半にHenchらによって発明されたBioglass®45S5（SiO_2-CaO-Na_2O-P_2O_5）は生物活性材料のゴールドスタンダードと考えられているが，加熱プロセスにより結晶化が生じやすいことや，ジルコニア（熱膨張率：$15.1\times10^{-6}\,K^{-1}$）に比べて熱膨張率が高い（$10.8\sim12.5\,K^{-1}$）ため，コーティング材料への適用が困難であった[21]。これに対して，Bioglass®45S5の組成のうちNa_2OとCaOをK_2OとMgOに置換したタイプのガラスがジルコニアと近い熱膨張率を示すことから，コーティング材料として検討されている[22]。この他に，RKKP bioglaze®（SiO_2-$Ca_3(PO_4)_2$-CaO-Na_2O-K_2O-MgO-CaF_2-Ta_2O_5-La_2O_3，RKKPと表記）と呼称される生体活性ガラスをコーティングしたジルコニアセラミックスについては，ラットの大腿骨への埋植による*in vivo*評価がなされている[23]。60日経過時点での組織学的評価からは，RKKPコートしたジルコニアセラミックス表面において，未処理のジルコニアより旺盛な骨新生が生じることが報告されている。

文　　献

1) 小峰太ほか，日本補綴歯科学会誌，**4**, 343 (2012)
2) 藤島昭宏ほか，表面技術，**58**, 733 (2007)
3) T. I. Berge *et al., Clin. Oral Implants Res.*, **11**, 154 (2000)
4) B. Fartash *et al., Clin. Oral Implants Res.*, **8**, 58 (1997)
5) R. Depprich *et al., Head Face Med.*, **4**, 30 (2008)
6) M. Gahlert *et al., Clin. Oral Implants Res.*, **23**, 281 (2012)
7) P. Kubasiewicz-Ross *et al., Adv. Clin. Exp. Med.*, **27**, 1173 (2018)
8) M. Gahlert *et al., Clin. Oral Implants Res.*, **18**, 662 (2007)
9) M. Gahlert *et al., Clin. Implant Dent. Relat. Res.*, **12**, 297 (2010)
10) J. Oliva *et al., Int. J. Oral Maxillofac. Implants*, **25**, 336 (2010)
11) J. Fischer *et al., Clin. Oral Implants Res.*, **27**, 162 (2016)
12) Y. Zhang *et al., Int. J. Prosthodont.*, **19**, 442 (2006)
13) J. L. Calvo-Guirado *et al., Clin. Oral Implants Res.*, **26**, 1421 (2015)
14) R. A. Delgado-Ruiz *et al., Clin. Oral Implants Res.*, **26**, 1328 (2015)
15) M. Brezavšček *et al., Materials*, **9**, 958 (2016)
16) W.-J. Shon *et al., Clin. Oral Implants Res.*, **25**, 573 (2014)
17) Y. Cho *et al., J. Dent. Res.*, **94**, 491 (2015)
18) K. Pardun *et al., Mater. Sci. Eng. C*, **48**, 337 (2015)

19） H. Quan *et al., Int. J. Oral Maxillofac. Implants,* **31**, 928（2016）

20） M. Uchida *et al., J. Am. Ceram. Soc.,* **84**, 2041（2001）

21） N. Rohr *et al., Dent. Mater.*（2019）, DOI: 10.1016/j.dental.2019.02.029

22） A. Kirsten *et al., J. Dent. Res.,* **94**, 297（2015）

23） N. N. Aldini *et al., J. Biomed. Mater. Res. A,* **68A**, 264（2004）

第2章　骨結合性・伝導性向上を目指したセラミックス基材料の開発

菊池正紀[*1]，末次　寧[*2]

1　はじめに

生体活性セラミックスは線維組織の介在なしに骨組織と結合するセラミックスのことを指す。日本で認可され市販されているものは，現在リン酸カルシウム系に限られており，水酸アパタイト（HAp，$Ca_{10}(PO_4)_6(OH)_2$），炭酸含有 HAp，β-リン酸三カルシウム（β-TCP，$Ca_3(PO_4)_2$）および HAp-β-TCP 複合セラミックスである二相性リン酸カルシウムである。この，骨組織がセラミックス表面に形成されていくことを骨伝導（Osteoconduction，オステオコンダクション）と言い，ごく薄い線維性の皮膜を介したチタンなどに見られる骨結合である，オッセオインテグレーション（Osseointegration）や，骨がない場所でも骨を造ってしまう骨誘導（Osteoinduction，オステオインダクション）とは区別される。現時点で，骨欠損治癒期間を劇的に短縮するなどの有効な骨誘導を起こすことが可能なものはサイトカインなどの刺激因子に限られている。

したがって，材料研究者としてアプローチする方向性は，骨結合性や骨伝導性を向上させることで骨欠損の再生を迅速化するということになる。このアプローチとして，① これまでに認可されている材料そのものを組成を変えずに気孔構造などの制御で迅速化する，② 細胞の増殖性や骨形成機能を制御する無機イオンを添加する，③ ①に近いが，欠損部におけるホスト骨と骨補填材の隙間をなくせるような性状にする，などが挙げられる。②については第Ⅰ編第4章に譲り，①と③に関して，筆者らの開発した骨補填材を中心に解説する。

2　高気孔高連通多孔体

一般に骨補填材として使用されるセラミックスは，多孔質材料が多く，特に気孔内への骨伝導は内部に至るまでの血管侵入が必須である。すなわち，気孔の連通性が担保されないと，材料中央部での骨形成は貧弱になる。一般には，連通性を高めるためには気孔率を高める方法が最も簡単であるが，気孔率を高めると当然のように強度が大幅に低下する。医師が使用時に機械的強度

＊1　Masanori Kikuchi　物質・材料研究機構　機能性材料研究拠点　バイオ分野
バイオセラミックスグループ　グループリーダー

＊2　Yasushi Suetsugu　物質・材料研究機構　機能性材料研究拠点　バイオ分野
バイオセラミックスグループ　主任研究員

の低下を理解した上で，骨欠損部への材料補填時に強い力をかけなければ多少の機械的強度の低下は許容されるとは思われるが，前述の通り，医師は早期かつ確実な骨結合・骨伝導を求め，ホスト骨と補填材の隙間を小さくしたいと考えるため，補填材は可能な限り密に詰めるのが基本であり，そのために骨補填材をある程度の力で押し込むことになる。したがって圧縮強度が充分でない場合には気孔が壊れてしまい，細胞や組織の侵入が限定されてしまう。

上述の背景から，我々は，75％程度の気孔率，ほぼ100％の連通性を持つと同時に，開発当初に市販されていた多くのHAp系多孔体骨補填材の圧縮強度である約10 MPaを保った材料を目指して開発を進めた。多孔体作製法のうち，気孔源をポリマービーズなどとして，焼成時に気孔源を燃焼除去する手法では，昇温時におけるポリマービーズの膨張や燃焼時のガス生成による爆発的な体積膨張などにより，開気孔を形成するようにビーズが連続的に繋がっていたとしても，一般的には気孔壁となるセラミックス圧粉部に亀裂が生じやすく，その後の焼結過程においてもその亀裂が残存し，破壊の起点となる可能性が高い。一方，高い気孔率を持たせたフォームキャスティング法では，昇温初期からの気泡の膨張は単純に外部へ空気を逃がすことで解決ができるものの，キャスト後の乾燥までに気泡が融合し外部と内部の気孔径が大きく異なってしまうという問題が生じる。これを解決するためには，フォームを乾燥前の段階で固定することが有効であり，スラリーを架橋などでゲル化することが有効である。一方，このスラリーあるいはゲルを形成する有機分子とセラミックス粒子の濡れ性が低いと乾燥～焼成時にセラミックス粒子同士の密着性に問題が生じ，みかけの焼結性が悪くなり，強度の低下に繋がる。筆者らは，フォームキャスティング法において，高純度かつ良焼結性の水酸アパタイト粒子を合成し，その表面電位と有機分子の官能基の極性を合わせることで，前述の目標を達成することに成功した[1)]。

大阪大学医学部との共同研究により，骨補填材として特に材料内部への速やかな骨組織侵入が認められた。すなわち，気孔率はもとより，高い気孔連通性が，迅速な骨組織の侵入に有効であることが確認された。また，産業技術総合研究所との共同研究では，骨再生医療の足場材料としての有効性も確認された。本材料は，企業との実用化研究も進んだため，早期に市販に繋げることができ，ネオボーン®として市販されている。

この考え方に，さらに小さな気孔も構成要素とすることで液性の流動を向上させ，多孔体内部でのさらなる細胞の侵入性と生存性の向上を目指した材料として「三重気孔構造」を持たせた，HAp製のアパセラム-AX®やβ-TCP製のスーパーポア®がある。三重気孔構造には副次効果として，比表面積増大効果の結果と思われるが，HApにおいても生体内での吸収性が認められるという報告がある[2)]。

3　一軸連通多孔体

第2節で述べたとおり，骨再生には気孔の連通性が大きく寄与していると考えられる。一方，第2節の材料は，スラリー中の気泡を気孔源としているため，球形の気孔を持つ材料が得られることになり，その連通孔は球と球が一部重複した部分である球の直径より直径が短い円となる。すなわち，連通孔は気孔構造のボトルネックとなっている。もちろん，細胞が連通孔径よりは小さいように気孔を設計するため，液性成分とは異なり，細胞の遊走を阻害するわけではないものの，細胞が連通孔を通過して内部へ到達するためには，球の表面を伝ってボトルネックを越えていくことになるので，移動距離は長くなることになり，細胞および骨組織侵入に時間が余計にかかると考えられる。そこで，ボトルネックのない構造の多孔体の作製を目指した。その際，3次元プリントや棒状の金属などを埋め込んだ圧粉体の作製など特別な装置や手間のかかる方法をとらず，よりシンプルに，原料粉スラリー中に一方向に氷柱を立てる方法による一軸連通多孔体の作製を検討した。

本手法では，スラリーの作製→氷柱の構築→凍結乾燥（ここで氷柱部分が気孔となる）→焼結の過程を取るが，この時に一番問題になったのは焼結であった。スラリーを凍結乾燥する際に，気孔壁での原料粉の密度が充分に上がらず，その後の過程で充分な焼結が進まず，強度が確保できなかった。焼結助剤の添加などである程度の強度の向上は認められたものの充分な解決には至らなかった。そこで筆者らは，原料粉スラリーをゲル化剤でゲル化した後に氷柱作製のステップに進む手法を考案した。この時のゲル化剤が焼結のバインダーとして働くような物質にすることで焼結挙動を改善し，強度を確保することに成功した。図1に得られた一軸連通多孔体のX線マイクロCT像を示す。ほぼ同じ大きさの気孔が下から上まで繋がっていることがわかる。本材料は，多数の毛細管から構築されているため，血液に材料下部を浸すだけで，血液が上部まで浸透してくるなど，細胞侵入性に優れていると考えられる。実際に動物実験の結果からも，細胞や組織の侵入性は良好であることが確認できた[3)]。

異方性があるために，使用方法に多少癖があるものの，本材料は企業が初期から共同研究を進めてくれたため，第2節の材料と同様，比較的早期にHAp製の材料がリジェノス®として実用

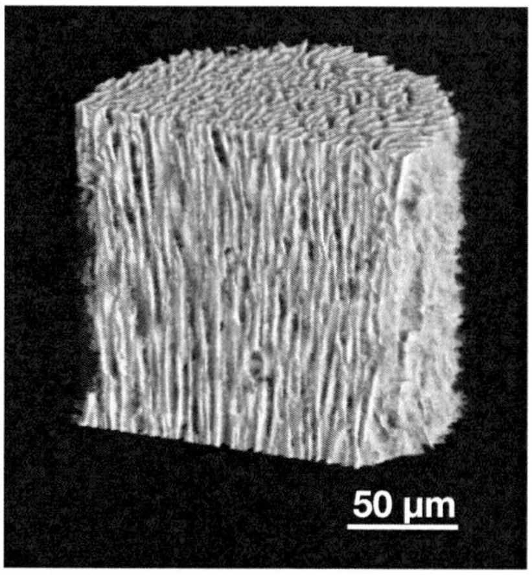

図1　得られた一軸連通多孔体のX線マイクロCT像

化された（なお，β-TCPを用いた生体吸収性を持つ類似構造の材料もアフィノス®として実用化されている）。

4　水酸アパタイト／コラーゲン骨類似ナノ複合体

第2節と第3節では，第1節で挙げた①を実現するための材料開発を紹介したが，いずれもセラミックス製であるため柔軟性に欠け，ホスト骨との密着性という点では従来のものと同等である。ここでひるがえって骨を考え直してみると，骨は非化学量論的HAp（$(Ca, Mg, Na, K, □)_{10}(PO_4, CO_3)_6(OH, □)_2$，□は空孔）ナノ結晶とコラーゲンを主成分とした，セラミックスHApと比較して10%以下の弾性率しか持たないナノ複合体である。また，セラミックスHApが現実的には非吸収性であると見なされるのに対し，骨は非化学量論的HApを主成分としているが，骨リモデリングプロセスで破骨細胞による吸収と骨芽細胞による再生を繰り返している組織である。筆者らはこれらの点を考慮し，ナノレベルから骨と類似した構造と化学組成を兼ね備えた材料の開発に着手した。その結果，図2に示す装置を用い，合成槽中のpHを塩基性リン酸カルシウムであるHApの安定生成条件であり，コラーゲンの等電点範囲内である9に，温度をコラーゲンが線維化しやすいとされている体温付近に制御することで，図3に示すようなHApナノ結晶とコラーゲンが線維状に複合化した骨類似ナノ複合体（HAp/Col）の合成に成功した。さらに，動物実験の結果から，図4に示すようにHAp/Col緻密体が完全に骨リモデリング代謝に取り込まれて骨に置き換わっていくことを明らかにした[4)]。

HAp/Colに細胞侵入性を与えるため，HAp/Colスラリーをコラーゲンゲル中に固定して沈降による不均一化を抑制した後，凍結して氷晶を成長させ，その後凍結乾燥することで，細胞侵入に適した気孔径と高い気孔率（90%以上）を持つHAp/Col多孔体を製造した。一般にコラーゲンは有機分子の中でも比較的硬く，コラーゲンスポンジは乾燥条件ではもろく，湿潤条件では粘

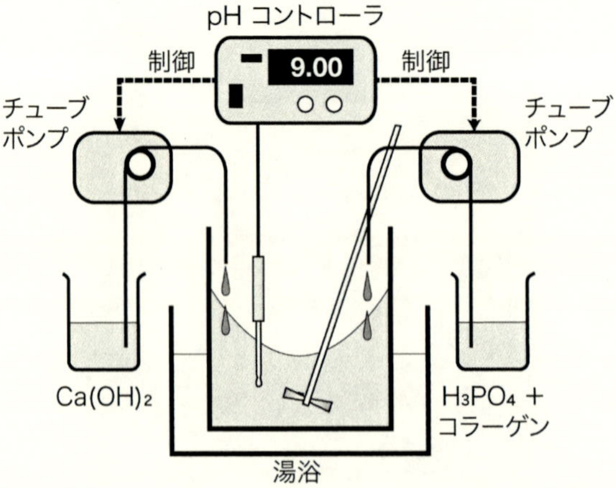

図2　水酸アパタイト／コラーゲン骨類似ナノ複合体作製用装置の模式図

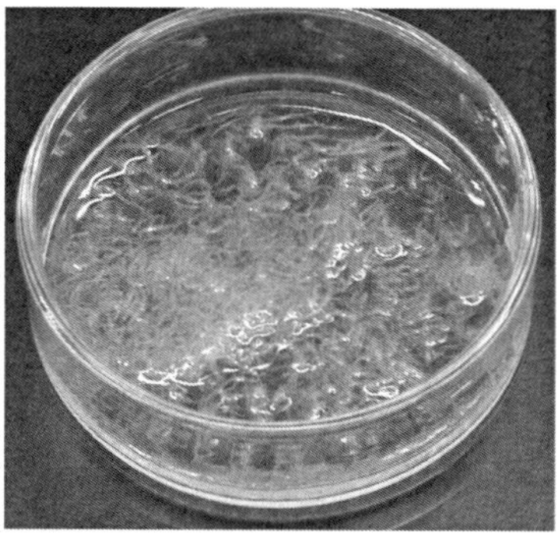

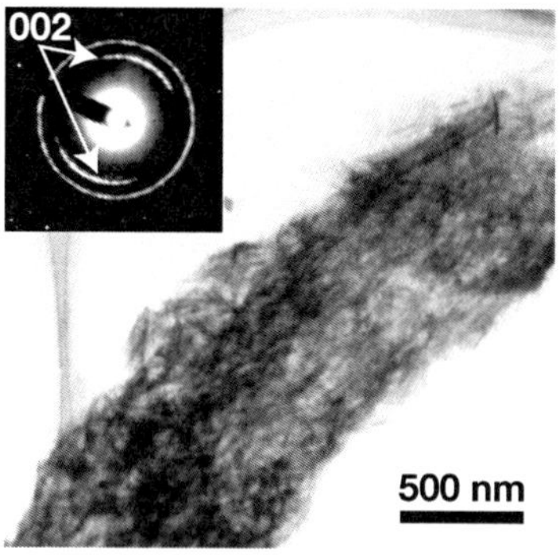

図3　水酸アパタイト／コラーゲン骨類似ナノ複合体線維の目視像（左）と透過型電子顕微鏡像（右）
透過型電子顕微鏡像左上の電子線回折像で水酸アパタイトの002面の回折図形が三日月型をしており，水酸アパタイトのc軸が繊維の伸長方向に配向していることがわかる。

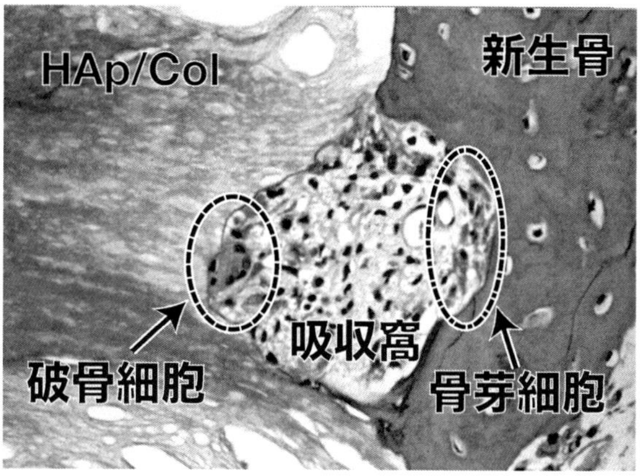

図4　水酸アパタイト／コラーゲン骨類似ナノ複合体が骨リモデリングプロセスに取り込まれている様子
複合体表面に破骨細胞が接着して複合体を吸収し，その吸収窩が新生骨によって再生されていっている。

土のような塑性変形に近い挙動を示す粘弾性材料となるが，HAp/Col多孔体の場合，乾燥条件では一見セラミックスのような硬さを見せるが，湿潤条件では図5のようにスポンジのような粘弾性を示す。これは，HApナノ結晶とコラーゲンがナノレベルから複合化していることで，構成単位のコラーゲン分子にHApの弾性が付与されるためと考えられる[5)]。実際の使用環境である体内は，当然体液による湿潤環境であるので，この粘弾性を持ったスポンジのような振る舞いをすることになり，従来のセラミックス製の骨補填剤と異なり，ホスト骨との密着性が向上する。

これらの結果をもとに，骨形成と骨置換の両方の基準からβ-TCP製の骨補填剤と比較した臨床試験では，特に大量に骨補填材を使用した場合，HAp/Colが明らかに骨形成・骨置換とも有意に早いという結果が得られた[6)]。HAp/Col多孔体はリフィット®として販売されている。

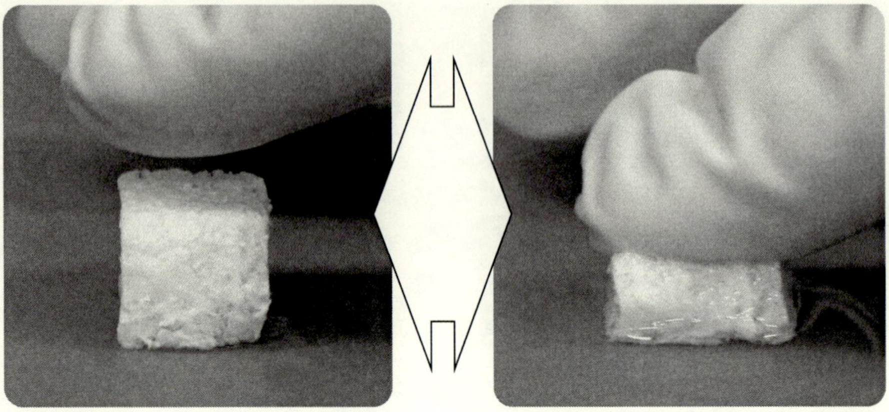

図５　水酸アパタイト／コラーゲン骨類似ナノ複合体多孔体がスポンジ状の粘弾性を示している様子

HAp/Col は素材そのものが骨と認識されて骨リモデリング代謝に取り込まれるため，緻密体に近い状態であっても骨への吸収置換は進むことがわかっている。そこで，最近ではいわゆる骨ペーストとしての応用[7]を通じて，これまで以上のホスト骨との密着性の向上などを目指す研究や，金属の早期オッセオインテグレーションを実現するコーティング[8]の研究などを進め，さらなる骨結合性・伝導性向上を実現するような材料としての応用を進めている。

5　おわりに

本章では，筆者らが開発してきた骨補填材を例として，骨結合性・伝導性を高める材料の開発について述べた。現在，第１節で示した①～③のアプローチ全てを網羅するような材料として，名古屋工業大学の春日らが開発した綿状の Si 含有バテライト-β-TCP-ポリ（乳酸-グリコール酸）複合体骨補填材料がレボシス®として米国で市販され，日本での市販を目指している。もちろん，骨補填材の性能は，速い骨結合や骨伝導だけが指標ではないが，広い分野において必要とされる機能であることは間違いないであろう。

文　　献

1）特許登録第 3400740 号，リン酸カルシウム系多孔質焼結体およびその製造方法　ほか
2）N. Yamasaki, M. Hirao *et al., J. Biomed. Mater. Res. Part B: Appl. Biomater.*, **91B**, 788（2009）
3）Y. Suetsugu, Y. Hotta *et al., Key Eng. Mater.*, **330-332**, 102（2007）

4) M. Kiuchi, S. Itoh *et al.*, *Biomaterials*, **22** (13), 1705 (2001)
5) M. Kikuchi, T. Ikoma *et al.*, *Key Eng. Mater.*, **254-256**, 561 (2004)
6) S. Sotome, K. Ae *et al.*, *J. Orthopaed. Sci.*, **21**, 373 (2016)
7) T. Sato, Y. Shirosaki *et al.*, *J. Asian Ceram. Soc.*, **6** (4), 322 (2018)
8) M. Uezono, K. Takakuda *et al.*, *J. Biomed. Mater. Res. B: Appl. Biomater.*, **101B** (6), 1031 (2013)

第3章　アパタイトの形態制御による機能発現

相澤　守[*1]，横田倫啓[*2]

1　はじめに

水酸アパタイト（$Ca_{10}(PO_4)_6(OH)_2$：HAp）は，我々人間を含む脊椎動物の硬組織を構成する無機化合物の主成分であり，生体骨に埋入すると新生骨と直接結合する性質（生体活性）を示すため，人工骨の素材として整形・口腔外科領域などで臨床応用されている。最近，我が国の65歳人口が23%を突破したという報告があった。昨今の「超高齢社会」の到来に伴い，ロコモティブシンドローム（運動器症候群）を患う方々が増加することは自明であり，HApはその原因の一つである骨疾患などを有効かつ安全に治癒させる機能材料の一つとして注目されており，それに関連する研究が活発に行われている[1,2]など。

また，HApはカルシウムイオンとリン酸基が高密度に配列した結晶構造をもち，その結晶面は静電的相互作用に基づく吸着能をもつ。例えば，HApの結晶面にタンパク質のような生体関連物質が吸着してもほとんど変性を起こさないため，実際にクロマトグラフィーの充填材としても利用されている。さらに，HApは触媒，イオン交換体，センサー，蛍光材料，食品添加剤などの分野においても幅広く応用されている。

一方，新規な機能性無機材料の開発において，原料物質の形状や結晶方位などの「異方性」を巧みにデザインすることで，その材料本来のパフォーマンスをさらに引き出す「異方性工学」に関する研究も盛んに進められている[3]。

本稿では，まず，対象としているHApについて簡単に紹介する。ついで，HApの形態制御に関するこれまでの研究を例示し，我々の進めている「異方性を制御したアパタイト単結晶粒子（繊維状および板状粒子）」の合成とそれらの性質について述べる。さらに，形態制御（異方性制御）の結果として発現する「機能」として，タンパク質の吸着特異性および骨分化能の向上についても紹介する。

2　一般的なアパタイトの合成方法およびその粉体性状

一般的なHApの合成方法は「固相法」と「液相法」に大別される。まず，固相法について説明したい。この方法では「カルシウム塩（固体）」と「リン酸塩（固体）」とをCa/Pモル比が1.67

＊1　Mamoru Aizawa　明治大学　理工学部　応用化学科　専任教授

＊2　Tomohiro Yokota　明治大学　研究・知財戦略機構　博士研究員

になるように混合し，混合物を加熱して固相反応させて行う。このときOH基の脱離を防ぐために，通常，水蒸気を流しながら加熱する。固相法により得られる粉体の特徴は，①化学量論組成の水酸アパタイトを得ることができる，②粉体の形状が塊状粒子となる，③比表面積が小さいといった3点を挙げることができる。①はメリットであるが，②および③の特徴は（用途にもよるが）焼結によりセラミックスを製造することを考えるとメリットとは言えない。以下，反応式（式(1)）を例示する。この反応では，出発原料を良く混合し，水蒸気気流中で1,300℃で1h加熱するとHApが合成できる。

$$3Ca_2P_2O_7 + 4CaO + H_2O(g) \rightarrow Ca_{10}(PO_4)_6(OH)_2 \qquad (1)$$

ついで，「液相法」によるHAp合成について述べる。液相法によるHAp合成は，「沈殿法」，「加水分解法」，「水熱法」に分類される。一般的に，水熱法は単結晶の育成に利用されることが多いので，ここでは沈殿法と加水分解法について述べる。

まず，「沈殿法」では，「Ca^{2+}イオンを含む水溶液（$Ca(NO_3)_2$など）」と「PO_4^{3-}イオンを含む水溶液（$(NH_4)_2HPO_4$）」とを弱塩基性条件下で混合して反応させることによりHApを合成する。この方法で生成するHApはCa/P比，含有H_2O量，不純物量，粒子形態などが実験条件によって敏感に変わるので，安定してHApを得るためには熟練を要する。得られる粉体は，一次粒子が0.5μm以下の微粒子であり，比表面積も大きく（約100 m^2/g），焼結用の原料としては固相法よりも優れている。ただし，通常の乾燥処理では強固に結合した二次粒子が形成してしまうという問題がある。また，出発原料に水酸化カルシウム（$Ca(OH)_2$）およびオルトリン酸（H_3PO_4）を選択すると，副生成物は水（H_2O）だけとなるので，この出発原料が選択される場合が多いが，オルトリン酸は水分を吸収しやすい性質があるため，取り扱いには十分な注意が必要である。

一方，「加水分解法」は，難水溶性リン酸カルシウムを100℃以下の水中でHApに転化させる方法である。得られる粉体の特徴は，出発粒子の形状を継承した凝集粒子が得られる，比表面積が10〜60 m^2/g程度などが挙げられる。この方法は，アパタイトの形態制御に利用されることが多く，これまでに繊維状[4)]や板状[5,6)]の形態をしたアパタイト結晶の報告がある。例えば，リン酸水素カルシウム二水和物（$CaHPO_4 \cdot 2H_2O$；鉱物名 ブラッシャイト）は板状の形態をもつ。これを塩基性条件下で40℃で3h加熱すると板状の形態をほぼ維持したままHApが形成される。このときに形成されるHApのCa/P比は化学量論比である1.67よりも低いので，さらに加熱を続けていくとそのCa/P比は1.67に近づいていく。なお，この方法により形成されるアパタイト粒子は「多結晶体」となる。

3　アパタイトの結晶構造と異方性

HApは結晶学的に六方晶系に属し，その格子定数は$a = b = 0.942$ nm，$c = 0.688$ nmである[7,8)]。図1はそのモデルを示している。単位胞中のCa^{2+}イオンは，2種類の異なった位置に存在する。

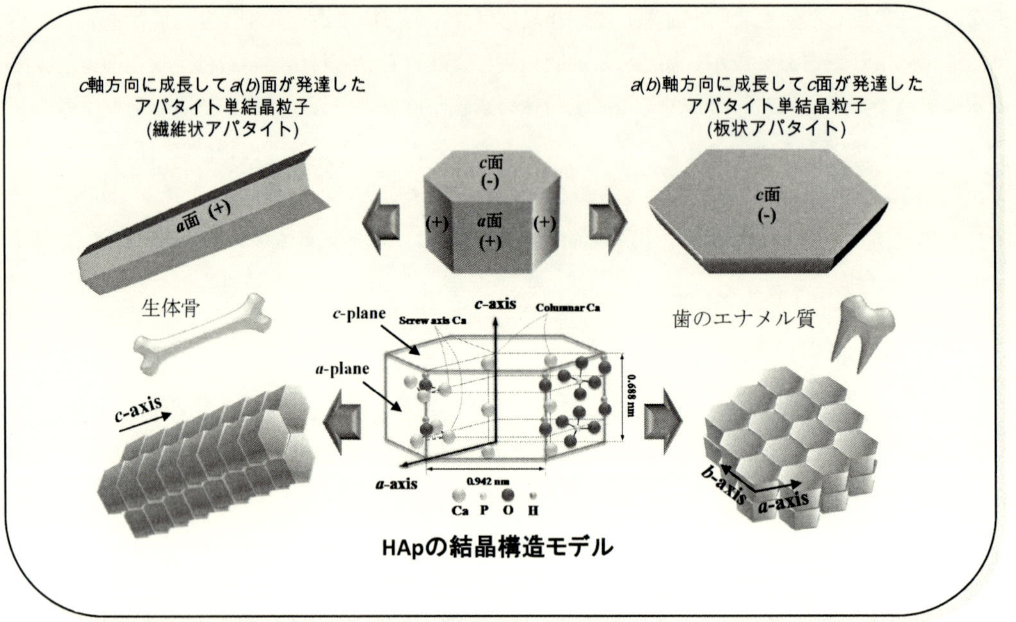

図１　アパタイトの結晶構造と異方性制御による生体硬組織モデルの創製

一つは，columnar Caと呼ばれ，*c*軸に平行して直線的に配置している。もう一つは，screw axis Caと呼ばれ，*c*軸の周りに正三角形をつくり，60°回転しながら*c*軸方向に積み重なっていく[8,9]。また，その結晶面は基本的には*a*(*b*)面（*ac*と*bc*結晶面）と*c*面（*ab*結晶面）の２種類しかない。*a*(*b*)面側はCa^{2+}イオンが多く存在するため正に帯電し，一方，*c*面側はOH^{-}およびPO_4^{3-}イオンが多く存在するため負に帯電する[10]。このため，HApの異方性を制御することは，その表面特性とそれに起因する機能性を制御することにつながる。

これまでの報告では，HApの異方性が溶解性，生体適合性および表面吸着特性などの材料特性に直接影響を与えることが示唆されている[9~13]。HAp合成に際し，*a*(*b*)軸および*c*軸方向への結晶成長速度に異方性を与えることができれば，図１に示すように，*c*軸方向に成長して*a*(*b*)面が発達したアパタイト単結晶粒子（アパタイトファイバー）や*a*(*b*)軸方向に成長して*c*面が発達したアパタイト単結晶粒子（板状アパタイト）を合成することができる。このような異方性制御により，HAp結晶のもつ表面特性をさらに高度に活用できるものと考えられる。例えば，*a*(*b*)面が発達したアパタイトファイバーの表面には正電荷，*c*面が発達した板状アパタイトの表面は負電荷が多く分布している。このようなHAp粒子は，それぞれ逆の電荷をもつタンパク質などの吸着に対して高い選択性をもつことが予想される。

また，図１に示すように，脊椎動物の骨の表面では，HApは*c*軸方向に配向し，*a*(*b*)面を多く露出しており，一方，歯のエナメル質の表面ではHApは*a*(*b*)軸に配向し，*c*面を多く露出している[14~16]。このように生体内の組織部位によって，HApが異なる配向性を備えていることは非常に興味深い。しかしながら,「なぜ, 人は組織部位により配向性の異なるHApを選んだのか？　HAp結晶の持つ異方性と生体活性との関連性はあるのか？」という疑問の本質がまだ明らかにされていないのが現状である。異方性制御アパタイトはその謎を解明するモデル材料ともなりうる。

4　アパタイトの合成およびその形態制御

ここでは, アパタイトの形成制御（異方性制御）に関する「これまでの報告例（4. 1節）」とともに, 我々が進めている「繊維状アパタイト単結晶粒子（4. 2節）」および「板状アパタイト単結晶粒子（4. 3節）」の合成例を紹介する。

4. 1　これまでの報告例

HAp粒子の異方性制御に関する代表的な報告を表1にまとめる[4, 6, 17～27]。なお, この表には我々の研究例も記載している[6, 24～27]。これらについては4. 2節および4. 3節で詳しく述べたい。HAp粒子の異方性制御（形態制御）プロセスには, 水熱法, 水熱均一沈殿法, 電気化学法などの方法が挙げられる。これらはいずれも溶液環境下での液相法であり, 固相法や気相法での合成例は（筆者らの知る限り）見受けられない。

水熱法を用いた最も代表的な合成例は吉村および井奥らによって報告されている。この方法はα-リン酸三カルシウム（α-$Ca_3(PO_4)_2$；α-TCP）を出発物質として, オートクレーブ中で攪拌しながら水熱処理を行うことでα-TCPが水和され, 長さ約20 μmの繊維状HAp単結晶が得られる[17, 18]。また, α-TCP以外では, 非晶質のリン酸カルシウムも出発物質としてよく利用されている[19]。

水熱均一沈殿法とは, カルシウムイオンとリン酸イオンを含む酸性水溶液に尿素やアセトアミドなどの沈殿剤を添加し, 水熱処理すると, 沈殿剤の加水分解によりアンモニアが生成し, 水溶液のpHが上昇してHApが析出する方法である。この方法を用いると, 長軸径が100 μmを超える繊維状HAp単結晶を合成できる[20, 21]。

また, 電気化学法とは, カルシウムイオンとリン酸イオンを含む電解液中に金属電極を挿入し,

表1　HAp粒子の形態制御（異方性制御）に関する報告例

プロセス	粒子形態	文献
水熱法	c軸方向に成長した粒子	17, 18, 19)
水熱均一沈殿法	c軸方向に成長した粒子	20, 21)
電気化学法	c軸方向に成長した繊維状粒子, あるいは $a(b)$軸方向に成長した板状粒子	22, 23)
均一沈殿法	c軸方向に成長した繊維状粒子, あるいは $a(b)$軸方向に成長した板状粒子	4, 6, 24, 25)
気－液界面法	$a(b)$軸方向に成長した板状粒子	26, 27)

電解液の温度，電流強度および電解時間などの条件をコントロールすることで，HApの形態を制御する方法である。伴らはこの方法により，チタンおよび白金電極の表面において繊維状および六角形板状HAp粒子の合成に成功している[22,23]。

これまでのHAp粒子の形態制御に関する報告の中に，*c*軸に伸長した繊維状粒子（*a*(*b*)面発達）の合成例は圧倒的に多い。これは，HAp結晶が*c*軸方向に沿って結晶成長しやすい性質をもつためであると考えられる。

4.2　繊維状アパタイト（*c*軸方向に成長して*a*(*b*)面が発達したアパタイト単結晶粒子）

アパタイトファイバーは，硝酸カルシウム，リン酸水素二アンモニウムおよび尿素を含む硝酸酸性の水溶液（Ca/Pモル比1.67）を80℃，24 hついで90℃，72 h加熱して合成される[24]。このアパタイトファイバーの粉末X線回折（XRD）図を図2(a)に示す。図2(b)は後述する板状アパタイトのXRD図であり，図2(c)は等方的なHApのXRDパターンである。この等方的なHApのパターンとアパタイトファイバーのそれを比較すると，HApの*a*(*b*)面に相当する結晶

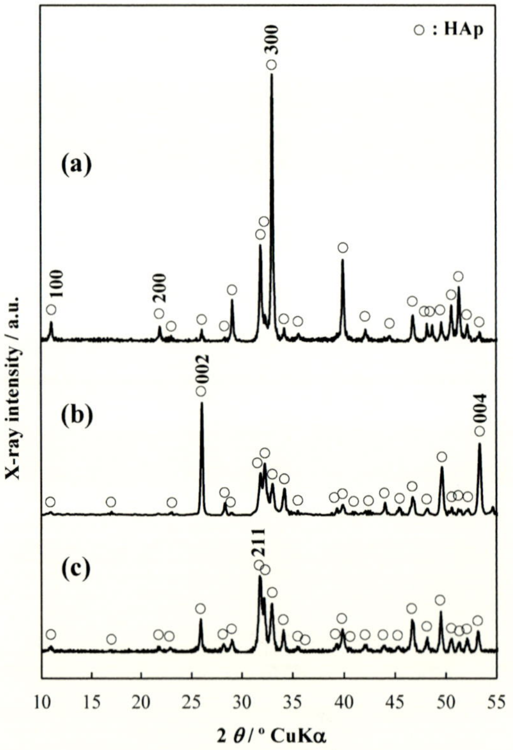

図2　異方性制御アパタイト粒子のXRD図
(a)繊維状アパタイト（*c*軸方向に成長して*a*(*b*)面が発達したアパタイト単結晶粒子），(b)板状アパタイト（*a*(*b*)軸方向に成長して*c*面が発達したアパタイト単結晶粒子），(c)等方的なアパタイト（太平化学製HAp-100粉体）。

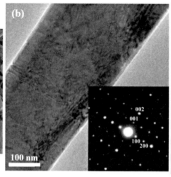

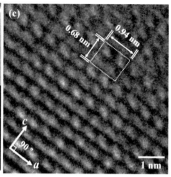

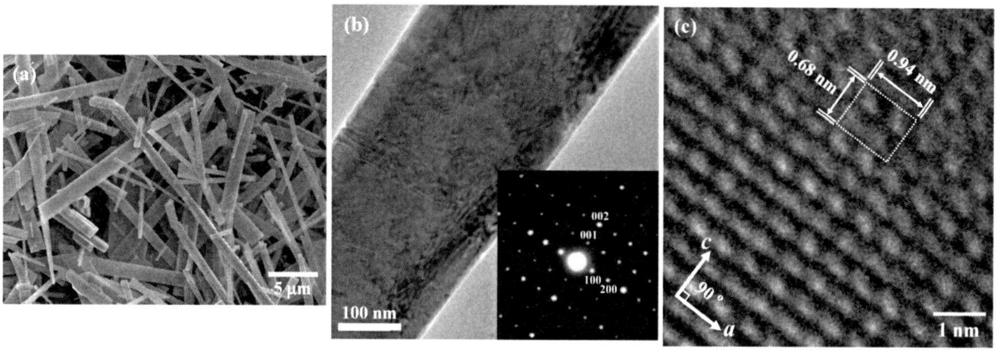

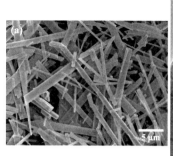

図３　繊維状アパタイト（c 軸方向に成長して $a(b)$ 面が発達したアパタイト単結晶粒子）の粒子形態観察
(a)走査型電子顕微鏡（SEM）像，(b)透過型電子顕微鏡（TEM）像（明視野像；挿入図は制限視野電子線回折像），(c)格子像（長方形で示した部分は a 面方向から見たアパタイトの一つの単位格子に対応する）。

面である（100），（200），（300）回折線が特異的に高いことが理解できる。したがって，このアパタイトファイバーは「c 軸方向に成長して $a(b)$ 面が発達したアパタイト粒子」であることが分かる。

このアパタイトファイバーは長軸径 60〜100 μm，短軸径 1〜3 μm をもつ炭酸を含有したアパタイトであり，c 軸方向に伸張して $a(b)$ 面が多く露出した構造を持っている（図 3(a)）。また，図 3(b)の透過型電子顕微鏡（TEM）像（明視野像）内に示した制限視野電子線回折（SAED）像から，明確なスポットが確認されており，このファイバーが「単結晶」であることが分かる。図 3(c)に，このファイバーを強拡大した格子像を示す。この格子像から結晶内の原子配列には 2 種類の周期性があることが観察できる。一つは c 軸の格子定数に近い 0.68 nm の周期，もう一つはこれと垂直する a 軸の格子定数に近い 0.94 nm の周期である。したがって，このアパタイトファイバーは c 軸方向に伸長しており，この観察面は HAp の $a(b)$ 面と推測できる。

また，ここでは紹介しなかったが，出発溶液の Ca/P モル比を HAp の化学量論比である 1.67 よりも低くして同様の合成操作を行うと，カルシウム欠損アパタイト単結晶ファイバーを合成することもできる[25]。

4.3　板状アパタイト（$a(b)$ 軸方向に成長して c 面が発達したアパタイト単結晶粒子）

本節では，板状アパタイトの合成プロセスとその粒子形態について述べたい[27]。まず，炭酸カルシウム，リン酸および尿素からなる懸濁液を調製し，硝酸（HNO_3）を用いて pH を 3.0 に調整する。その後，尿素とウレアーゼとの酵素反応で反応系の pH を上昇させるため，ウレアーゼ水溶液を添加する（0.5 倍当量）。ついで，調製した混合溶液をガラスシャーレに分注し，インキュベーター中で 50℃，96 h 加熱を行うと，気-液界面上に白色物質（板状アパタイト前駆体）が生成する。さらに，この生成物を電気炉中で 600℃で 2 h 加熱すると，板状アパタイトが生成する。

図 2(b)はこの板状アパタイトの XRD 図であり，等方的な HAp の XRD パターンである図 2(c)

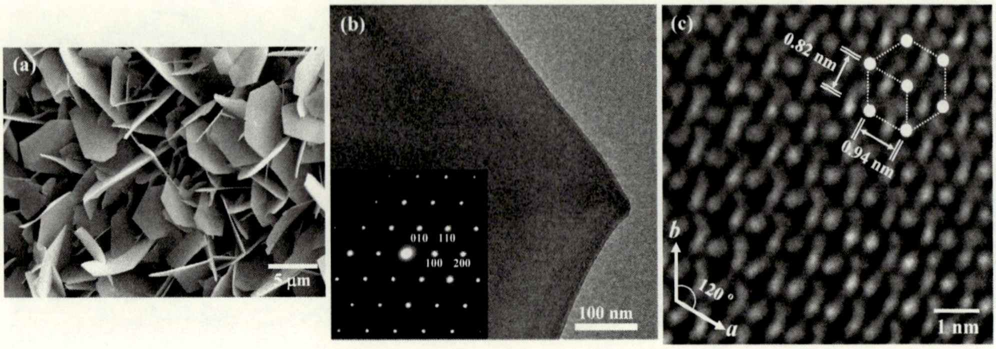

図４　板状アパタイト（*a*(*b*)軸方向に成長して *c* 面が発達したアパタイト単結晶粒子）の粒子形態
(a)走査型電子顕微鏡（SEM）像，(b)透過型電子顕微鏡（TEM）像（明視野像；挿入図は制限視野電子線回折像），(c)格子像（菱形で示した部分は *c* 面方向から見たアパタイトの一つの単位格子に対応する）。

と比較して，HAp の *c* 面に相当する結晶面である（002），（004）回折線が特異的に高いことが分かる。先に述べたアパタイトファイバー（図２(a)）と比べると，全く逆の配向性を持っていることが分かる。

図４(a)はこの板状アパタイトの走査型電子顕微鏡（SEM）像を示している。平面に見える部分が *c* 面に相当する。また，低倍率の TEM 像（図４(b)）より，ここで形成したアパタイトが板状であることが確認できる。また，１枚の板状粒子から複数の領域を選択し，SAED パターンを観察したところ，いずれも挿入図の SAED 像と同様な明確な回折スポットが現れた。この回折スポットの配列から，板状結晶が HAp の *c* 面方向に向いていることがわかる。図４(c)はこの板状アパタイトを強拡大した格子像である。この格子像より，原子の周期的な配列が見られる。白色○は OH^- イオンに対応し，その周囲のもやもやとした領域には Ca^{2+} イオンと PO_4^{3-} イオンが並んでいる。中心にある OH^- イオンの周りに，６個の等価な OH^- が存在し，六角形を形成している。また，格子面間隔を測定したところ，0.82 nm であり，HAp の（100)面の面間隔に一致した。これらの観察結果から，この板状アパタイトは「*a*(*b*)軸方向に成長して *c* 面が発達したアパタイト単結晶粒子」であることが分かる。

5　形態制御によるアパタイトの機能発現

ここでは，形態制御により発現する「機能」として，まず前節で紹介した異方性制御アパタイト単結晶粒子の結晶面による「タンパク質の吸着特異性」について紹介する（5.1節）。ついで，材料としての応用を考えた場合，バルク体（セラミックス）を作製する必要がある。そこで，繊維状アパタイト単結晶粒子をテンプレートとし，微細な HAp ナノ粒子をマトリックスとする「テンプレート粒成長法」による *a*(*b*)面を多く露出した HAp セラミックスの創製とその「骨分化促進能」について紹介する（5.2節）。なお，テンプレート粒成長法は異方性制御セラミックスの作製プロセスとしてよく知られており，Tani ら[28]による解説に詳述されている。

5.1　形態を制御したアパタイト単結晶粒子のタンパク質吸着特異性

前節で $a(b)$ 面を多く露出した「繊維状アパタイト」および c 面を多く露出した「板状アパタイト」について述べた。これらの2つの結晶面は電荷が異なるため，例えば正電荷をもつ $a(b)$ 面には負電荷をもつ酸性タンパク質が，負電荷をもつ c 面には正電荷をもつ塩基性タンパク質が特異的に吸着すると推測できる。ここでは，これらの異方性を制御した HAp 単結晶粒子に対するタンパク質の吸着特異性について紹介したい[29,30]。

まず，実施したタンパク質吸着実験の方法について述べる。酸性タンパク質（カルボキシル基を多くもち，負に帯電）としてウシ血清アルブミン（BSA），塩基性タンパク質（アミノ基を多くもち，正に帯電）としてリゾチーム（LSZ）を選択した。各タンパク質を pH 7.3 のリン酸緩衝溶液に溶解し，濃度の異なるタンパク質水溶液を調製した。検体には，上記2種類の HAp 粒子に加えて，対照試料として等方的な HAp 粒子（太平化学製 HAp-100 を 600℃，1 h で加熱処理したもの）を使用した。なお，これらの XRD パターンは図2にまとめて記載している。これらの粉体をタンパク質水溶液に分散した後，恒温振とう槽内で 25℃ で 48 h 吸着させた。なお，タンパク質は 280 nm の芳香族の吸収を使用する「UV 法」で定量した。

図5(a)は酸性タンパク質である BSA の Langmuir 吸着等温線であり，横軸を平衡濃度，縦軸を単位面積当たりの吸着量としている。BSA の吸着において，その飽和吸着量は，アパタイトファイバーで 2.10 mg・m^{-2}，等方的な HAp で 0.78 mg・m^{-2}，板状アパタイトで 0.45 mg・m^{-2} の値を示し，アパタイトファイバー，等方的な HAp，板状アパタイトの順で BSA に対する吸着量が多いことが分かる。一方，塩基性タンパク質である LSZ の場合（図5(b)），その飽和吸着量は板状アパタイト（0.75 mg・m^{-2}），等方的 HAp（0.26 mg・m^{-2}），アパタイトファイバー

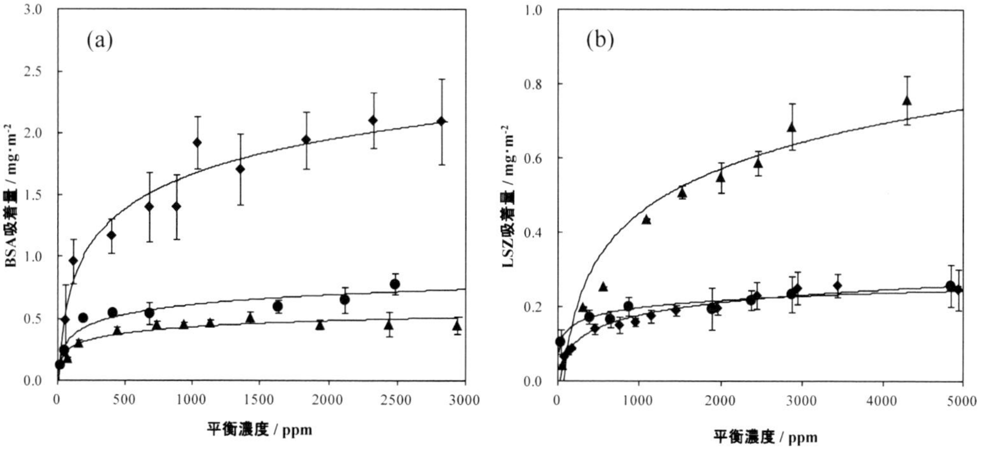

図5　異方性を制御したアパタイト単結晶粒子に対する(a)BSA および(b)LSZ の吸着等温線
◆：アパタイトファイバー，▲：板状アパタイト，●：等方的な HAp。

($0.25\ mg \cdot m^{-2}$) の順になった。

また，単位グラム当たりの吸着量と吸着後におけるタンパク質溶液の飽和濃度を用いて，各サンプルのLangmuir型プロットを作成したところ，直線関係が得られたことから，この系の吸着がLangmuir型単分子層均一吸着に近似できることも明らかにしている。Langmuir型単分子層均一吸着の場合，粒子表面においてすべてのタンパク質分子が隙間なく規則的に配列すれば，単位面積当たりの理論最大吸着量はBSA（14 nm×4 nm）が$2.52\ mg \cdot m^{-2}$，LSZ（3 nm×4.5 nm）が$2.02\ mg \cdot m^{-2}$となる[31,32]。この理論値および単位面積の実測吸着量（n）より，これらの粒子の表面被覆率（θ，式(2)，(3)）を計算すると，BSAの吸着では，繊維状アパタイト（83.3%）＞等方的HAp（31.0%）＞板状アパタイト（17.9%）となる。これに対して，LSZの吸着では，板状アパタイト（37.1%）＞等方的HAp（12.9%）＞繊維状アパタイト（12.4%）となり，HApの$a(b)$面およびc面が異なる電荷をもつタンパク質を選択的に吸着することが明白である。このことから，HApの結晶面の制御は，タンパク質などの生理活性物質の特異的な吸着を可能にすることがわかる。

$$\theta_{BSA} = n_{BSA} / (2.52\ mg \cdot m^{-2}) \times 100\% \qquad (2)$$

$$\theta_{LSZ} = n_{LSZ} / (2.02\ mg \cdot m^{-2}) \times 100\% \qquad (3)$$

5.2 テンプレート粒成長法による$a(b)$面を多く露出したアパタイトセラミックスの創製とその骨分化機能

HApは$a(b)$面とc面の二つの結晶面を持っており，生体内において長骨では$a(b)$面を，歯のエナメル質ではc面を多く露出している[33]。このようにHApは組織部位によって異なる結晶面を露出していることから，細胞の接着や分化などに深くかかわっていると考えられる。本節では，繊維状アパタイト（AF）から「$a(b)$面を多く露出したHApセラミックス」を作製し，得られたセラミックスの異方性を電子線後方散乱回折（EBSD）法を利用して可視化した結果を紹介する。さらに，そのセラミックス上でヒト骨肉腫由来骨芽細胞株MG-63を培養し，細胞初期付着率の測定による細胞接着性や骨芽細胞の分化マーカーであるアルカリホスファターゼ（ALP）活性を定量し，HApの$a(b)$面と細胞機能（骨芽細胞の分化促進）との関連性について調べた結果を紹介する。

まず，詳細は既報[34]に譲るが，「$a(b)$面を多く露出したHApセラミックス」は以下のように作製できる。固形分1 mass%のAFスラリーを用意し，それに対してリン酸水素二アンモニウム溶液を加え，pHを10に調整する。ついで，別に用意した硝酸カルシウム水溶液を前述したAFスラリーに滴下し，AF上にアパタイトゲル（AG）を析出させる。AGはHApナノ粒子である。このとき，AGはAFに対して仕込み組成で30 mass%になるように添加する。その混合粉体を一軸加圧成形し，1,300℃で5 h焼成すると「$a(b)$面を多く露出したHApセラミックス」を得ることができる。今後，このセラミックスを「AG30%AFセラミックス」とする。また，対照としてHAp-100粉体（太平化学製）から作製した等方的なHApセラミックスを「iHApセラミックス」とする。

図6に，AG30%AFおよびiHApセラミックスの(a)XRD図，(b)SEM像および(c)EBSD像を示す。まず，XRDでは，AG30%AFセラミックスの（003）の回折線がiHApセラミックスのそれと比べて特異的に高いことが分かる。この回折線はHApの$a(b)$面に相当するため，作製したAG30%AFセラミックスが$a(b)$面を多く露出した配向構造を有していることが理解できる。これらの微細構造が図6(b)のSEM像であるが，いずれも緻密な構造を呈している（相対密度：AG30%AF　91%，iHAp　95%）。ついで，EBSD法によって得たiHApセラミックスとAG30%AFセラミックスの表面における結晶方位分布図を図6(c)に示す。結晶粒は結晶面の方位ごとに色分けされており，緑（010）および青（110）は$a(b)$面，赤（001）はc面を表している。本稿はモノクロ印刷であるので，やや分かりにくいが，グレーのコントラストでご判断いただきたい。iHApセラミックスは，他よりも青と緑で示されている結晶粒が多いことから，iHApセラミックスの表面は僅かに$a(b)$面を露出した構造であることが分かる。一方，AG30%AFセラミックスは，大半の結晶粒が青と緑で示されており，表面に$a(b)$面を多く露出した構造であることが理解できる。

このような$a(b)$面を多く露出したHApセラミックスは，異方性の観点では「生体骨」のモデルとみなすことができる。そこで，等方的なiHApセラミックスを比較試料として，骨芽細胞を用いた細胞培養実験を行った。細胞培養実験では，AG30%AFセラミックス，iHApセラミックス，control（ポリスチレンプレート）上にMG-63を播種し，細胞初期付着率および骨芽細胞の分化マーカーであるALP活性値を定量した。細胞初期付着率は，播種後5時間後に材料上に接着した細胞数を計測し，播種細胞数（1.0×10^5個）と実際に接着した細胞数の割合から求めた。

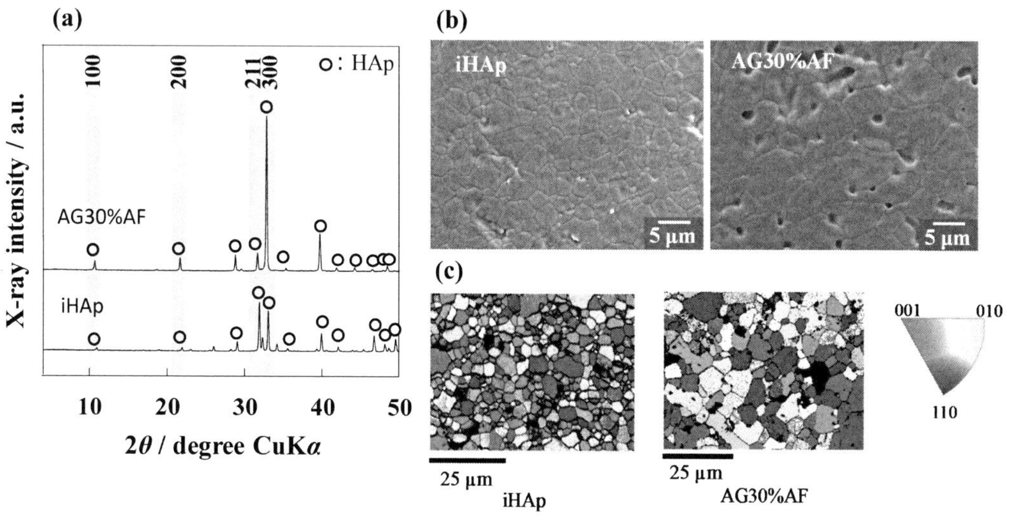

図6　AG30%AFおよびiHApセラミックスの(a)XRD図，(b)SEM像および(c)EBSD像

また，播種1および2週間後の細胞のALP活性を測定することによって，各セラミックスが骨芽細胞の分化に与える影響を定量的に評価した。

図7(a)は細胞初期付着率を調べた結果を示している。細胞初期付着率はcontrol，iHApセラミックス，AG30%AFセラミックスの順に高くなった。したがって，HApの*a*(*b*)面は細胞の接着性が低いことが分かる。この結果について，HApの*a*(*b*)面の配向度の上昇によって表面電位がプラスの値になり，また低い親水性になることから，AG30%AFセラミックスは細胞の接着性が低下したものと考えられる[34)]。細胞はその細胞膜表面にシアル酸が存在し，培地中では負に帯電している。細胞が材料と接着する際，その間にはマグネシウムイオンやカルシウムイオンが介在するため，材料は負の電荷をもつ方が細胞接着には有利となる。

図7(b)は，ALP活性値を示している。ALPは骨芽細胞の初期・中期の分化マーカーであることが知られている。各種材料上で骨芽細胞を培養した際，この数値が高い材料の方が骨芽細胞の分化をより促進していることを意味する。今回，調べた結果では，培養1週目では各試料間に差は見られていないが，培養2週目ではAG30%AFセラミックス，iHApセラミックス，controlの順にALP活性が高い結果を示し，特にAG30%AFセラミックスは最も高いALP活性を示している。これらの結果より，生体骨のモデルとなりうる，*a*(*b*)面を多く露出したAG30%AFセラミックスは骨芽細胞の分化を促進する生命機能を有していることが理解できる。したがって，*a*(*b*)面を多く露出したHApセラミックスは細胞の接着性は低いものの，細胞分化においては高いALP活性を示したことから，HApの*a*(*b*)面は骨芽細胞の初期段階における分化を誘導していることが分かる。この結果は，アパタイトの形態制御により生命機能を発現させた事例の一つと位置づけられる。

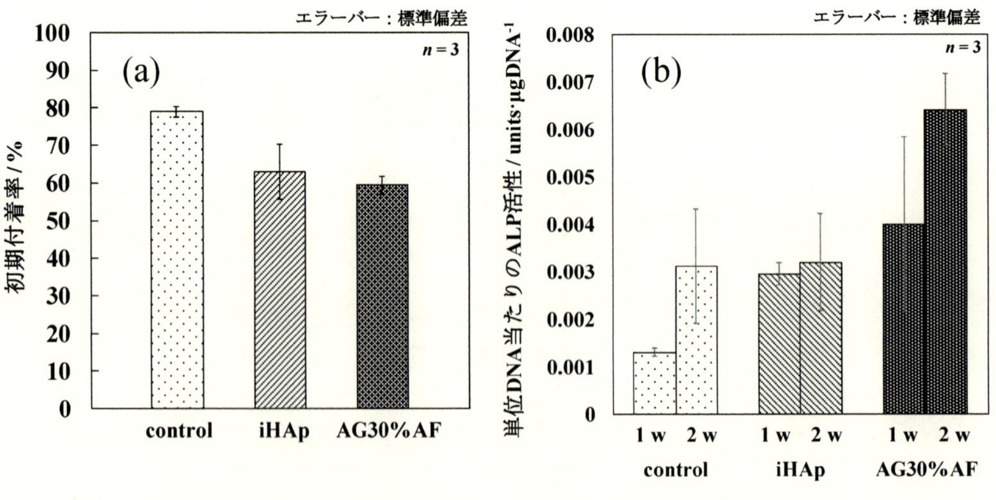

図7　AG30%AFおよびiHApセラミックス上で培養した骨芽細胞の(a)初期付着率および(b)単位DNA当たりのALP活性値

6　おわりに

これまでに述べてきたように，我々は異方性制御アパタイト単結晶粒子の合成に成功している。これらのアパタイト単結晶粒子は，再生医療のための足場材料としても有用であり[35〜37]，さらに5. 2節で紹介したように生体硬組織のモデル材料としても期待できる[38]。また，その結晶面の電荷がタンパク質の吸着特異性を発現させていることも明らかにしている。しかしながら，「なぜ，人は体の部位により異なる配向性を備えたアパタイトを選んでいるのか？」という疑問に対する解はまだない。生体中の骨は破骨細胞に溶かされ，骨芽細胞が新たに骨をつくる。この現象は「骨リモデリング」呼ばれているが，骨中の生体アパタイトは体で溶けやすい $a(b)$ 面を備えている方が有利なのかもしれない。一方，歯のエナメル質が直ぐに溶けてしまっては「歯」として機能しないので，溶けにくい c 面を選んでいるのかもしれない。

冒頭で，我が国はすでに65歳人口が23%を越えて「超高齢社会」を迎えたと述べた。アパタイトは人工骨の最も重要な素材の一つである。アパタイトのもつ配向性と生命機能との関連性を理解することは革新的な特性を備えた「次世代型人工骨」の開発につながる。この研究を「一歩前」へ進め，骨粗鬆症などの骨疾患で悩んでいる方々の「生活の質（Quality of life：QOL）の向上」や「健康寿命の延伸」に貢献していきたい。

文　　献

1）相澤 守，*J. Soc. Inorg. Mater. Jpn.*, **19**, 363 (2012)
2）石井 賢ほか，バイオマテリアル，**36**, 42 (2018)
3）鈴木 達ほか，セラミックス，**47**, 243 (2012)
4）木下真喜雄ほか，石膏と石灰，No.219, 23 (1989)
5）H. Monma and T. Kamiya, *J. Mater. Sci.*, **22**, 4247 (1987)
6）Z. Zhuang *et al.*, *Powder Technol.*, **222**, 193 (2012)
7）M. I. Kay *et al.*, *Nature*, **204**, 1050 (1964)
8）岡崎正之，"歯と骨をつくるアパタイトの化学"，p.7，東海大学出版会 (1992)
9）青木秀希，表面科学，**10**, 96 (1989)
10）T. Kawasaki, *J. Chromatogr.*, **544**, 147 (1991)
11）T. Tanase *et al.*, *Mater. Trans.*, **48**, 2855 (2007)
12）H. Kim *et al.*, *Acta Biomater.*, **6**, 3234 (2010)
13）X. L. Dong *et al.*, *J. Phys. Chem. B*, **112**, 4751 (2008)
14）B. Kerebel *et al.*, *J. Ultrastruct. Res.*, **57**, 266 (1976)
15）T. Nakano *et al.*, *Bone*, **31**, 479 (2002)
16）G. Daculsi and B. Kerebel, *J. Ultrastruct. Res.*, **65**, 163 (1978)

17) M. Yoshimura *et al., J. Mater. Sci.*, **29**, 3399 (1994)
18) K. Ioku *et al., J. Mater. Sci.*, **41**, 1341 (2006)
19) 遠山岳史, *Phosphorus Letter*, No.60, 29 (2007)
20) H. Zhang and B. W. Darvell, *Acta Biomater.*, **6**, 3216 (2010)
21) H. Zhang and B. W. Darvell, *Acta Biomater.*, **7**, 2960 (2011)
22) S. Ban and S. Maruno, *Biomaterials*, **19**, 1245 (1998)
23) S. Ban and J. Hasegawa, *Biomaterials*, **23**, 2965 (2002)
24) M. Aizawa *et al., Biomaterials*, **26**, 3427 (2005)
25) M. Aizawa *et al., J. Eur. Ceram. Soc.*, **26**, 501 (2006)
26) 相澤 守, 庄 志, 未来材料, **11**, 2 (2011)
27) Z. Zhuang *et al., Mater. Sci. Eng. C*, **33**, 2534 (2013)
28) T. Tani, *J. Ceram. Soc. Jpn.*, **114**, 363 (2006)
29) Z. Zhuang and M. Aizawa, *J. Mater. Sci. Mater. Med.*, **24**, 1211 (2013)
30) 庄 志, 相澤 守, 表面, **50**, 419 (2012)
31) T. Arai and W. Norde, *Colloids Surf.*, **51**, 1 (1990)
32) K. Kandori *et al., Colloids Surf. B*, **24**, 145 (2002)
33) D. Carlstrom and J. B. Finean, *Biochim. Biophys. Acta*, **13**, 183 (1954)
34) Z. Zhuang *et al., Acta Biomaterialia*, **9**, 6732 (2013)
35) 相澤 守, 松浦知和, 化学と工業, **62**, 551 (2009)
36) T. Matsuura, and M. Aizawa, "Chapter 26 Bioceramics for development of bioartificial liver", olymeric Biomaterials: Medicinal and Pharmaceutical Applications, Volume 2, p.691, CRC press (2012)
37) M. Honda *et al., J. Biomed. Mater. Res. A*, **94A**, 937 (2010)
38) M. Aizawa *et al., Biol. Pharm. Bull.*, **36**, 1654 (2013)

第4章　リン酸カルシウム系セラミックスへの金属イオン固溶化による高機能化

橋本和明*

1　緒言

近年，日本の65歳以上の人口比率は，欧米諸国にくらべても高く，少子高齢化が急速に進行している[1)]。このような高齢化社会の到来にともない加齢による骨密度の低下から骨折をはじめ，骨粗鬆症を中心とする骨疾患を発症する患者が増加している。このことから，骨欠損部の補填や修復に使用される硬組織用代替材料の重要性が高まっている[2,3)]。そのなかでも硬組織と同質のリン酸カルシウム系セラミックスは重要な位置づけを成している。これらのセラミックスにはハイドロキシアパタイト（$Ca_{10}(PO_4)_6(OH)_2$：HAp），α型リン酸三カルシウム（α-$Ca_3(PO_4)_2$：α-TCP）およびβ型リン酸三カルシウム（β-$Ca_3(PO_4)_2$：β-TCP）などが知られている。HApおよびβ-TCPは顆粒体，多孔体や緻密体として骨欠損部の補填材料や硬組織の代替材料として応用され，α-TCPは粉材として骨ペースト剤や骨セメント材料として利用されている。また，これらのリン酸カルシウムは生体活性が高いことから，早期に生体骨との結合が起こりやすく，さらには生体内で吸収されて徐々に新生骨と入れ替わる[4,5)]などの性質をもっている。

そこで，ここではHAp，α-TCPおよびβ-TCPの結晶構造内に各種金属イオンが置換固溶することが知られ，金属イオンの固溶化による組成制御によって，えられたバイオセラミックスの各種機能の制御や高機能化が可能となり，多くの研究がなされている。本章では，リン酸カルシウム系セラミックスへの各種金属イオンの置換固溶のメカニズムを中心に解説し，えられた固溶体について材料物性への影響をまとめる。

2　生体を構成する元素

まず，リン酸カルシウム系セラミックスの組成制御をするための元素について示す。表1にヒトを構成する元素の存在量を示した[6)]。なお，ここでは元素表示しているが生体内ではほとんどの場合においてイオンとして存在している。ヒトを構成する元素は，組織や細胞の種類によって異なり，比較的含有量の多い軽元素（原子番号20くらいまで）を常量必須元素という。これには核酸，タンパク質などの有機物構成元素（H，C，N，P，O，S）と生体の恒常性の維持，細胞の膜電位の調整，神経伝達に必要な電解質元素（Na，K，Mg，Ca，Cl）とに分けられる。こ

---

*　Kazuaki Hashimoto　千葉工業大学　工学部　応用化学科　教授

表１　ヒトを構成する元素の存在量

元素	含有量［mg/kg］	元素	含有量［mg/kg］
O	6.2×10^{5}	Pb	1.7
C	2.1×10^{5}	Mn	2.0×10^{-1}
H	9.7×10^{4}	Cu	1.1
N	3.9×10^{4}	Al	8.6×10^{-1}
Ca	2.5×10^{4}	Cd	7.1×10^{-1}
P	1.0×10^{4}	Sn	8.6×10^{-2}
S	2.5×10^{3}	Hg	1.9×10^{-1}
K	2.4×10^{3}	Mo	1.4×10^{-1}
Na	2.0×10^{3}	Se	1.7×10^{-1}
Cl	1.6×10^{3}	I	1.6×10^{-1}
Mg	3.6×10^{2}	Ni	1.4×10^{-1}
Fe	5.7×10	As	2.9×10^{-1}
F	4.3×10	Cr	9.0×10^{-2}
Si	2.9×10	V	2.1×10^{-2}
Zn	2.9×10	Co	2.1×10^{-2}

表２　歯，エナメル質，骨の生体硬組織の化学組成

成分	エナメル質	象牙質	骨
Ca（wt%）	37.6	40.3	36.6
P（wt%）	18.3	18.6	17.1
CO_2（wt%）	3.0	4.8	4.8
Na（wt%）	0.7	0.1	1.0
K（wt%）	0.05	0.07	0.07
Mg（wt%）	0.2	1.1	0.6
Sr（wt%）	0.03	0.04	0.05
Cl（wt%）	0.4	0.27	0.1
F（wt%）	0.01	0.07	0.1
Zn（ppm）	263	173	39
Si（ppm）			500
Ca/P mol 比	1.59	1.67	1.65

れに対して微量でも生体機能を正常に保つために必要な微量必須元素がある。これも生体の基本的な機能に直接関与するものを基本元素（Cr，Mn，Fe，Co，Cu，Zn など）と，基本的機能を補助する役割をもつ準基本元素（Sr，V，Ni，Si，F など）に分けられる。このように生体内には量的に多い少ないはあるものの多くの元素種で成り立っていることがわかる。また，これらの生体内に存在する元素は，少ない場合には欠乏症を起こし，多い場合には過剰症を起こし，生体内で最適に機能を果たすためにはある適切な濃度が存在することが知られている。

表２に歯，エナメル質，骨の生体硬組織の化学組成を示した。硬組織は Ca と P で構成されているが，電解質元素である Na，K，Mg などのほか，微量に基本元素や準基本元素も含有されている。このような元素は生体内で骨リモデリングによって生成していることを示しているほか，

各種の硬組織や臓器としての機能を働かせていることが想定され，これらの元素を加えることによってバイオセラミックスとしての材料科学的または材料生物学的な高機能化が予想される。これらのことから，硬組織成分のCaとPのほかに，微量に元素またはイオンを加えたバイオセラミックスの研究は多い。とくにマグネシウム，亜鉛およびケイ素などで組成制御した研究が顕著に認められることから，以下，それらを中心に述べる。

3　HApの組成制御と金属イオンの置換メカニズム

化学量論組成のHApには，OH基の配列によって2つの結晶構造が知られている。まず，規則配列格子型（order column model）構造といわれるもので，結晶系は単斜晶系，空間群は$P2_1/b$であり，格子定数はa=0.94214 nm，b=2a，c=0.68814 nm，γ=120°，密度：3.15 g・cm^{-3}である[7)]。これはZ=1/4の位置付近にあるOHの酸化物イオンとプロトンとのならび（OH基の方向）がc軸方向に配向性を持ち，さらにb軸方向に隣り合うOH基の配向はc軸のZ=1/4位置に擬鏡面（b軸方向に2_1の対称操作がある）があって互いに逆向きを示す。

一方，不規則配列格子型（disorder column model）構造も存在し，これはc軸上のZ=1/4の位置付近にあるOH基の位置と配向性は同じで，b軸方向へのOH基の規則的な対称操作が存在しないというものである。このように，Z=1/4の擬鏡面がなくなることから，不規則配列格子型構造のHApの結晶系は六方晶系，空間群は$P6_3/m$になる[8)]が，格子定数は規則配列格子型構造のそれらと大きな変化はない。また，この単斜晶系から六方晶系への相変化は約210℃で可逆的に起こる。この単斜晶系の規則配列格子型構造をもつものに塩素アパタイト（ClAp），六方晶系の不規則配列格子型構造をもつものにフッ素アパタイト（FAp）やOH基のプロトンが欠損した酸素アパタイト（OAp）などがある。

図1には一般的に表示されている六方晶系のHApの単位格子を示した[8)]。単位格子中のCaは結晶学的に異なる2つの位置が存在する。一つは格子の中心部にある格子状Ca（Ca(1)）と呼

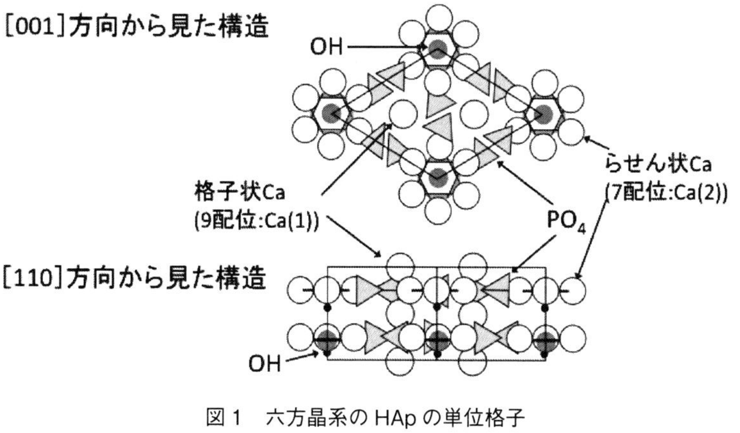

図1　六方晶系のHApの単位格子

ばれ，9 個の O 原子に囲まれた多面体を形成し，O 原子で囲まれたトンネル構造の中に位置して移動しやすい。もう一つは，らせん状 Ca（Ca(2)）と呼ばれ，単位格子の各頂点の 6_3 らせん軸上に Ca が存在する構造になっている。単位格子では $Ca(1)_4Ca(2)_6(PO_4)_6(OH)_2$ となり，Ca(1) と Ca(2) との原子比は 4：6 となっている。

HAp の組成制御するために Ca 位置に二価金属イオンを置換固溶させた場合，Ca イオン（0.112 nm）のイオン半径とほぼ同じ大きさ，またはそれより大きな Sr イオン（0.126 nm）などは HAp に対して全率固溶する[9,10]が，Ca イオンのイオン半径より小さな Mg イオン（0.065 nm）および Zn イオン（0.075 nm）の場合には，部分的にしか固溶しないと報告されている。Mg イオンの場合には最大固溶量 10 mol％であり，それ以上添加していくと HAp 構造の格子ひずみは増加して 30 mol％で非晶質化する[11]。Zn イオンの場合にも同様に最大固溶量 10 mol％であり，それ以上添加していくと 20 mol％で非晶質化する[12]。このように Ca イオンより小さなイオン半径のイオンと置換固溶させると，結晶構造の不安定化が起こることが考えられる。すでに筆者らの「アパタイトとマグネシウムのかかわり」と題した解説記事もあるので，それも参照していただきたい[13]。

$$Ca_{10-x}Mg_x(PO_4)_6(OH)_2,\ x=0\sim1 \tag{1}$$

また，HAp の Ca 位置には，上述した二価金属イオンのほかに，Na イオン，K イオンおよび Ag イオンなどの一価金属イオン，Fe イオン，Al イオン，Y イオンおよび Eu イオンなどの三価金属イオンも置換固溶する。これらの二価以外の金属イオンの場合には，アパタイト構造内で空孔の形成や空気中の水や二酸化炭素によってプロトンや炭酸イオンの同時置換が起こることで結晶内の電荷は補償される。

一方，ケイ素の酸素酸塩であるケイ酸イオン（SiO_4^{4-} イオン）は HAp の PO_4 位置に置換固溶する。Palard ら[14]は，湿式法を用いて Ca/(P＋Si)＝10/6 に一定にして Si 添加量を変えて前駆体を沈殿させ，それを 700℃以上で加熱すると表 3 に示したように Si 含有量 0.96 mol までケイ素を固溶したアパタイトができることを明らかにした。また，その際にケイ酸イオンの電荷補償の

表 3　Si 添加量を変えて得た前駆体の加熱物の組成[14]

試料	Si 含有量（mol）	化学組成	D_X(g cm^{-3})	ρ_c(g cm^{-3})
HAp	0	$Ca_{10}(PO_4)_6(OH)_2$	3.154	3.14
$Si_{0.2}$-HAp	0.18	$Ca_{10}(PO_4)_{5.82}(SiO_4)_{0.18}(OH)_{1.82}$	3.133	3.11
$Si_{0.4}$-HAp	0.39	$Ca_{10}(PO_4)_{5.61}(SiO_4)_{0.39}(OH)_{1.61}$	3.119	3.11
$Si_{0.6}$-HAp	0.59	$Ca_{10}(PO_4)_{5.41}(SiO_4)_{0.59}(OH)_{1.41}$	3.102	3.11
$Si_{0.8}$-HAp	0.76	$Ca_{10}(PO_4)_{5.24}(SiO_4)_{0.76}(OH)_{1.24}$	3.083	3.09
$Si_{1.0}$-HAp	0.96	$Ca_{10}(PO_4)_{5.04}(SiO_4)_{0.96}(OH)_{1.04}$	3.071	3.06
$Si_{1.5}$-HAp		低結晶性アパタイト＋α-TCP		
$Si_{2.0}$-HAp		低結晶性アパタイト＋α-TCP		
$Si_{4.0}$-HAp		非晶質リン酸カルシウム		

観点から，OH 位置で OH^-→空孔（欠陥）が生成する。

$$Ca_{10}(PO_4)_{6-x}(SiO_4)_x(OH)_{2-x},\quad x=0\sim1 \tag{2}$$

さらに Gomes ら[15]は中性子回折によって Si 添加量を変えて得たアパタイトの結晶構造について詳細に調べている。ケイ酸イオンの電荷補償を炭酸イオン（CO_3^{2-}イオン）などで補償されると加熱によって OH^-→ O^{2-}イオンになることを示した。また，彼らは，HAp の PO_4 イオンに対して SiO_4 イオンは最大 18.3 mol％固溶することも明らかにしており，そのときの構造式は $Ca_{10}(PO_4)_{4.9}(SiO_4)_{1.1}(OH)_{1.0}O_{0.66}$ としている。

$$PO_4^{3-}+OH^- \rightarrow SiO_4^{4-}+\square_{OH^-} \tag{3}$$

$$2PO_4^{3-} \rightarrow SiO_4^{4-}+CO_3^{2-} \rightarrow \text{（加熱）} \rightarrow SiO_4^{4-}+O^{2-} \tag{4}$$

HAp の PO_4 位置には，このほかに SO_4，CO_3 および HPO_4 などの二価陰イオン，VO_4，CrO_4 および BO_3 などの三価陰イオン，GeO_4 などの四価陰イオンが置換固溶する。この場合にも三価陰イオン以外では，Ca 位置や OH 位置に空孔の形成や電荷補償するためのイオンが入ることとなる。さらに HAp の OH 位置には，F イオン，Cl イオン，酸化物イオンおよび炭酸イオンが置換固溶する。このように炭酸イオンは HAp の PO_4 位置と OH 位置とに置換固溶するが，OH 位置に置換固溶すると A タイプ置換，PO_4 位置に置換固溶すると B タイプ置換といい，A タイプ置換は高温水蒸気下，B タイプ置換は室温水中下で容易に起こる。

4　α-$Ca_3(PO_4)_2$ の組成制御と金属イオンの置換メカニズム

リン酸三カルシウム（$Ca_3(PO_4)_2$：TCP）には，熱的に低温相から β[16,17]，α[18]，α' の 3 つの多形が存在する。一般に β-TCP は 1,150～1,180℃で，高温型の α-TCP に相転移する。α'-TCP は 1,430℃以上の高温下で生成し，低温域（室温）では準安定相となる。α-TCP の結晶構造は[18]，結晶系は単斜晶系，空間群は $P2_1/a$ であり，格子定数は $a=1.2887$ nm，$b=2.7280$ nm，$c=1.5219$ nm，$\beta=126.20°$，密度：2.86 g・cm^{-3}，$Z=24$ である。図 2 に α-$Ca_3(PO_4)_2$ の（001）面の投影図を示した。なお，図中には点線で擬アパタイト格子の概略を示した。図からわかるように，α-TCP 構造中にはアパタイト構造と相関する擬アパタイト格子が見られる。この擬アパタイト格子は α-TCP 構造中の b 軸の $b/3$（0.91 nm）で，実際のアパタイト構造の a 軸長約 0.94 nm に相当し，α-TCP 構造中の c 軸の $c/2$（0.76 nm）はアパタイト構造の c 軸長約 0.68 nm に相当する。また，α-TCP 結晶構造の原子配列を見ると，陽イオンだけが配列したカラム（-Ca-Ca-Ca-Ca-Ca-）と，陽イオンと陰イオンとが配列したカラム（-Ca-PO_4-Ca-PO_4-）が存在し，とくに陽イオンだけが配列したカラムはアパタイト構造の Ca(1) と同じ位置に存在する。また，アパタイト格子の各頂点にあるカラムも陽イオンだけが配列したカラムで構成されているが，この陽イオンが OH イオンなどと置換することでアパタイト構造となり得る。さらに陽イオンと陰

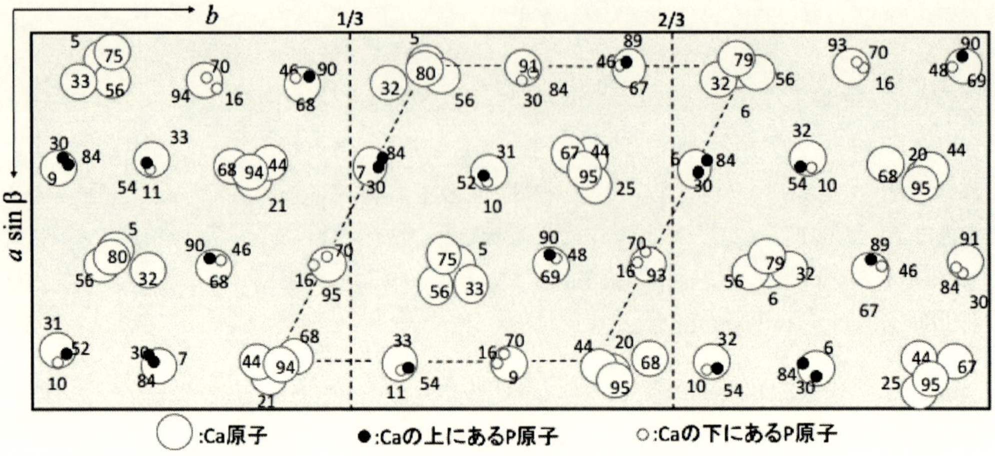

図２　α-$Ca_3(PO_4)_2$ の（001）面の投影図[8)]

イオンとが配列したカラムはアパタイト構造のCa(2)の位置と同じ位置に存在する。このようなことから，α-TCPの原子配列および結晶構造はHApの結晶構造に非常に類似した構造であることがわかる。

α-TCPの単位格子の大きさは0.180 nm^3であり，β-TCPのそれ0.168 nm^3に比べて大きい。β-TCPの単位格子よりもルーズな構造であるが，α-TCPが高温安定型の結晶構造であることから，高い内部エネルギーを持っていることが想定される。これが水中でのアパタイトへの組成変化の速さを裏付けている。

α-TCPへのSiの置換固溶はSayerらの研究が有名である[19,20)]。Sayerらは，湿式法を用いて得られた微細なHAp懸濁液中にコロイダル状のSiO_2を添加して沈殿合成し，得られた沈殿物を1,000℃で加熱して組成を検討した。HAp-SiO_2二成分系において，SiO_2とHApとのモル比が0.25〜0.33で，Siで安定したTCP（Si-TCP）が生成することを明らかにした。SiO_2とHApとのモル比が0.25では，以下のような反応が起こる。

$$4Ca_5(PO_4)_3OH + SiO_2 \rightarrow 13/2Ca_{3+\delta}(P_{1-\delta}Si_\delta O_4)_2 + 2H_2O \qquad (5)$$

この場合のδは1/13となり，このSi-TCPの化学組成は$Ca_{3.08}(P_{0.92}Si_{0.08}O_4)_2$となり，Ca原子過剰な化学組成を持つ。しかし，実際にはこの組成は（$12/13Ca_3(PO_4)_2 + 1/13Ca_4(SiO_4)_2$）と表すことができ，13個のTCPのうち，1個を$Ca_4(SiO_4)_2$で置き換え，結晶全体的な電荷補償を行っていると考えることができる。

また，SiO_2/HApモル比が0.33では，以下のような反応が起こる。

$$6Ca_5(PO_4)_3OH + 2SiO_2 \rightarrow 10Ca_3(P_{1-\gamma}Si_\gamma O_{4-\gamma/2})_2 + 3H_2O \qquad (6)$$

この場合のγは1/10となり，Si-TCPの平均的な化学組成は$Ca_3(P_{0.9}Si_{0.1}O_{3.95})_2$となり，TCP

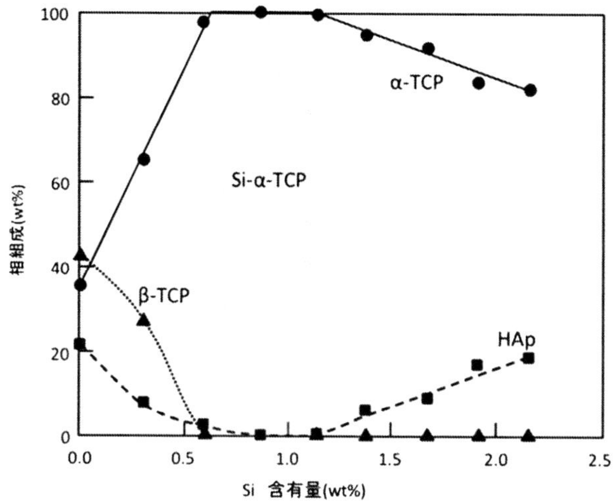

図3　$Ca(NO_3)_2$-$(NH_4)_2HPO_4$-NH_4OH-H_2O-SiO_2 系湿式合成で得た前駆体の加熱物の組成[20)]
Ca/(P＋Si)＝1.50, Si＝Si/(P＋Si)。

組成で表現すると酸素原子の欠損組成になる。$Ca_3(P_{0.9}Si_{0.1}O_{3.95})_2$ は，単斜晶系，空間群：$P2_1/a$，格子定数：a＝1.28637 nm，b＝0.91197 nm，c＝1.52327 nm，β＝126.37° である。この結晶構造は α-TCP 構造にほぼ類似した構造であり，α-TCP 構造の b 軸長を 1/3 にした構造になっている。

さらに，Si を添加して湿式法を用いて沈殿合成する際に，Ca/(P＋Si) モル比＝1.50 に一定にして得られた沈殿物の組成を検討した。図3には Si 添加量を変えて得た沈殿物を 1,250℃で加熱した試料の相組成を示したものである。図から，Si 添加量 0.59～1.14 wt%の条件で Si によって安定化された α-TCP(Si-α-TCP) の単相が生成することがわかる。このうち，0.87 wt%添加して得た Si-α-TCP の格子定数は，a＝1.2874 nm，b＝2.7377 nm，c＝1.5225 nm，β＝126.38° となり，前述した構造よりも α-TCP の構造に類似した構造で安定化することを明らかにしている。

一般にリン酸三カルシウム系の固相反応では，二価陽イオンの Mg イオンや Zn イオンが存在すると Mg-β-TCP や Zn-β-TCP が安定生成し，Si の場合には Si-α-TCP が安定生成するという違いがある。

5　β-$Ca_3(PO_4)_2$ の組成制御と金属イオンの置換メカニズム

β-TCP は菱面体晶系に属し，空間群と格子充填は，それぞれ $R3c$ (No.161) と Z＝21 ($Ca_3(PO_4)_2$ として計算) である。また，六方晶設定での格子定数[15)]は a＝b＝1.04352 nm，c＝3.74029 nm，α ＝ β＝90°，γ＝120° である。

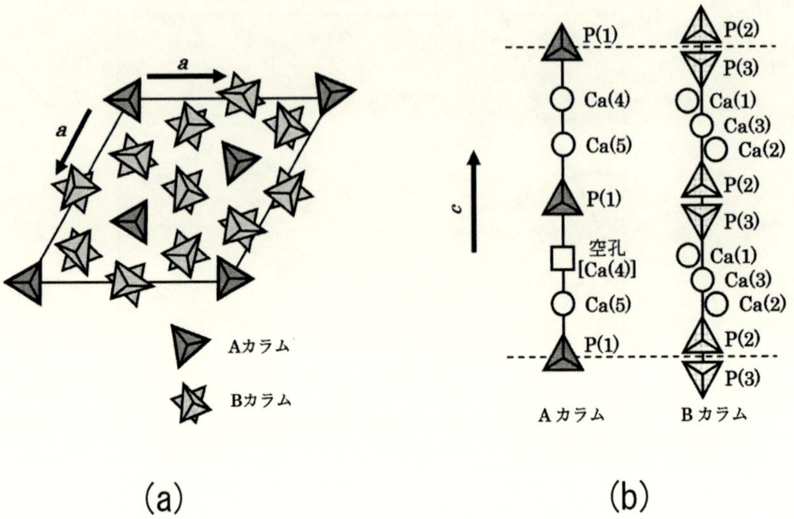

図４　β-$Ca_3(PO_4)_2$ 結晶構造の模式図
(a) [001]方向からみた構造，(b) [100]方向からみた構造。

図４にβ-TCP 結晶構造の模式図を示す。c 軸方向には結晶学的に独立したＡおよびＢカラムの二つのカラムが存在する。Ａカラムは［-P(1)O_4-Ca(4)O_3-Ca(5)O_6-］で構成された三回軸上に存在し，Ｂカラムは［-P(3)O_4-Ca(1)O_7-Ca(3)O_8-Ca(2)O_8-P(2)O_4-］で構成される。Ca(1)～Ca(3) は直線状には並ばずに折れ線状に配置する。β-TCP の結晶構造はＡカラムを回転軸の中心とし，それを６個のＢカラムがらせん回転をしながら配置する［001］方向に伸びるトンネル状構造になる。このようにβ-TCP には結晶学的な特異性をもつ Ca(4) および Ca(5) がＡカラムに存在し，これらが金属イオンの置換固溶に影響している。

たとえば，生体中に多く存在する Mg イオンを用い，その配合量を変えて得た Mg イオン固溶β-TCP（Mg-β-TCP）のＸ線回折分析を行った。図には示さないが，それらのＸ線回折図をみると，いずれの試料もβ-TCP の回折図形と一致する回折線を示した。しかし，Mg イオン配合量の増加にともない回折線は高角度側にシフトし，置換固溶体の形成を示唆した。図５に Mg イオン配合量を変えて得た Mg イオン固溶β-TCP（Mg-β-TCP）の格子定数の変化を示した。図に示した得られた試料の格子定数の変化をみると，Mg イオン配合量の増加にともないa 軸長は 13.6 mol％まで直線的に収縮し，一方のc 軸長は 9.1 mol％まで直線的に収縮し，その後，13.6 mol％まで伸長した。これは，Mg イオンがＡカラムの Ca(5) にまず優先的に 9.1 mol％まで置換し，その後，Ca(4) に 4.6 mol％（Mg イオンの席占有率：0.5）だけ置換して全量 13.6 mol％まで置換する[21]。9.1 mol％および 13.6 mol％置換した生成物の化学式は，それぞれ $Ca_{19}Mg_2\square(PO_4)_{14}$ および $Ca_{18}Mg_3\square(PO_4)_{14}$ になる。Zn イオンについても，Mg イオンと同様な置換固溶形態を示し，Ａカラムの Ca(5) にまず優先的に 9.1 mol％まで置換し，その後，Ca(4) に 4.6 mol％（席占有率：0.5）だけ置換して全量 13.6 mol％まで置換する。

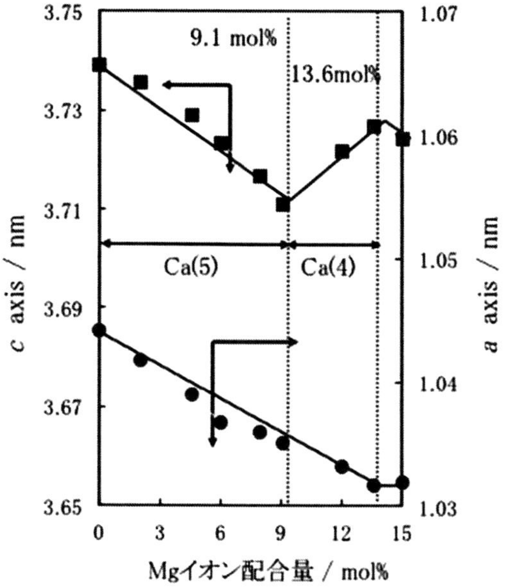

図5　Mgイオン配合量を変えて得たMg-β-TCPの格子定数の変化

β-TCPには，上述した二価金属イオンのほかに，同じ二価金属イオンでも，そのイオン半径がCaイオンのそれより大きなSrイオン，Baイオンなどの場合にはBカラムのCa(1)，Ca(2)，Ca(3)に優先的に置換する。また，Naイオン，KイオンおよびAgイオンなどの一価金属イオンの場合には，Ca(4)および空孔に最大9.1 mol%置換固溶する。一方，Feイオン，CrイオンおよびYイオンなどの三価金属イオンには，Ca(5)に最大9.1 mol%置換固溶し，電荷の補償のためにCa(4)は空孔となる。このようにβ-TCPの場合，イオンの価数やイオン半径によって特定のCa位置に置換固溶し，結晶内の総電荷はCa(4)位置にある空孔を利用して補償される[21]。そのため，固溶組成を設定する場合には，Ca/Pモル比＝1.50を利用するのではなく，空孔も考慮した(Ca＋□)/Pモル比＝1.571を利用するほうが良い。

Weiらは[22]，β-TCPへのSiの置換固溶について，ZnとSiO_2とを同時に添加するとSi-β-TCPがえられることを示した。この置換固溶メカニズムは，PO_4位置にSiO_4が置換固溶するが，これはZnイオンが酸素原子と6配位構造をとるCa(5)位置に置換固溶する。この際にCaイオンではBVSの理論値が約＋2であるが，ZnイオンのBVSの値は約＋3に近くなることから，Ca(5)サイトの過剰な正電荷によって固溶したSiO_4イオンの負電荷を電荷補償していると説明した。

一方，筆者らもβ-TCPへのSiの置換固溶を検討し，MgとNaとSiO_2とを同時に添加するとSi-β-TCPがえられることを示した。この場合，PO_4位置にSiO_4イオンが置換固溶し，β-TCP構造を安定化させるためにMgイオンをCa(5)位置に9.1 mol%置換固溶させ，さらにSiO_4イオンの過剰な負電荷を電荷補償するために Ca(4) 位置の空孔に Na イオンを加えると，β-TCP の PO_4 に対して 3 mol%まで置換固溶することを明らかにした。

6 バイオセラミックスの組成制御による高機能化

リン酸カルシウム系のバイオセラミックスにおいて，置換固溶などを利用した組成制御によって以下に示すような高機能化を図ることができる。

まず，組成制御による固体の拡散および焼結性の制御である。図6にβ-TCP および Mg-β-TCP 固溶体の焼結体について代表的な微構造の SEM 像を示した。β-TCP の焼結については，β-α 転移を起こさない 1,100℃，24 時間焼成の条件で行った。SEM 像からは気孔が多くみられ，緻密化せずに焼結性はあまり良くない。これは固相法で作製した原料粉体のβ-TCP は，焼結の際に気孔が外部に排出される前に急激に体積収縮が起こるために気孔が内部に残ったまま焼結が進行したためと考えられる。一方，Mg-β-TCP 固溶体の焼結体の場合，Mg イオンがβ-TCP に固溶してその構造が安定化することにより，β-α 転移温度も高温化する。そのため，焼結条件も 1,150℃，24 時間焼成の条件でも，α 化せずにβ-TCP のまま焼結することができる。この Mg 固溶による構造の安定化により，拡散反応はゆっくりと起こり，気孔を外部に排出しながら焼結するために内部に残る気孔も少ない。また，微構造を構成する粒子の粒成長も抑制され，焼結粒子の大きさも小さい。このように置換固溶によって焼結体の微構造も変化し，これは物理学的性質や機械的強度にも影響する。緻密体や多孔体などの種々の形態をもつバイオセラミックスを製造する際に，焼結工程での焼結性の制御は重要である。

つぎに組成制御による熱安定性と溶解性の制御である。無機化合物の溶解性（溶解度積：K_{sp}）は $\Delta G^\circ = RT \ln K_{sp}$ に依存する。これはバイオセラミックスの高温安定性が高ければ溶解性は低下し，高温安定性が低くければ溶解性は高くなることを意味する。すなわち，組成制御したバイオマテリアルの融点，分解温度，転移温度などの熱安定性評価によって溶解性を推定できる。

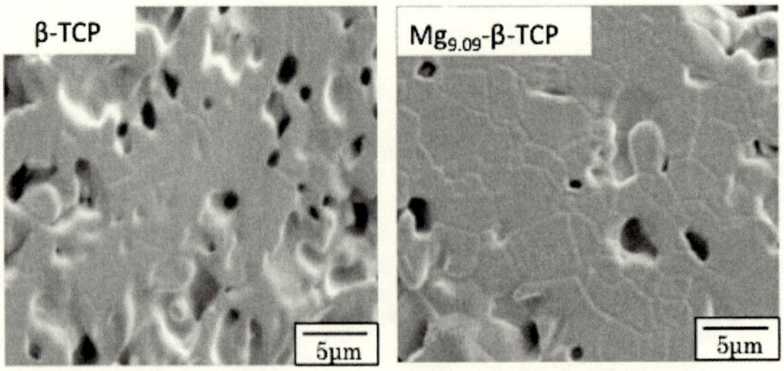

図6 β-TCP および Mg-β-TCP 焼結体の微構造像

HApの場合，Mgイオン，ZnイオンおよびSiO$_4$イオン固溶では結晶性が低下し，溶解性は増加する。一方，FおよびClイオン固溶の場合には，その逆で溶解性は低下する。α-TCPの場合もMg^{2+}，Zn^{2+}およびSiO_4^{4-}イオン固溶では結晶性が低下し，溶解性は増加する。一方，β-TCPの場合にはMg^{2+}およびZn^{2+}固溶では結晶性が向上し，溶解性は低下する。このようにバイオセラミックスの組成制御によって熱安定性および溶解性を制御できる。

置換固溶による機能性の向上は，得られた固溶体の溶解性や焼結性などの材料物性の制御が主である。たとえば，材料から溶解するCaイオン濃度を抑制できると，インテグリンによる細胞接着も阻害されずに接着が亢進するといわれ，この細胞接着の亢進によって，より早期の自家骨置換が期待できる。

さらに生体には必須元素があり，これらによって恒常性が保たれ，正常な代謝が行われる。骨などの硬組織においては，骨格形成における骨細胞の代謝が重要となる。表4に主な生体必須元素の骨形成における作用をまとめた。たとえば，Ca，Mg，Na，Kなどの電解質イオンは細胞の代謝活性に作用し，とくに骨細胞では，Naイオンは破骨細胞の骨吸収能を活性化させることか

表4　生体必須元素と骨形成における作用

元素	作用
ナトリウム（Na）	・骨代謝や再吸収プロセス，細胞接着に関与する
カリウム（K）	・生化学反応において多くの機能に関与する ・骨再生時のアパタイトの核形成に関与する
マグネシウム（Mg）	・骨芽細胞や破骨細胞を活性化し，骨成長（骨形成）を促進する ・HApの核形成や核成長（再石灰化）を促進する ・骨強度や骨密度の増加作用→欠乏で骨粗鬆症のリスク増加させる
亜鉛（Zn）	・DNAやRNAの複製，タンパク質合成に関与する多くの酵素共同因子となる ・破骨細胞の分化を抑制するが，骨芽細胞を活性化する ・骨格の形成や発達に必要な元素となる →欠乏すると骨密度が低下する（骨粗鬆症のリスクが増加）
マンガン（Mn）	・骨モデリングの調整に影響を与える ・欠乏すると有機マトリックスの合成が低下する ・軟骨の骨形成を抑制する ・骨粗鬆症患者の骨量減少を予防するサプリメントとして使用する
ストロンチウム（Sr）	・破骨細胞の活性や分化を低下させ，前骨芽細胞の複製，骨芽細胞の分化を促進する→骨形成促進 ・骨再吸収を抑制する→骨粗鬆症の治療において低濃度の服用で効果あり ・骨形成や骨密度を増加させる
フッ素（F）	・虫歯を予防する ・骨細胞の増殖や分化を促進する
塩素（Cl）	・骨再吸収プロセスにおいて破骨細胞を活性化させる酸性環境下を骨表面に発現させる
ケイ素（Si）	・骨生成に関与する代謝機構に作用する ・骨細胞や結合細胞の発現に関与する代謝プロセスに関与する ・欠乏により骨芽細胞の増殖や機能が低下する →骨量減少や骨粗鬆症などのリスクが増加する

ら，破骨細胞の活性化から始まる骨代謝に作用する[23, 24]。Mg イオンは石灰化プロセス，骨の脆弱性およびミネラル代謝に作用する[25, 26]。Sr イオンは骨の成長や骨吸収の減少に影響する[27]。Fe イオンは硬組織を構成する微量イオンの一つで，循環系の多数のタンパク質の機能に重要な役割を果たす[28]。Zn イオンは破骨細胞による骨吸収の抑制作用と同様に骨形成の促進作用をもつ微量必須イオンである[29〜37]。とくにアミノアシル *t*RNA 合成酵素を活性させ，この活性によって骨芽細胞におけるオステオカルシン，IGF-I および TGF-βの産生を含むタンパク質の合成を増加し，骨芽細胞を活性化する。Si イオンは骨生成に関与する代謝機構に作用し，骨細胞や結合細胞の発現に関与する代謝プロセスにも関与する。以上に示した，各イオンには骨代謝における薬理効果が期待されているが，これらを具体的に評価した研究例はあまりない。そのような中で，Ito ら[38, 39]は，1 wt％以下の微量な Zn を含む Zn-β-TCP には，通常の材料溶解のほかに，破骨細胞形成または破骨細胞活性に対する Zn-β-TCP の鎮静作用によって再吸収の急激な減少が起こることを言及する一方で，ラットの間葉系細胞（MC3T3-E1）を用いて細胞評価し，Zn-β-TCP は細胞増殖および ALP 活性を増加させることを示した。また，ラビットを用いた *in vivo* 評価でも Zn-β-TCP は 4 週間後に新生骨形成量を約 50％増加させることを報告し，Zn-β-TCP の Zn イオンには骨形成を促進する薬理効果があることを証明している。さらに Si-HAp の生物学的評価について，Bonfield ら[40, 41]による *in vitro* および *in vivo* 評価によって，Si イオンによる骨代謝および材料と生体骨との接着などに有効であることが報告されている。

7　結言

本章ではバイオマテリアルとして臨床使用されている各種リン酸カルシウムの結晶構造と生体無機成分および骨微量成分である微量金属の各種リン酸カルシウムへの置換メカニズムとその物性変化を解説した。置換固溶によって組成制御されたバイオマテリアルは，その構造中の置換する原子位置や置換量によって，得られたバイオマテリアルの溶解性や焼結性などに影響される。さらにこれらは生体材料としての骨吸収および骨形成能や力学的特性にまでも影響すると考えられる。一方，リン酸カルシウム系のバイオマテリアルへの各種金属イオンの置換においても薬理効果が今後の課題になると考えられる。次世代のバイオマテリアルはこのような組成制御とともに分化誘導因子などの生理活性物質や細胞などを組み合わせたものが有望視されている。

文　　献

1）国立社会保障・人口問題研究所，"日本の将来推計人口（2018 年版）"
2）中野貴由ほか，金属，**77**, 173（2007）

3) 岡野光夫, 大和雅之 監修, "再生医療技術の最前線", シーエムシー出版 (2007)
4) 田中孝昭ほか, 別冊整形外科, **47**, 177 (2005)
5) H. Komaki *et al., Biomaterials*, **27**, 5118 (2006)
6) 今井弘, 生体関連元素の化学, p.13, 培風館 (1997)
7) J. C. Elliott *et al., Science*, **180**, 1055 (1973)
8) M. I. Kay *et al., Nature*, **204**, 1050 (1964)
9) K. Sudarsanan *et al., Acta Crystallogr.*, **B28**, 3668 (1972)
10) G. Renaudin, *J. Sol-Gel Sci. Technol.*, **51**, 287 (2009)
11) A. Bigi *et al., Acta Cryst.*, **B52**, 87 (1996)
12) F. Ren *et al., Acta Biomater.*, **5**, 3141 (2009)
13) 橋本和明, 戸田善朝, *Phosphorus letter*, (34), 16 (1999)
14) M. Palard *et al., J. Solid State Chem.*, **181**, 1950 (2008)
15) S. Gomes *et al., Cryst. Growth Des.*, **11**, 4017 (2011)
16) M. Yashima *et al., J. Solid State Chem.*, **175**, 272 (2003)
17) B. Dickens *et al., J. Solid State Chem.*, **10**, 232 (1974)
18) M. Mathew *et al., Acta Cryst.*, **B33**, 1325 (1977)
19) M. Sayer *et al., Biomaterials*, **24**, 369 (2003)
20) J. W. Reid *et al., Biomaterials*, **27**, 2916 (2006)
21) K. Yoshida *et al., J. Am. Ceram. Soc.*, **89**, 688 (2006)
22) X. Wei *et al., Mater. Sci. Eng. C*, **29**, 126 (2009)
23) F. Ginty *et al., Br. J. Nutr.*, **79**, 343 (1998)
24) C. Shortt & A. Flynn, *Nutr. Res. Rev.*, **3**, 101 (1999)
25) K. Lilley *et al., J. Mater. Sci. Mater. Med.*, **16**, 455 (2005)
26) W. L. Suchanek *et al., Biomaterials*, **25**, 4647 (2004)
27) T. Naddari *et al., Mater. Res. Bull.*, **38**, 221 (2003)
28) R. Morrissey *et al., J. Mater. Sci. Mater. Med.*, **16**, 387 (2005)
29) E. J. Underwood, "Trace Elements in Human and Animal Nutrition", p.196, Academic Press, London (1977)
30) E. I. Hamilton *et al., Sci. Total Environ.*, **1**, 341 (1972/1973)
31) WHO Expert Commmittee, *WHO Tech. Rep. Ser.*, 5329 (1973)
32) W. J. Bettger & B. L. O'dell, *J. Nutr. Biochem.*, **4**, 194 (1993)
33) M. Yamaguchi *et al., Res. Exp. Med.*, **186**, 337 (1986)
34) M. Yamaguchi *et al., Biochem. Pharmacol.*, **36**, 4007 (1987)
35) M. Yamaguchi *et al., Biochem. Pharmacol.*, **37**, 4075 (1988)
36) M. Hashizume & M. Yamaguchi, *Mol. Cell. Biochem.*, **122**, 59 (1993)
37) S. Kishi & M. Yamaguchi, *Biomed. Phamacol.*, **48**, 1225 (1994)
38) A. Ito *et al., Biomed. Mater.*, **1**, 134 (2006)
39) A. Ito *et al., J. Biomed. Mater. Res. A*, **60**, 224 (2002)
40) A. E. Porter *et al., Biomaterials*, **25**, 3303 (2004)
41) A. E. Porter *et al., Biomaterials*, **24**, 4609 (2003)

第5章　ヒドロキシアパタイトの結晶配向性制御および部分イオン置換による高機能化

早川　聡*

1　ヒドロキシアパタイトの結晶構造

生体アパタイトは骨や歯の主要な無機構成物であり，さまざまな不純物（Mg^{2+}，Na^{+}，CO_3^{2-}，F^{-}など）や格子欠陥を含むカルシウム欠損型アパタイトである。化学量論組成のヒドロキシアパタイト（HAp：$Ca_{10}(PO_4)_6(OH)_2$）はバイオミネラリゼーションやセラミックバイオマテリアルのレファレンスとしてしばしば用いられる。過飽和水溶液からの沈殿反応，リン酸カルシウムの加水分解反応，高温高圧下での水熱反応，ゾル-ゲル法などの合成法が報告されているが，合成条件によって組成，結晶形態，結晶サイズが変化する。過飽和水溶液からの沈殿反応により合成されるHApは六方晶系，空間群$P6_3/m$，$a=b=9.432$ Å，$c=6.881$ Å，$\gamma=120°$であり[1)]，単位格子内に6つの結晶学的に等価なP原子サイトと，columnar Caと呼ばれる4つの等価なCa（I）サイト，screw Caと呼ばれる（らせん軸を中心にして正三角形に配置された）6つの等価なCa（II）サイト，c軸上（らせん軸）のchannelサイトには2つのOH^{-}が存在する（図1）。隣接するOH^{-}は互いに逆方向を向いており，安定位置から少しずれた位置に存在するため遊離しやすく，フッ化物イオンや炭酸イオンなどと置換しやすい。フッ化物イオンがOH^{-}を置換する場合には，フッ化物イオンは安定位置に存在するため単位格子がa軸方向に沿って収縮する。

一方，過飽和水溶液からの沈殿反応により合成された低結晶性の六方晶系HApは，空気中800℃以上で熱処理を施した後，室温まで冷却すると単斜晶系のHApに相転移する。化学量論組成のHApは熱力学的に安定な単斜晶系，空間群$P2_1/b$，$a=9.421$ Å，$b=2a$，$c=6.881$ Å，$\gamma=$

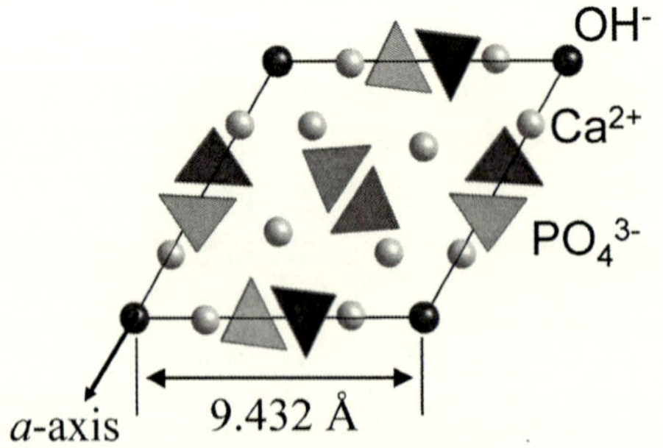

図1　六方晶系のヒドロキシアパタイトの結晶構造モデル（c軸投影図）

＊　Satoshi Hayakawa　岡山大学　大学院ヘルスシステム統合科学研究科　教授

120° であり[2]，単位格子内に３つの結晶学的に非等価なＰ原子サイトと，５つの非等価な Ca サイトがあり，channel サイトでは隣接する OH^- が同じ方向を向いている。単斜晶系 HAp は 200℃付近まで加熱すると，リン酸基の回転と水酸基の秩序－無秩序変化が起こり，高温相である六方晶系 HAp に結晶相転移することが報告されている[3~5]。

図２には化学量論組成に近い市販の HAp の熱処理前後のＸ線回折パターンを示す。熱処理前の市販の HAp（as-received）では回折ピークの幅が広く，六方晶系の HAp に由来する回折ピークだけが観測される。過飽和水溶液からの沈殿により合成された化学量論組成に近い NIST の標準試料 HAp SRM2910a[6] でも，六方晶系 HAp に由来する回折ピークが観測される。化学量論組成に近い市販の HAp を空気中 800℃および 900℃で熱処理した後，自然放冷で室温まで冷却した場合には単斜晶系の HAp に由来する回折ピークが 36.28° 付近に観測される。

図３には化学量論組成に近い HAp の ^{31}P MAS NMR スペクトルを示す。六方晶系 HAp である HAp SRM2910 a では 2.9 ppm に幅広いピークが観測されるが，化学量論組成に近い市販の HAp を空気中 800℃および 900℃で熱処理した後，自然放冷で室温まで冷却した場合には，単斜晶系 HAp の単位格子内に存在する３つの結晶学的に非等価なＰ原子サイトに帰属される 2.9, 2.8, 2.7 ppm の３つの鋭いピークが観測される。化学量論組成に近い高結晶性の HAp ではＸ線回折法や固体 NMR 分光法によって六方晶系 HAp と単斜晶系 HAp を区別できるが，不純物や格子欠陥を含む低結晶性の生体アパタイトでは，Ｘ線回折パターンの回折ピークの幅が広がり，^{31}P MAS NMR のピーク幅も広がるため区別することは難しい。

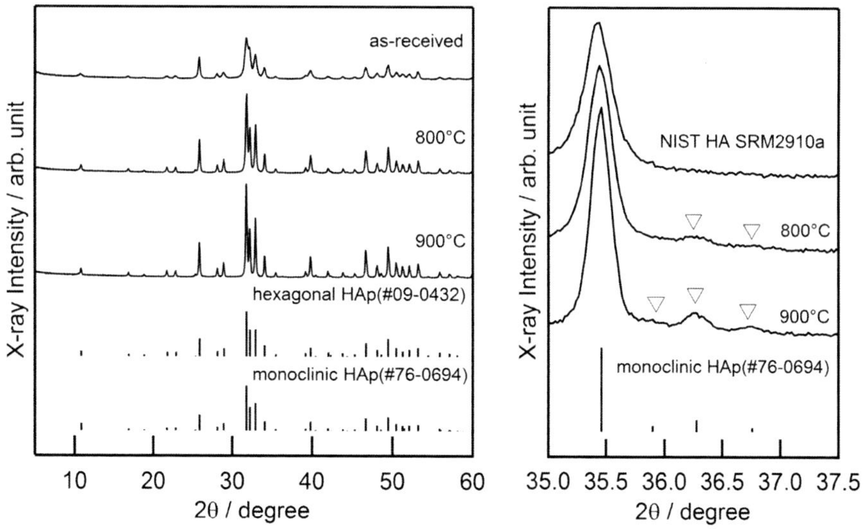

図２　化学量論組成に近い市販の HAp の熱処理前後のＸ線回折パターン

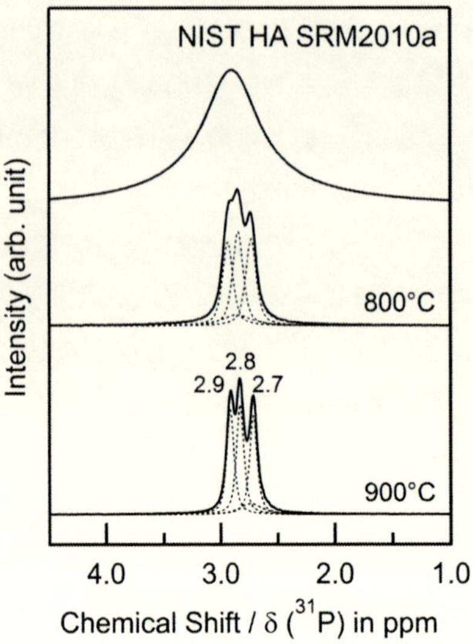

図３　化学量論組成に近い市販の HAp の熱処理前後の ^{31}P MAS NMR スペクトル

2　ヒドロキシアパタイトの部分イオン置換

成熟したエナメル質はエナメル小柱が束になって構成されており，エナメル小柱内には互いに *c* 軸の向きを揃えたロッド状の HAp 結晶が組織化された構造を持ち，主に化学的耐久性の高い *c* 面がエナメル質の表面に現れる[7)]。エナメル質を構成しているアパタイトには炭酸イオンが 3.0 wt％含まれている[8)]。一方，骨を構成しているアパタイトは低結晶性の板状結晶であり，炭酸イオンは 7.0 wt％含まれており，ヒドロキシル化度が非常に低い[9)]。channel サイトのヒドロキシル化度が低いほど原子配列が不規則になり結晶子径が小さくなる傾向がある[9)]。炭酸イオンを含む HAp は，炭酸イオンを含まない HAp よりも生体内溶解性が高く，カルシウムイオン，リン酸イオンの局所濃度を高めるため骨形成能に優れている[10)]。炭酸イオンは HAp の結晶格子内の OH サイトと PO_4 サイトの両方に置換し，OH サイトに置換する場合は A-type 置換，PO_4 サイトに置換する場合は B-type 置換，OH サイトと PO_4 サイトの両方に置換する場合は AB-type 置換に分類される。A-type 置換の炭酸含有アパタイトは，高温の固相反応法によって合成され，B-type 置換の炭酸含有アパタイトは過飽和水溶液からの沈殿反応によって合成される。それゆえ，生体アパタイトでは炭酸イオンは B-type 置換していると一般に受入れられている[11)]。B-type 置換では，単位格子が *a* 軸方向に沿って収縮し，*c* 軸方向に沿って膨張し，電荷補償のために Ca サイトに欠陥が生成し，channel サイトのヒドロキシル化度を低下させ，結晶子径が小さくなる。また，炭酸イオン置換は HAp の結晶の成長形態を針状から板状に変化させる。

3　ケイ酸塩ガラスやナノ結晶性酸化チタン層のアパタイト形成能

ガラスの中には，骨欠損部に埋入するとその表面に炭酸含有アパタイト層を形成し，それを介して骨組織と結合する性質を発現するものがある。1972年にHenchらが発明したBioglass®と呼ばれるNa_2O-CaO-SiO_2-P_2O_5系ガラスである[12]。それ以来，さまざまな組成のケイ酸塩系ガラスが生体活性（骨組織結合性）を示すことが明らかにされている。小久保らが開発した擬似体液（SBF[13]）は，ヒト血漿のそれと同じ無機イオン濃度を持っており，アパタイトに対して過飽和な水溶液である。適切な組成のNa_2O-SiO_2系，CaO-SiO_2系，Na_2O-CaO-SiO_2系，Na_2O-CaO-SiO_2-P_2O_5系ガラスをpH 7.25，36.5℃の条件で浸漬すると，これらのケイ酸塩ガラスの表面にはアパタイト粒子層が形成する[14~16]。このような性質をアパタイト形成能と呼ぶ。SBF中ではケイ酸塩ガラスからCa^{2+}イオンやNa^+イオンが溶出して，加水分解反応によってガラス表面には多くのSi-OH基が形成して，脱水縮合反応によって安定な水和シリカゲル層が表面に生成する。SBFのOH^-濃度とCa^{2+}イオン濃度が上昇して，SBFのアパタイトに対する過飽和度が上昇する。豊富なSi-OH基を有する水和シリカゲル層はアパタイトの不均一核形成を誘起する[17,18]。化学処理や熱酸化処理によって金属チタン基板上に作製したナノ結晶性の酸化チタン粒子層もSBF中でアパタイトの不均一核形成を誘起すること[19,20]は，酸化チタンのような結晶性金属酸化物でもアパタイト形成能を発現することを示唆している。pH 7.4に調整されたSBF中に36.5℃の条件で7日間浸漬後のアナターゼ型酸化チタン層表面の走査電子顕微鏡写真を図4に示す。酸化チタン層の表面にはアパタイト粒子層が形成しており，炭酸含有アパタイトに特徴的な板状結晶が凝集した半球状二次粒子を形成している。SBF中ではエナメル質に見られる組織化されたc軸配向性のHAp結晶束を形成することはなく，炭酸含有アパタイトの板状結晶が不規則に配列しているため，薄膜X線回折パターンには低結晶性のアパタイトに特徴的な幅広い回折ピークが観測される（図5）。さまざまな材料についてSBF中でのアパタイト形成能の発現の有無が数多く報告されているが，アパタイト粒子層中のHAp結晶の形態と配向性に着目した研

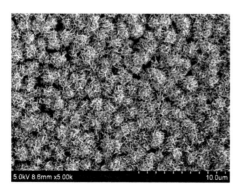

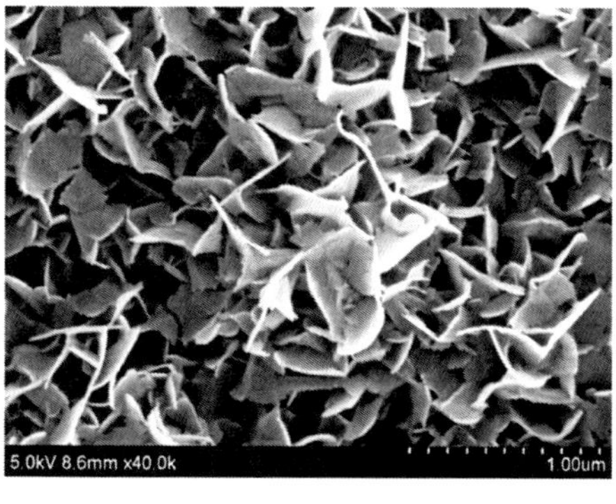

図4　pH 7.4に調整されたSBF中に36.5℃の条件で7日間浸漬後の
アナターゼ型酸化チタン層表面の走査電子顕微鏡写真

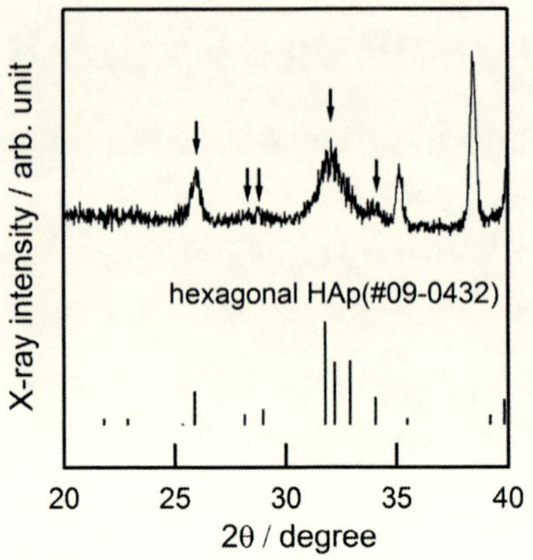

図5　pH 7.4 に調整された SBF 中に 36.5℃の条件で 7 日間浸漬後の
アナターゼ型酸化チタン層表面の薄膜 X 線回折パターン

究報告は少ない。Mg^{2+}イオンとCO_3^{2-}イオンはアパタイトの結晶成長を抑制することが知られており，Mg^{2+}イオンとCO_3^{2-}イオンを含まず pH を 7.0 付近に調整した SBF 中に，アナターゼ型酸化チタン層を浸漬するとリン酸八カルシウム（OCP：$Ca_8(HPO_4)_2(PO_4)_4\cdot 5H_2O$）の板状結晶が析出する[21)]。OCP は，$Ca^{2+}$と$PO_4^{3-}$イオンの原子配列が HAp に類似したアパタイト層とリン酸水素カルシウム二水和物（DCPD：$CaHPO_4\cdot 2H_2O$）に類似した水和層が交互に積層した構造と持つ。生理環境下では加水分解によって HAp へ転換するため HAp の前駆体といわれている。

4　カルシウム含有酸化物ガラスからヒドロキシアパタイトへの転換反応

骨や歯のバイオミネラリゼーションプロセスと構造と物理化学的性質の関係を理解するために，ナノメータースケールの HAp 結晶からなる高度に組織化された構造を作製しようとする試みが数多く報告されている[22〜26)]。DCPD やリン酸水素カルシウム（DCPA：$CaHPO_4$）の板状結晶の加水分解反応や水中転化反応によって HAp 結晶が組織化された構造体が作製されている[24, 27〜29)]。リン酸カルシウム結晶を前駆体に使用すると，HAp 構造体の高度に組織化された領域のスケールはリン酸カルシウム結晶のサイズや形状に依存するため，ゼラチンやキトサンなどの天然高分子と複合化することによってリン酸カルシウム結晶の配向性が制御されている。

Day ら[30)]は SBF を使用せずに簡単なアパタイト形成スキームを提案した。カルシウムを含むホウ酸塩系ガラス球体をリン酸塩水溶液中に浸漬することで，ガラス球体の大きさと形状を保持したまま HAp へ転換させることで，HAp 粒子が凝集した球体を作製した。ガラスから HAp への転換率はガラス組成に依存し，作製される HAp 球体は不規則に配列したナノメートルスケールの HAp 粒子凝集体である。

我々はリン酸塩水溶液中でのガラスからHApへの転換反応を用いて，歯の構造を模倣したHAp足場材料の作製を試みた。Na_2O-CaO-SiO_2系ガラス試片を80℃の0.01 M Na_2HPO_4水溶液に浸漬することにより，c軸配向性ロッド状HAp結晶が形成することを報告した[31]。反応初期ではリン酸塩水溶液中のPO_4^{3-}，OH^-，H_2Oとガラスから溶出したCa^{2+}が反応し，配向性を持たないロッド状HAp結晶が形成するが，ガラスとロッド状HAp結晶の界面に形成する崩壊性の水和シリカゲル層を介して，PO_4^{3-}，OH^-，Ca^{2+}の相互拡散の方向に沿ってガラスを浸食しながらc軸配向性のアパタイトの結晶がガラス基板表面に対して垂直方向に成長することで，c軸配向性ロッド状HAp結晶の配列構造が形成する。

5　ヒドロキシアパタイトの結晶配向性に及ぼすpHおよびフッ化物イオンの影響

リン酸塩水溶液中でのガラスからHApへの転換反応を用いて，フッ化物イオンおよびpHがHApの結晶配向性に及ぼす影響を評価した。$20Na_2O\cdot25CaO\cdot55SiO_2$（mol%）ガラスを約5×5×1 mm^3試片に切り出し，鏡面研磨してガラス試片を得た。0.01 M Na_2HPO_4水溶液と0.01 M NaH_2PO_4水溶液を混合して，pHが異なる0.01 Mリン酸塩水溶液（pH 7.0，7.5，8.0，8.3）を調製した。さらに，0.01 Mとなるようにフッ化ナトリウムを加えたフッ化物含有リン酸塩水溶液を調製した。各種リン酸塩水溶液をガラス試片の表面積1 mm^2あたり0.5 mLとなるようにポリプロピレン容器に分注し，恒温槽で80℃に保温したリン酸塩水溶液中にガラス試片を浸漬し，恒温槽内で7日間静置した。HApの結晶配向性を定量的に評価するため，XRDパターンの回折ピークの積分強度から式(1)，(2)，(3)を用いてHAp結晶のc軸方向に対する配向指数（Lotgering配向指数）[32]を算出した。

$$f=(p-p_0)/(1-p_0) \tag{1}$$

$$p=\Sigma I(00l)/\Sigma I(hkl) \tag{2}$$

$$p_0=\Sigma I_0(00l)/\Sigma I_0(hkl) \tag{3}$$

このとき，fはLotgering配向指数，pはガラス試片，p_0は無配向HAp（ICDD-PDF#09-0432）の値，$I(00l)$は（$00l$）面の回折ピークの積分強度，$I(hkl)$は（hkl）面の回折ピークの積分強度を表す。fの値が1.0に近いほどc軸方向に対する結晶配向性が高いことを意味する。

7日間浸漬後の各ガラス試片のXRDパターンについて，六方晶系のHApを仮定した8つの結晶面（(002)，(211)，(112)，(300)，(310)，(222)，(213)，(004)）に対応する回折ピーク位置から，Cohenの方法に従って最小二乗法により格子定数を算出した。

7日間浸漬後のガラス試片のXRDパターンを図6に示す。全ての回折ピークが六方晶系のHAp（ICDD-PDF#09-0432）に帰属され，(002）と（004）に帰属される回折ピークの強度が極めて強い。リン酸塩水溶液のpH値が増加するにつれてc軸方向に対するLotgering配向指数

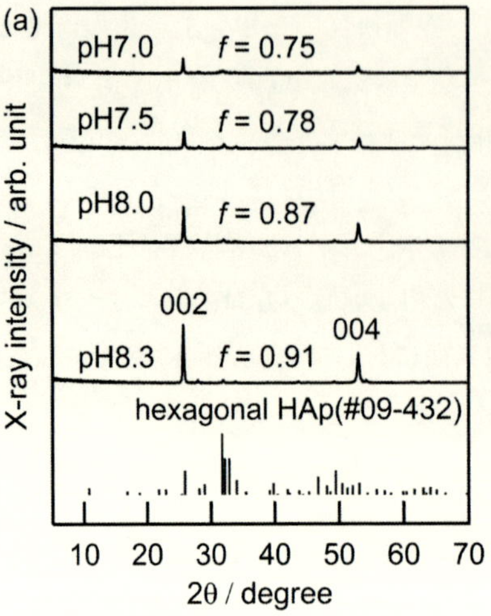

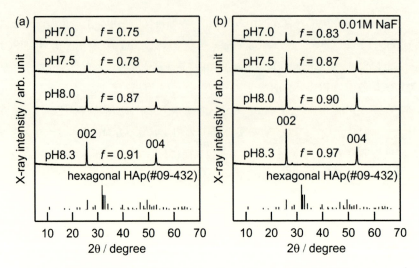

図６ pH が異なる各種リン酸塩水溶液に 80℃の条件で７日間浸漬後の $20Na_2O$・$25CaO$・$55SiO_2$（mol%）ガラス試片の X 線回折パターン
（a）リン酸塩水溶液，（b）0.01 M となるように NaF を添加したリン酸塩水溶液。

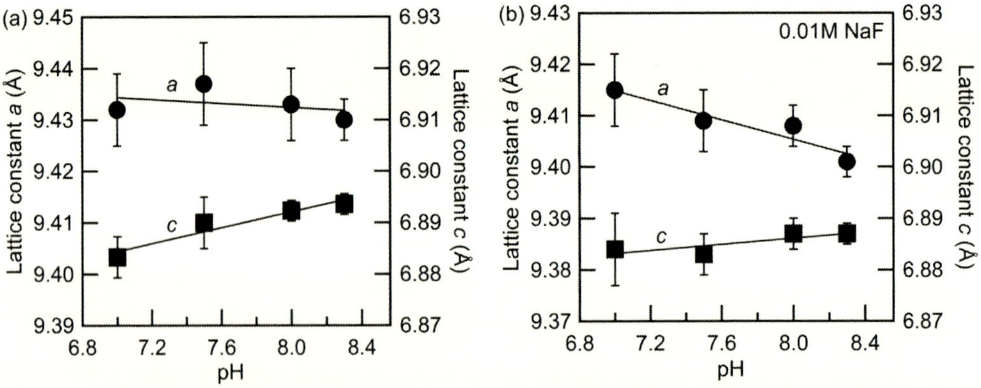

図７ 各ガラス試片の六方晶系 HAp の格子定数と各種リン酸塩水溶液の初期 pH の関係
（a）リン酸塩水溶液，（b）0.01 M となるように NaF を添加した 0.01 M リン酸塩水溶液。

（*f*）が増加した。pH 8.3 のフッ化物イオン含有リン酸塩水溶液に浸漬したサンプルの Lotgering 配向指数は 0.97 であり，同じ pH 8.3 のフッ化物イオンを含まないリン酸塩水溶液に浸漬したサンプルの配向指数（0.91）よりも大きい。図７に各ガラス試片の六方晶系 HAp の格子定数と各種リン酸塩水溶液の初期 pH の関係を示す。pH 8.3 ではフッ化物イオンを含まないリン酸塩水溶液に浸漬したガラス試片の HAp の格子定数 a よりもフッ化物イオンを含むリン酸塩水溶液に浸漬したガラス試片の HAp の格子定数 a が小さい。六方晶系 FAp（ICDD-PDF#15-0876）の格子定数 a(9.368 Å）は HAp の格子定数 a(9.432 Å）よりも小さいことから，格子定数 a の減少は HAp 結晶格子内の OH^- サイトに F^- が部分置換したことを示唆している。さらに，フッ化物イオン含有リン酸塩水溶液のpHが増加すると格子定数aが減少することから，pHの増加に伴いF^-イオンのHAp結晶格子内への置換量が増加して，F^-イオンがchannelサイトの安定位置に存在することで単位格子がa軸方向に沿って収縮し，c軸配向性が向上すると考えられる。

6　ヒドロキシアパタイトの結晶配向性に及ぼす炭酸イオンの影響

リン酸塩水溶液中でのガラスからHApへの転換反応を用いて，生体アパタイトに不純物として含まれる炭酸イオンがHApの結晶配向性に及ぼす影響を評価した。炭酸イオンをHAp結晶格子内に導入するために，0.01 M Na_2HPO_4水溶液と0.01 M NaH_2PO_4水溶液を混合して，0.01 M $NaHCO_3$を含むpH 7.0に調整したリン酸塩水溶液を作製した。比較のため炭酸イオンを含まないpH 7.0に調整したリン酸塩水溶液中も作製した。恒温槽で80℃に保温した各種リン酸塩水溶液中に$20Na_2O·25CaO·55SiO_2$（mol%）ガラス試片を浸漬し，80℃の恒温槽内に所定期間静置した。所定期間浸漬後のガラス試片のXRDパターンの回折ピークの強度からc軸方向に対するLotgering配向指数（f）を算出し，炭酸イオンがアパタイト結晶のc軸配向性に及ぼす影響を調べた。pH 7.0のリン酸塩水溶液に所定期間浸漬後のガラス試片のX線回折パターンを図8に示す。ガラス表面に形成するアパタイト結晶のc軸方向に対するLotgering配向指数（f）は，リン酸塩水溶液に$NaHCO_3$を添加しなければ0.58であるが，$NaHCO_3$を添加すると0.2まで低下する。pH 7.0の各種リン酸塩水溶液に21日間浸漬後のガラス試片表面のアパタイトのFT-IR分光スペクトルを図9に示す。リン酸塩水溶液に$NaHCO_3$を添加するとB-type置換の炭酸イオ

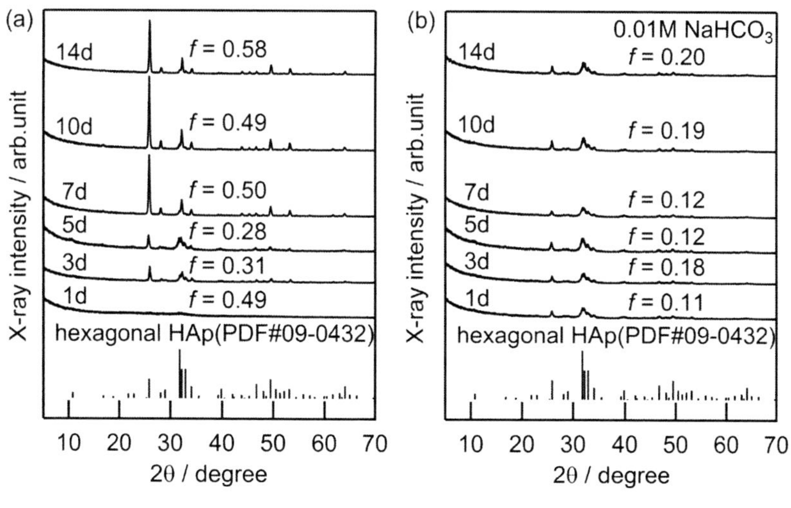

図8　各種リン酸塩水溶液中に80℃の条件で所定期間浸漬した後の$20Na_2O·25CaO·55SiO_2$（mol%）ガラス試片のX線回折パターン
（a）pH 7.0のリン酸塩水溶液（0.01 M Na_2HPO_4水溶液と0.01 M NaH_2PO_4水溶液の混合溶液），（b）0.01 M $NaHCO_3$を含むpH 7.0のリン酸塩水溶液。

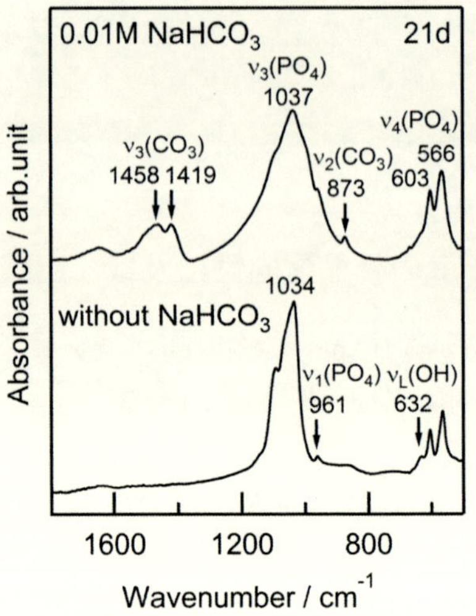

図９　pH 7.0 の各種リン酸塩水溶液に 21 日間浸漬後の $20Na_2O \cdot 25CaO \cdot 55SiO_2$（mol％）ガラス試片のアパタイトの FT-IR スペクトル

ンに由来する 873 cm^{-1} の比較的鋭い赤外吸収ピークと 1,419 から 1,458 cm^{-1} 付近の幅広い赤外吸収ピークが観測され，$\nu_2(CO_3)$ および $\nu_3(CO_3)$ にそれぞれ帰属される[33]。$NaHCO_3$ を添加すると OH^- の束縛回転振動モードに帰属される 632 cm^{-1} の吸収強度が減少することは，炭酸イオンが A-type 置換して channel サイトのヒドロキシル化度が低下する可能性を示唆している。一方，リン酸塩水溶液に $NaHCO_3$ を添加しなければ，炭酸イオンに由来する赤外吸収ピークは観察されず，OH^- の束縛回転振動モードに帰属される 632 cm^{-1} の吸収が観測され，高い c 軸配向性（$f=0.58$）をもたらす。リン酸イオンに由来する 566 と 603 cm^{-1} の比較的鋭い赤外吸収ピークと 1,034 cm^{-1} 付近の幅広い赤外吸収ピークは，$\nu_4(PO_4)$ および $\nu_3(PO_4)$ にそれぞれ帰属され，リン酸塩水溶液に $NaHCO_3$ を添加すると赤外吸収ピーク幅が広くなることは，炭酸イオンが HAp 結晶格子内に B-type および A-type 置換することによって原子配列に乱れが生じることを示唆している。したがって，炭酸イオンが B-type および A-type 置換することによって，電荷補償のために Ca サイトに欠陥が生成し，channel サイトのヒドロキシル化度が低下し，原子配列に乱れが生じることでアパタイトの結晶成長が抑制されて c 軸配向性が低下すると考えられる。

7　*c* 軸配向性を有するストロンチウム置換型ヒドロキシアパタイトの作製

イオン半径が Ca^{2+} イオンよりも大きい Sr^{2+} イオンは HAp 結晶格子中の Ca^{2+} イオンと置換することが知られている。HAp 結晶格子中に置換した Sr^{2+} イオン周囲の局所構造が乱れることにより，骨欠損部位において HAp から適切な濃度の Sr^{2+} イオンを徐放できれば，破骨細胞の働き

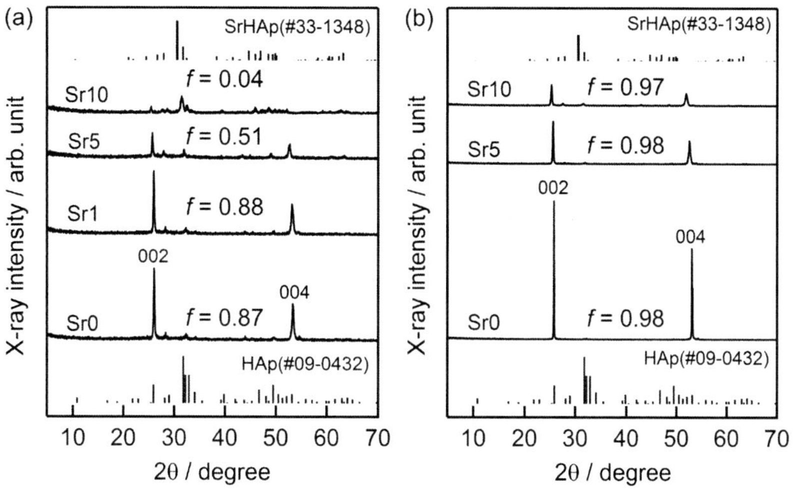

図10　各種リン酸塩水溶液に80℃の条件で7日間浸漬後の$20Na_2O$・(25−x)CaO・xSrO・$55SiO_2$（mol%）ガラス試片のX線回折パターン
(a) 0.01 M Na_2HPO_4 水溶液（pH 8.5），(b) 0.01 M Na_3PO_4 水溶液（pH 10.5）。

を抑制し，骨芽細胞の働きを促進する骨組織再生促進型材料の開発が期待される。そこで，骨欠損部位でSr^{2+}イオンを徐放する*c*軸配向性ロッド状HAp結晶の設計指針を得ることを目的として，$20Na_2O$・25CaO・$55SiO_2$（mol%）ガラス試片のCaOをSrOに置換した$20Na_2O$・(25−x)CaO・xSrO・$55SiO_2$（mol%）ガラス（x＝0〜10，サンプルコード：Srx）をリン酸塩水溶液に浸漬することで，*c*軸配向性ロッド状Sr置換型HAp結晶の作製を試み，ガラス組成がHApのSr置換率に及ぼす影響，Sr含有量がNa_2HPO_4水溶液中でガラス表面に形成するHApの*c*軸配向性に及ぼす影響を調べた[34]。恒温槽で80℃に保温した0.01 M Na_2HPO_4水溶液または0.01 M Na_3PO_4水溶液に鏡面研磨したガラス試片を浸漬し，80℃の恒温槽内に7日間浸漬したガラス試片のXRDパターン（図10）より，各ガラス試片で検出された全ての回折ピークはHAp（PDF#09-0432）に帰属される。HAp由来の回折ピークの強度はケイ酸塩ガラス中のSr含有量の増加に伴って低下する。これはケイ酸塩ガラスへのSrの導入により，ガラスからHApへの転換率が減少し，*c*軸配向性が低下したことが原因として考えられる。

0.01 M Na_2HPO_4水溶液に80℃の条件で30日間浸漬後のガラス試片について六方晶系のHApを仮定した8つの結晶面に対応する回折ピーク位置から，Cohenの方法に従って最小二乗法により算出した格子定数はICDD-PDFデータの格子定数と一致している（図11）。この結果はガラス表面に形成するHApのSr置換率はガラス組成（Sr/(Sr+Ca)比）によって制御できることを示唆している。一方，HApの*c*軸方向へのLotgering配向指数（*f*）は，ケイ酸塩ガラス中のSr含有量およびHApのSr置換率の増加に伴い減少した。Sr置換によってHApの結晶成長が抑制されたためにLotgering配向指数（*f*）が減少したと考えられる。0.01 M Na_2HPO_4水溶液（pH 8.5付近）よりも0.01 M Na_3PO_4水溶液（pH 10.5付近）の方がHAp由来の回折ピークの強

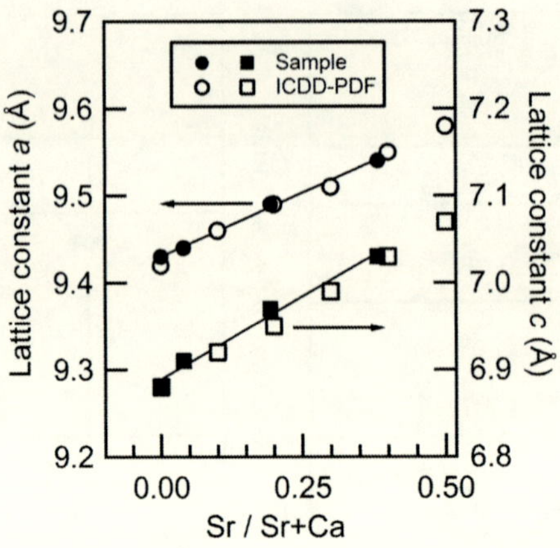

図 11　0.01 M Na_2HPO_4 水溶液に 80℃の条件で 30 日間浸漬後の各ガラス試片の HAp の格子定数と ICDD-PDF の格子定数の比較

度が強く，HAp の c 軸方向への Lotgering 配向指数（f）が大きいことは，ケイ酸塩ガラスからヒドロキシアパタイトへの転換反応が塩基性リン酸塩水溶液で促進されることを示唆している。

文　　献

1） M. I. Kay, R. A. Young, A. S. Posner, *Nature*, **204**, 1050 (1964)
2） J. C. Elliott, R. A. Young, *Nature*, **214**, 904 (1967)
3） H. Suda, M. Yashima *et al.*, *J. Phys. Chem.*, **99**, 6752 (1995)
4） T. Ikoma, A. Yamazaki *et al.*, *Netsu Sokutei*, **25**, 141 (1998)
5） M. Yashima, Y. Yonehara *et al.*, *J. Phys. Chem. C*, **115**, 25077 (2011)
6） M. Markovic, B. O. Fowler *et al.*, *J. Res. Natl. Inst. Stand. Technol.*, **109**, 553 (2004)
7） L. H. He, M. V. Swain, *J. Mech. Behav. Biomed. Mater.*, **1**, 18 (2008)
8） M. E. Fleet, X. Liu, *Biomaterials*, **28**, 916 (2007)
9） B. Wopenka, J. D. Pasteris, *Mater. Sci. Eng. C*, **25**, 131 (2005)
10） Y. Lee, Y. M. Hahm *et al.*, *Ind. Eng. Chem. Res.*, **47**, 2618 (2008)
11） R. Z. LeGeros, *Prog. Cryst. Growth Charact. Mater.*, **4**, 1 (1981)
12） L. L. Hench, *J. Am. Ceram. Soc.*, **74**, 1487 (1991)
13） T. Kokubo, H. Takadama, *Biomaterials*, **27**, 2907 (2006)
14） H.-M. Kim, F. Miyaji *et al.*, *J. Am. Ceram. Soc.*, **78**, 2405 (1995)
15） S. Hayakawa, K. Tsuru *et al.*, *J. Am. Ceram. Soc.*, **82**, 2155 (1999)
16） H. Takadama, H.-M. Kim *et al.*, *Chem. Mater.*, **13**, 1108 (2001)
17） S. Cho, K. Nakanishi *et al.*, *J. Am. Ceram. Soc.*, **78**, 1769 (1995)

18) K. Tsuru, M. Kubo *et al.*, *J. Ceram. Soc. Jpn.*, **109**, 409 (2001)
19) K. Uetsuki, S. Nakai *et al.*, *J. Biomed. Mater. Res. Part A*, **101A**, 712 (2013)
20) X.-X. Wang, W. Yan *et al.*, *Biomaterials*, **24**, 4631 (2003)
21) 兼平恵梨子ほか，第22回生体関連セラミックス討論会　講演予稿集　O-18, p.26 (2018.11.30)
22) H. Chen, B. H. Clarkson *et al.*, *J. Colloid Interface Sci.*, **288**, 97 (2005)
23) F. A. Müller, L. Müller *et al.*, *J. Cryst. Growth*, **304**, 464 (2007)
24) K. Ohta, M. Kikuchi *et al.*, *Chem. Lett.*, **31**, 894 (2002)
25) J. D. Chen, Y. J. Wang *et al.*, *Biomaterials*, **28**, 2275 (2007)
26) H. Chen, Z. Tang *et al.*, *Adv. Mater.*, **18**, 1846 (2006)
27) K. Furuichi, Y. Oaki *et al.*, *Chem. Mater.*, **18**, 229 (2006)
28) M. Wang, J. Gao *et al.*, *Cryst. Growth Des.*, **14**, 6459 (2014)
29) Q. Ruan, D. Liberman *et al.*, *ACS Biomater. Sci. Eng.*, **2**, 1049 (2016)
30) W. Huang, D. E. Day *et al.*, *J. Mater. Sci.: Mater. Med.*, **17**, 583 (2006)
31) S. Hayakawa, Y. Li *et al.*, *Acta Biomater.*, **5**, 2152 (2009)
32) F. K. Lotgering, *J. Inorg. Nucl. Chem.*, **9**, 113 (1959)
33) R. M. Wilson, S. E. P. Dowker *et al.*, *Biomaterials*, **27**, 4682 (2006)
34) S. Hayakawa, Y. Oshita *et al.*, *Ceram. Int.*, **44**, 18719 (2018)

第6章　リン酸オクタカルシウム（OCP）の骨再生などへの応用

鈴木　治[*1]，濱井　瞭[*2]

1　緒言

バイオマテリアルは生体と接して用いられる人工合成由来あるいは生体由来の材料であるが，細胞に対する親和性が高い性質を持つ素材が選択される。さまざまな組織の欠損を補完するバイオマテリアルが知られているが，その中で疾病や事故で失われた骨の欠損を代替する骨補填材である硬組織代替材料にはリン酸カルシウムを原料として成型されたバイオセラミックス材料が多く使われている。その理由として骨はコラーゲンを主要成分として少量の非コラーゲン性タンパク質を含む有機成分と無機のリン酸カルシウムから成るため[1]，無機成分であるアパタイト結晶に類似の組成を持つセラミックス材料が多く開発されてきた経緯がある[2]。骨のアパタイトはハイドロキシアパタイト（HA，$Ca_{10}(PO_4)_6(OH)_2$）を基本型として炭酸イオンやフッ素イオンを少量含有し，理論的な化学組成とは異なる組成を持つ結晶である[3]。リン酸カルシウムを主体とするセラミックス材料として焼成HA，炭酸含有アパタイト，焼成β-リン酸三カルシウム（β-TCP，β-$Ca_3(PO_4)_2$），HAとβ-TCPが結晶相として共存するHA／TCP 2相系材料，また骨欠損部へ注入可能なリン酸カルシウムペーストなどがある。これらはペーストを除いて顆粒状，ブロック状があり，緻密質あるいは多孔質の材料が作製されている。セラミックス材料は一般に脆性を示し，リン酸カルシウム材料も同様であるため，主に非荷重下環境で適用されている。生体の荷重下で使用される金属材料の表面親和性を高めるため，リン酸カルシウムはコーティング材料としても応用されている[2]。

リン酸カルシウム系材料は生体とよく馴染み骨組織が直接結合できる骨伝導と呼ばれる高い生体親和性を示すことが知られている[2]。焼成HAは溶解しにくく，非吸収性のリン酸カルシウムに分類されている。一方，β-TCPは生体内で吸収性を示して徐々に新生骨と置換する性質を示す数多くの報告がある[4]。リン酸カルシウムの生体内での溶解性は生理的pHを持つ水溶液中における溶解度等温線から化学的に考察されている[5,6]。生理的環境下でβ-TCPよりも高い溶解度を持つリン酸カルシウムとしてリン酸オクタカルシウム（リン酸八カルシウム：OCP，$Ca_8H_2(PO_4)_6\cdot 5H_2O$）やリン酸水素カルシウム二水和物（DCPD，$CaHPO_4\cdot 2H_2O$）がある[5,6]。本稿で述べるOCPは後述するように焼結しないで用いるリン酸カルシウム材料であるが，他の

＊1　Osamu Suzuki　東北大学　大学院歯学研究科　顎口腔機能創建学分野　教授
＊2　Ryo Hamai　東北大学　大学院歯学研究科　顎口腔機能創建学分野　助教

リン酸カルシウムに比肩し得る高い骨伝導性[7,8]と破骨細胞様細胞により吸収を受ける生体内吸収性[9]を示す材料であることから骨再生への応用が検討されている。本稿ではOCPの材料学的性質，骨再生材料としての性質，また骨以外の組織への応用可能性も説明してみたい。

2　OCPの材料学的性質と骨補填材としての機能

OCPは，HAの前駆体であるリン酸カルシウムの一種である。HAの結晶構造は六方晶系であるのに対して，OCPは三斜晶系に属する。特に，OCPの単位胞は，アパタイト類似層と水和層が交互積層したユニークな構造を有する[10,11]。また，OCPの化学的性質としては，生理的条件下において準安定相であることが挙げられる。そのため，OCPは，生理的なpH条件下で最も安定な結晶相であるHAよりも溶解性が高い[5,6,12]。さらに，OCPは生体吸収性骨補填材であるβ-TCPよりも溶解度が高いことも知られている[12]。OCPの熱力学的な安定性に起因して，溶解再析出反応[6]や加水分解反応[13,14]を経て，より安定なCa欠損型のHAへと転化する性質がある。特に，OCPの加水分解反応では，水和層の崩壊と層内でのHAの成長[13]，もしくは水和層内あるいは表層でH^+や無機リン酸（Pi）イオンの拡散と可逆的構造変化[14]が生じるとされている。これらの研究は，結晶構造中の水和層の存在が，OCPの加水分解と関連していることを示唆している。また，OCPの加水分解反応は，生体内に存在する微量のフッ化物イオンにより促進される[15]。生理的環境下において，OCPは結晶構造の変化を引き起こすが，OCPもまた加水分解の過程で周囲のイオン濃度に変化をもたらす。すなわち，周囲のCa^{2+}は結晶に取り込まれるが，Piイオンは結晶から放出される[16~18]。また，細胞培養用の培地にOCP顆粒を浸漬すると，顆粒近傍ではpHの低下が生じることが実験的に認められた[19]。このような生理的環境下におけるOCPの特徴的な振る舞いは，生体内での組織応答に影響を及ぼすと推測される。

私達は，OCPをベンチスケールで安定的に合成する方法を確立し，OCP顆粒をマウス頭蓋冠上骨膜下に埋入することで，*in vivo*における組織応答を検討した[7]。一定期間材料を埋入した頭蓋冠の非脱灰標本をヘマトキシリン-エオジン（H-E）染色すると，新生骨の形成がOCP顆粒周囲に認められた[7]。これにより，OCPが骨伝導能を示す材料であることが初めて見出された[7]。また，OCP顆粒を埋入した家兎大腿骨の非脱灰標本においては，顆粒表面に未石灰化骨基質が形成されており，さらにその表面に活性化した骨芽細胞が存在する様子が観察された[9]。それと同時に，顆粒表面には多核の破骨細胞様細胞も存在していた[9]。一方，頭頂部や頭蓋冠骨欠損，脛骨欠損に埋入したOCP顆粒は，いずれも生体内で吸収された[9,20,21]。これらの結果は，OCPが直接的に破骨細胞による吸収を受けることを意味している。また，興味深いことに，OCP表面で多くの破骨細胞様細胞が形成される条件では，顆粒周囲で多くの新生骨が形成されることも示唆されている[21,22]。

生体内に埋入したOCPは，実際にHAに転化することがX線回折によって明らかとされている[7,8]。また，OCPもしくはOCPを加水分解して得られたCa欠損型HAをラット頭蓋冠規格化骨欠損に埋入すると，OCPの方が高い骨伝導性を示した[8]。このことから，生体内でHAに転化する過程が，OCPの骨伝導性の発現に重要な役割を担うことが示唆された[8]。一方，*in vitro* において，HAもしくはOCP顆粒表面でのマウス骨髄由来間質ST-2細胞の応答について比較検討した結果，骨芽細胞分化マーカーのmRNAの発現はOCP上で高く，かつOCPの用量依存的に発現量が増加することが明らかとなった[17]。その際，OCPが共存する培地においては，Ca^{2+}濃度の減少およびPiイオン濃度の増加が認められている[17]。これら，*in vivo* と *in vitro* で得られた知見を統合すると，OCP表面での骨芽細胞分化は，周囲のイオン環境の変化により誘導されることが示唆された[16]。また，近年は，*in vitro* でOCPが骨芽細胞様細胞から骨細胞への分化促進に寄与することも明らかとされている[18]。骨芽細胞とマウス骨髄細胞の共培養系においては，イオン濃度の変化がOCP表面での骨芽細胞のreceptor activator of NF-κB ligand（RANKL）の発現を促進させ，骨髄細胞より酒石酸抵抗性酸性フォスファターゼ（TRAP）陽性の破骨細胞が形成されることも見出された[23]。したがって，OCP表面での破骨細胞形成もOCPのHAへの転化に関連していることが示唆された。

私達の研究により，OCPは，周囲のイオン環境を変化させることで顆粒表面に存在する骨芽細胞や破骨細胞の前駆細胞に刺激を与え，それぞれの細胞を分化させることで骨伝導性と生体吸収性を発現することが明らかとなった[24]。そして，OCPの骨補填材としての機能の発現は，生体環境における特徴的な化学的，結晶学的な変化挙動と深く関連していることが示された。図1に，OCPの表面で骨芽細胞の分化が促進される機序の概念図を示す。

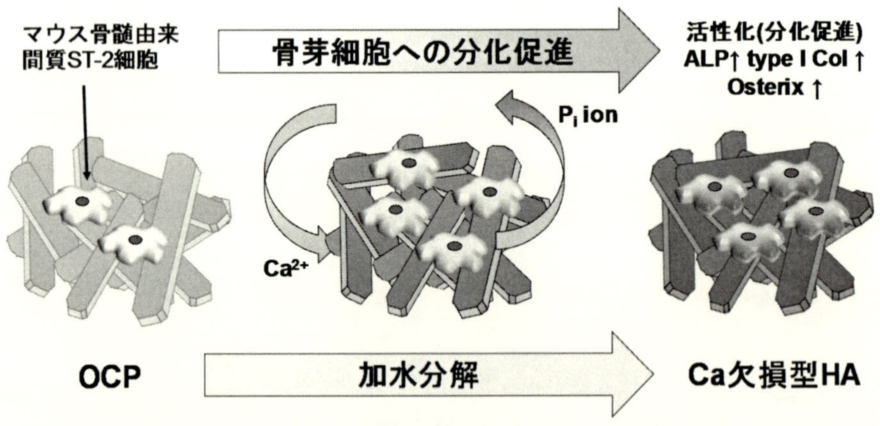

図1　OCP顆粒表面におけるマウス骨髄由来間質細胞の骨芽細胞分化が促進されるメカニズム
生体環境下で準安定相であるOCPがより安定な結晶相であるHAに転化する過程で，結晶周囲のCa^{2+}が取り込まれるとともに，結晶からのPiイオンの放出が生じる。このような周囲のイオン濃度の変化がOCP顆粒表面のマウス骨髄由来間質ST-2細胞に刺激を与えることで，アルカリフォスファターゼ（ALP），I型コラーゲン（type I Col）やオステリックス（osterix）といった骨芽細胞分化マーカーの発現が促される[8,16,17]。

3 OCP／天然高分子複合体

前述のとおり，OCP の結晶構造には水和層が存在することから，高温下では OCP の結晶構造が崩壊してしまう[13)]。そのため，臨床応用されている HA や β-TCP のように焼結プロセスを経たバルク体の作製は困難である。しかし，OCP を骨修復材料として応用する場合，操作性の観点から，賦形性を付与することが望ましい。

私達は，OCP と天然高分子であるゼラチン（gelatin：Gel）[25)]，コラーゲン（collagen：Col）[26)]もしくはアルギン酸（alginate：Alg）[27)]を複合化させることで，所望の形状に成形可能な多孔質材料を創製してきた。動物由来のタンパク質である Col，またはその熱変性産物である Gel は細胞接着部位を有する[28)]。Gel と Col は，ハイドロゲルまたは多孔体を形成でき，成長因子の担体[29)]や足場材料の基材[30)]，リン酸カルシウムを基材とした有機-無機複合型骨補填材[31〜33)]など，生体材料としての応用性が高い。Col が変性したものが Gel であることから，生体吸収性は Gel のほうが高いとされている[34)]。Alg は海藻由来の天然高分子であり，生体親和性や生体吸収性を示すことから，Gel や Col と同様に生体材料として幅広く検討されている[35〜37)]。しかし，Alg は，Col や Gel とは異なり，細胞接着性を示さない[38)]。

また，私達は，ヒアルロン酸（hyaluronic acid：HyA）との複合化により，OCP を基材としたインジェクタブル材料の作製についても報告している[39)]。HyA は，細胞外マトリックスの一つであり，生体の結合組織中に存在している。ゲル状で粘性を示すヒアルロン酸は，関節疾患の治療に使用されていることが知られているが，骨欠損の治癒を目的とした HA や β-TCP の送達材料としても研究が進めてられている[40,41)]。

本節では，我々が報告してきた各 OCP／天然高分子の骨再生能と材料学的特性について紹介する。また，OCP／Gel 複合体の口腔外科および整形外科領域における組織再建での応用の可能性を検討した研究についても述べる。表1に，OCP を基材とした材料の *in vivo* への適用例を示す。

表1 OCP を基材とした材料の *in vivo* への適用例

材料	*in vivo* への適用例
OCP 顆粒	マウス頭頂骨[7,22)]，マウス頭蓋冠骨欠損[21)]，ラット頭蓋冠骨欠損[8)]，ラット脛骨欠損[20)]，家兎大腿骨欠損[9)]
OCP／ゼラチン複合体	ラット頭蓋冠骨欠損[25,47)]，ラット頭頂骨[57)]，家兎脛骨欠損[42,43)]，家兎肩回旋筋腱板断裂部[56)]
OCP／コラーゲン複合体	家兎長管骨欠損[32)]，ラット頭蓋冠骨欠損[26)]，ヒト口腔内骨欠損[51〜53)]
OCP／アルギン酸複合体	マウス頭蓋冠骨欠損[27)]
OCP／ヒアルロン酸複合体	マウス頭頂骨[39)]

3.1　OCP／天然高分子複合体の材料学的特性とその骨形成能

3.1.1　OCP／ゼラチン（Gel）複合体

私達は，Gel が共存する水溶液中で OCP を共沈殿させ，その後，スラリーを凍結乾燥させることで OCP／Gel 複合体を合成する方法を確立した[25]。本手法では，水溶液中に共存させる Gel の量で，複合体中の OCP 含有量が決定される。得られた複合体は，マトリックスである Gel に熱架橋を施すことで，生体内での溶解性や生分解性を調節した[25]。OCP／Gel 複合体の表面を走査型電子顕微鏡（SEM）により観察すると，直径が 10～500 μm の気孔が形成されており，OCP 結晶が Gel マトリックス中に分散されていることが確認された。また，ピクノメーターで測定した OCP／Gel 複合体の気孔率は，90％以上であった。

OCP 含有量が異なる OCP／Gel 複合体をディスク状に成形し，ラット頭蓋冠に作製した臨界サイズ骨欠損に埋入した[25]。この規格化骨欠損は，口腔外科領域における膜性骨の再生モデルとなり得る。埋入 16 週後に回収した頭蓋冠の組織形態計測的評価により，OCP 含有量の増加にともなって新生骨の形成率と材料の吸収率は増加することが明らかとなった[25]。特に OCP を 44 wt％含む複合体を埋入した欠損において，欠損領域を占める新生骨面積の割合は約 70％に達し，残留した OCP／Gel の割合は約 3％であった。

また，TRAP 染色により，OCP／Gel 埋入から 4 週後に破骨細胞様細胞が出現するが，8 週後にその細胞数は減少しはじめ，その一方で OCP 周囲には新生骨が形成されていく様子が観察された[25]。これまでの私達の研究では，OCP により活性化された破骨細胞様細胞による材料の吸収が，その後の骨芽細胞による骨形成を誘導していることを示唆している[21,22]。すなわち，OCP／Gel においても，破骨細胞に対する高い生体吸収性がラット頭蓋冠の欠損における骨再生に寄与していることが推測される。

また，整形外科領域における骨再生モデルとして，家兎脛骨規格化骨欠損を適用した。脛骨に OCP／Gel 複合体を埋入すると，2 週間後には海綿骨領域での新生骨の形成が認められた[42]。4 週間後には皮質骨領域で骨の再生が認められ，2 週で形成された海綿骨領域の新生骨および材料は破骨細胞により吸収されていた[42]。加えて，β-TCP 多孔体と OCP／Gel の組織応答についても家兎脛骨欠損モデルで比較した結果，骨形成および生体吸収性は，OCP／Gel の方が高いことが示された[43]。また，興味深いことに，OCP／Gel 埋入部は既存骨と同等の強度を示した[43]。これら報告は，OCP／Gel の生体吸収性の高さが再生した骨組織の質にも関連していることを示唆している。

OCP の結晶形態や結晶性，化学量論組成といった材料学的特性は，生体内での骨形成に影響を及ぼすことがこれまでに明らかとされている[20,44]。また，Iijima らの研究では，結晶成長時に共存するタンパク質が OCP の結晶形態を変化させる因子となりうることが報告されている[45,46]。私達は，共沈法で得られる OCP 結晶が骨形成に与える影響についても検討した。Gel と共沈させた OCP 結晶のみをスラリーから分離し，X 線回折法による分析および SEM による観察を行った[47]。その結果，通常の湿式合成で得られるものよりも結晶性が低く，より長軸方向に成長した形態を有することが判明した。また，Gel と共沈させた OCP 結晶を新たに用意した Gel 溶液に分散させることで複合体試料を作製し，ラット頭蓋冠臨界骨欠損に埋入した[47]。この作製方法では，OCP の含有量によらず，Gel マトリックスの気孔率が同様の複合体を作製することが可能である。埋入後の組織を評価した結果，形成された新生骨は OCP の用量依存的に増加することが明らかとなった[47]。これらの検討から，OCP／Gel 複合体の優れた骨形成能は，Gel との共沈で得られた OCP の結晶性状と関連していることが示唆されるが，その詳細についてはさらなる検討が必要である。

私達のこれまでの検討により，OCP／Gel 複合体は生体内で高い骨伝導性と生体吸収性を発現することが明らかとなった。これらの知見から，OCP／Gel 複合体は，既存骨と類似の性質を示す骨組織の再生を促進する人工骨補填材としての応用が期待される。

3. 1. 2　OCP／コラーゲン（Col）複合体

OCP と Col から構成される複合体の長管骨欠損モデルにおける組織応答の評価については，これまでに Sugihara らが報告している[32]。一方，私達は，共同研究者らとともに OCP／Col 複合体の口腔外科領域での応用を考え，膜性骨欠損での骨再生能を検討してきた。

湿式合成で得られた OCP 顆粒を Col 水溶液に懸濁させ，凍結乾燥と熱架橋を施すことで複合体を作製した[26]。得られた OCP／Col 複合体の構造は，直径が 30～数百 μm の気孔が形成されたスポンジ状であった[48]。ディスク状に成形した OCP／Gol 複合体を，ラット頭蓋冠臨界骨欠損モデルに埋入し，組織応答性を評価した。新生骨の形成率は，H-E 染色した組織を計測することで求めた。新生骨の形成率は，Col マトリックス中の OCP 含有量の用量依存的に増加した[49]。また，OCP／Col により再生された骨組織は，埋入 12 週において母床骨と同程度の靭性値を示すまでに回復することが明らかとなった[50]。

一方で，ラット頭蓋冠における OCP／Col 埋入部の X 線回折パターンより，OCP 結晶が HA に転化する傾向にあった[26]。すなわち，OCP 顆粒を単独で用いた場合と同様に，OCP／Col 複合体においても，OCP が HA に加水分解される過程で骨芽細胞の分化が促進されることで，新生骨が形成されたことが示唆された。

さらに，*in vivo* での評価においては，OCP 顆粒単独よりも OCP／Col 複合体を埋入した方が多くの新生骨が形成されていた[26]。私達は，*in vitro* で細胞の OCP／Col に対する応答性についても検討し，Col 単独もしくは OCP 顆粒単独よりも，OCP／Col において多くのマウス骨髄由来間質 ST-2 細胞が接着・増殖する傾向にあることを明らかにしている[49]。これらの検討から，多孔質の Col が細胞接着の足場として働くことから，多くの細胞が OCP からの刺激を受けることができたため，OCP／Col が OCP 顆粒単独よりも高い骨伝導性を示したと推測される。

OCP／Col 複合体は，口腔外科領域における骨欠損の治療に応用されることが期待され，臨床研究ならびに企業主導の治験が進められている段階である[51~53]。

3. 1. 3　OCP／アルギン酸（Alg）複合体

私達は，Alg が細胞非接着性の天然高分子であることに着目し，気孔径の異なる OCP／Alg

複合体を作製することで，高分子マトリックス中におけるOCPの空間分布が骨形成能に及ぼす影響を検討した。OCP／Alg複合体は，OCPとAlgを共沈させて作製した[27)]。私達は，共沈プロセスにおけるAlgの添加量などの合成条件を調整することで，OCP含有量と気孔径が異なるディスク状の複合体を成形した。

その中でも，本項では，0.2 wt%または0.4 wt%のAlgを共存させて作製した複合体について紹介する。SEMによる複合体表面の観察では，合成条件により，0.2 wt%においては約6～13 μm，0.4 wt%においては約20～50 μmの範囲で平均気孔径が変化することが確認された[27)]。複合体中のOCP含有量は，0.4 wt%のAlgで作製した複合体の方が多い[27)]。また，擬似体液に浸漬した各OCP／Alg複合体の赤外分光スペクトルからは，Algマトリックス中のOCPがHAに転化する傾向にあることが示された[27)]。

0.2または0.4 wt%のAlgで作製した各OCP／Alg複合体を，マウス頭蓋冠臨界サイズ骨欠損に埋入し，組織応答を評価した。複合体を埋入して3週後に回収した標本の組織形態計測により，それぞれのOCP含有量において，気孔径が大きい複合体ほど新生骨の形成を促進していることが明らかとなった[27)]。特にOCP含有量が多く，約50 μmの気孔径を有する複合体が最も多くの新生骨を形成した[27)]。一方で，*in vitro*において各OCP／Alg複合体のマウス骨髄由来間質ST-2細胞の応答を評価した結果，気孔径が大きい複合体ほど接着した細胞が増殖する傾向にあった[27)]。これら結果は，OCPがAlgの細胞接着性を改善することを意味している。また，OCP／Alg複合体の気孔径と細胞接着および新生骨形成量の関係により，OCPがHAに加水分解する過程で細胞が3次元的に刺激を受けることができる最適な空間がOCPによる骨組織再生の誘導に重要なファクターであることが推測される。

3.1.4　OCP／ヒアルロン酸（HyA）複合体

私達は，湿式合成で得られたOCP顆粒とHyAゲルを混合することでOCP／HyA複合体を作製した[39)]。特に，HyAの分子量が，複合体の操作性や*in vivo*での組織応答ならびに*in vitro*での細胞応答に与える影響について検討した。当該研究では，上市されている医療用グレードのHyAで，かつ分子量が約90，1,900，6,000 kDaのものを選択した。

骨補填材としてすでに臨床応用されているリン酸カルシウムセメンントにおいて，粉液比やリン酸カルシウム粉末の粒径によって硬化時間や注入性が変化する[54)]。そこで，OCP／HyA複合体の注入性を粘度測定により評価したところ，HyAの分子量の増加にともない，OCP／HyA複合体の粘性は増加する傾向にあった[39)]。実際に，OCP／HyA複合体は，シリンジを使用して目的の位置に注入可能であった[39)]。

OCP／HyA複合体をマウス頭蓋冠上に設置したポリエチレンテレフタレート（PETF）リング中に埋入することで，複合体のHyA分子量と骨再生能の関係について検討した[39)]。複合体埋入後の組織標本より，OCP顆粒周囲のみならず，HyA周囲にも新生骨が形成されている様子が観察された[39)]。埋入初期においては，特に，分子量が約90と6,000 kDaのHyAを含む複合体は，OCP顆粒のみやリングのみと比較して有意に多くの新生骨を形成したことが明らかとなった。

また，OCP／HyA 複合体も，生体吸収性を示した[39]。興味深いことに，骨形成を促進した約 90 もしくは 6,000 kDa の HyA と OCP の複合体では，OCP 顆粒の周囲に多くの TRAP 陽性細胞が存在する傾向にあった[39]。加えて *in vitro* においてマクロファージ様細胞である RAW264 細胞を各分子量の HyA および RANKL 存在下で培養すると，約 90 または 6,000 kDa の HyA の添加によってより多くの破骨細胞が形成された[39]。これら検討結果から，ある特定の分子量の HyA は，骨形成の足場として働くだけでなく，OCP 表面での破骨細胞形成を亢進させる効果があることが示唆された。そして，そのような破骨細胞が特定の HyA と共存する OCP の吸収を促し，その後の優れた骨形成を誘導したと推測される。したがって，私達の研究では，HyA の分子量が OCP／HyA 複合体の操作性のみならず，生体吸収性と骨伝導性に影響を及ぼすことを見出した。

臨床応用されているリン酸カルシウムセメントは，リン酸水素カルシウム（$CaHPO_4$）とリン酸四カルシウム（$Ca_4(PO_4)_2O$）の溶解–再析出反応により，HA として硬化する[54]。しかし，HA 焼結体とは異なり，硬化後のリン酸カルシウムセメントは破骨細胞による吸収を受けるとともに新生骨に置換される[54]。OCP／HyA もリン酸カルシウムセメントと同様に，骨欠損に埋入後は新生骨に置換され，かつ，複雑な形状の欠損にも対応できるインジェクタブル骨補填材として期待される。

3. 2　OCP を基材とした複合体の整形外科および歯科領域における組織再建への応用の検討

3. 2. 1　整形外科領域における OCP／Gel 複合体の肩回旋筋腱板再建への応用

損傷した肩回旋筋腱板を再建する場合，第一に上腕骨頭と靭帯の接合による解剖学的再建が選択されるが，術後の再断裂の可能性が高いとされている。この再建術の成功率を改善するには，腱靭帯と骨の接着部の治癒，すなわち，接着部組織の石灰化を促進する必要があると考えられている[55]。

私達は，石灰化による腱と骨の接合に，OCP／Gel の使用が有効であると予想し，家兎回旋筋腱板断裂モデルを用いて検討を試みた[56]。具体的には，断裂した棘下筋の腱と上腕頭骨をナイロン糸で縫合して接合する際に，腱と骨の間に OCP／Gel を一定期間留置した。対照群として，材料を留置しない control 群と Gel スポンジ群を設定した。

術後 8 週における顕微鏡での観察により，全ての群で腱–骨接合の再断裂が認められたが，OCP／Gel と Gel スポンジ群では control 群と比較して断裂が認められた動物数は減少した[56]。一方，組織形態的計測による評価では，OCP／Gel 群でシャーピー線維がより早期に形成されるとともに，これら線維の形成量は他群と比較して増加していた[56]。Ⅰ型およびⅢ型コラーゲン陽性であるシャーピー線維は，骨組織に侵入し腱と骨を繋ぐ役割を持つ組織であり，腱–骨間の再接合部の組織の力学的特性に寄与する。そのため，OCP／Gel 埋入群では再断裂が抑制されたことが示唆された。

私達は，先に OCP が *in vitro* でマウス骨髄由来間質 ST-2 細胞を刺激し，Ⅰ型コラーゲンの

mRNA 発現を増大させることを報告している[17]。本実験モデルにおいても複合体中の OCP が，断裂部周囲に存在する骨芽細胞様細胞のコラーゲン産生を促すことで，シャーピー線維の形成を増加させたと推測される。一方で，線維芽細胞分化によるコラーゲン線維産生に与える影響については明らかとされていないが，OCP／Gel 複合体は，ホスト細胞の分化を調節することで腱-骨接合部の再生を促すことが示唆される。

すなわち，私達は，OCP／Gel 複合体が整形外科領域における骨欠損部の治癒のみならず，腱-骨接合部におけるシャーピー線維の再生を促すことで肩回旋筋腱板再建への応用も期待できる生体材料であることを見出した。

3.2.2 歯科領域における OCP／Gel および OCP／Col 複合体の垂直的骨造成への応用

歯科領域では，下顎骨の歯槽骨復元や，人工歯根埋入に際して不足した歯槽骨を補うため，垂直的骨造成を目的に骨補填材が用いられている。私達は，ラット頭蓋冠上皮下に材料を留置する骨嵩上モデルにより，膜性骨上での OCP／Gel[57] または OCP／Col 複合体[58] による骨造成能を検討した。

実際の施術では，歯肉弁を形成して顎骨上に骨補填材留置する場合，骨膜に生じるメカニカルストレスが骨形成に影響を及ぼす可能性がある。そこで，私達は，ラット頭蓋冠上に PETF リングを固定し，その中に材料を留置することで，骨膜のメカニカルストレスが緩和された状態での骨造成を評価することとした[57,58]。すなわち，PETF リング留置の有無により，メカニカルストレスの非緩和もしくは緩和状態における複合体の骨形成能を比較できる。

OCP／Gel を留置した頭頂骨の組織を H-E 染色して観察すると，メカニカルストレスの緩和・非緩和状態にかかわらず，新生骨が頭蓋冠表面と連続するように形成されていた[57]。一方，対象群である OCP 顆粒群と Gel 埋入群においては，頭蓋冠中央のみにしか新生骨の形成は認められなかった[57]。加えて，PETF リング中に材料を埋入した方が多くの新生骨が形成されることが定量的に示された[57]。また，興味深いことに，PETF リング中に OCP／Gel を埋入すると，母床骨に類似した配向性コラーゲン線維に富む新生骨が形成されることがピクロシリウスレッド染色により観察されている[57]。すなわち，OCP 顆粒もしくは Gel スポンジと比較して OCP／Gel が頭蓋冠上での骨形成に有効であり，さらにメカニカルストレスの緩和状態が，骨形成のみならず骨質の向上に寄与することが示された。

OCP／Gel を埋入した組織の免疫染色では，メカニカルストレスの非緩和状態よりも緩和状態において RANKL 陽性細胞数は少なく，オステオプロテゲリン（osteoprotegerin：OPG）陽性細胞が多いことが明らかとなった[57]。また，TRAP 陽性細胞については，非緩和状態において多く発現していた[57]。このことから，メカニカルストレスの緩和は，骨芽細胞による破骨細胞分化形成因子である RANKL よりも抑制因子である OPG の産生を促すことで，破骨細胞形成を抑制し，新生骨形成の促進に寄与したことが示唆された。

一方，私達は，OCP／Col 複合体を埋入した同様のラット頭蓋冠骨嵩上モデルにおいても，Col 単体よりも骨形成が促進されることが明らかとなっている[58]。これまでに，OCP／Col 複合体によるヒト口腔内骨欠損の再生が報告されており[51,52]，近年は，ヒト歯槽骨における骨造成への有効性も認められた[53]。さらに，造成したヒト歯槽骨に人工歯根を埋入可能であることも報告された[53]。

これらの研究から，OCP／Gel と OCP／Col 複合体は，実際の歯科治療で実施される垂直骨造成に有効である可能性が示唆された。また，OCP を基材とした複合体による骨造成を期待する場合は，適切なメカニカルストレスの緩和状態についても考慮する必要があると考えられる。

4　結言

本稿で述べた OCP は *in vitro* で細胞を活性化する能力を持つことから生体内においても骨芽細胞など骨組織関連の細胞に働きかけ骨再生を促進する可能性が示唆される。私たちは OCP に対する骨組織関連細胞の応答性についていくつか報告をしてきたが，OCP の骨再生材料としての性質をよく理解する上で，HA や β-TCP など他のリン酸カルシウムの詳細な細胞応答性の分析が必要であると考えている。既存材料との生体材料学的な比較は作製プロセスの違いから容易ではないが，情報の蓄積を着実に進めることによりリン酸カルシウム系材料のさらなる高機能化が可能になると考えている。

謝辞

OCP を足場材料として骨再生へ応用する研究は，東北大学，Forsyth Dental Center（Boston, USA），昭和大学歯学部の先生方，また企業の共同研究者の方々のご尽力により発展してきたものである。関係各位に深謝します。

文　　献

1）須田立雄ほか，骨の科学，pp.1-150, 医歯薬出版（1985）
2）R. Z. LeGeros *et al.*, *Clin. Orthop. Relat. Res.*, **395**, 81（2002）
3）J. C. Elliott *et al.*, *Clin. Orthop. Relat. Res.*, **93**, 313（1973）
4）A. Ogose *et al.*, *Biomaterials*, **27**, 1542（2006）
5）L. C. Chow, *Dent. Mater. J.*, **28**, 1（2009）
6）W. E. Brown *et al.*, *Prog. Crystal Growth Charact.*, **4**, 59（1981）
7）O. Suzuki *et al.*, *Tohoku J. Exp. Med.*, **164**, 37（1991）
8）O. Suzuki *et al.*, *Biomaterials*, **27**, 2671（2006）
9）H. Imaizumi *et al.*, *Calcif. Tissue Int.*, **78**, 45（2006）
10）W. E. Brown *et al.*, *Nature*, **196**, 1050（1962）

11） M. Mathew *et al., J. Crystallograpr. Spectrosc. Res.,* **18**, 235 (1988)
12） L. C. Chow, 日本セラミックス協会学術論文誌, **99**, 945 (1991)
13） D. G. A. Nelson *et al., Calcif. Tissue Int.,* **36**, 219 (1984)
14） O. Suzuki *et al., J. Dent. Res.,* **74**, 1764 (1995)
15） O. Suzuki *et al., Cells Mater.,* **5**, 45 (1995)
16） O. Suzuki *et al., J. Biomed. Mater. Res. B Appl. Biomater.,* **77B**, 201 (2006)
17） T. Anada *et al., Tissue Eng. Part A,* **14**, 965 (2008)
18） Y. Sai *et al., Acta Biomater.,* **69**, 362 (2018)
19） T. Masuda *et al., J. Biomater. Appl.,* **31**, 1296 (2017)
20） N. Miyatake *et al., Biomaterials,* **30**, 1005 (2009)
21） Y. Murakami *et al., Acta Biomater.,* **6**, 1542 (2010)
22） T. Kikawa *et al., Acta Biomater.,* **5**, 1756 (2009)
23） M. Takami *et al., Tissue Eng. Part A,* **15**, 3991 (2009)
24） O. Suzuki, *Jpn. Dent. Sci. Rev.,* **49**, 58 (2013)
25） T. Handa *et al., Acta Biomater.,* **8**, 1190 (2012)
26） S. Kamakura *et al., J. Biomed. Mater. Res. B Appl. Biomater.,* **79B**, 210 (2006)
27） T. Fuji *et al., Tissue Eng. Part A,* **15**, 3525 (2009)
28） Z. Ma *et al., J. Biomed. Mater. Res.,* **63**, 838 (2002)
29） Y. Tabata *et al., Adv. Drug Deliv. Rev.,* **31**, 287 (1998)
30） S. W. Chen *et al., Tissue Eng. Part C Meth.,* **22**, 189 (2016)
31） M. Kikuchi *et al., Biomaterials,* **22**, 1705 (2001)
32） F. Sugihara *et al., Bioceramics,* **9**, 399 (1996)
33） Y. Takahashi *et al., Biomaterials,* **26**, 3586 (2005)
34） A. Veis *et al., Nature,* **186**, 720 (1960)
35） M. A. Lawson *et al., Tissue Eng.,* **10**, 1480 (2004)
36） C. C. Barrias *et al., J. Biomed. Mater. Res. A,* **74A**, 545 (2005)
37） A. Tampieri *et al., Acta Biomater.,* **1**, 343 (2005)
38） K. Smetana *et al., Biomaterials,* **14**, 1046 (1993)
39） K. Suzuki *et al., Acta Biomater.,* **10**, 531 (2014)
40） M. Chazono *et al., J. Biomed. Mater. Res. A,* **70A**, 542 (2004)
41） B. Schuster *et al., Facial Plast. Surg.,* **31**, 301 (2015)
42） K. Suzuki *et al., Phosphorus Res. Bull.,* **26**, 53 (2012)
43） S. Chiba *et al., J. Biomed. Mater. Res. A,* **104A**, 2833 (2016)
44） Y. Honda *et al., Tissue Eng. Part A,* **15**, 1965 (2009)
45） M. Iijima *et al., J. Cryst. Growth,* **222**, 615 (2001)
46） J. Moradian-Oldak *et al., Connect. Tissue Res.,* **44**, 58 (2003)
47） R. Ishiko-Uzuka *et al., J. Biomed. Mater. Res. B Appl. Biomater.,* **105B**, 1029 (2017)
48） Y. Tanuma *et al., Tissue Eng. Part A,* **18**, 546 (2012)
49） T. Kawai *et al., Tissue Eng. Part A,* **15**, 23 (2009)
50） T. Masuda *et al., Tissue Eng. Part C Meth.,* **16**, 471 (2010)

51） T. Kawai *et al.*, *Tissue Eng. Part A*, **20**, 1336 (2014)
52） T. Kawai *et al.*, *J. Tissue Eng. Regen. Med.*, **11**, 1641 (2017)
53） T. Kawai *et al.*, *Clin. Surg.*, **3**, 2112 (2018)
54） K. Ishikawa, "Calcium phosphate cement", in: T. Kokubo (Ed.), Bioceramics and their clinical applications, p.438, Wooden Publishing Limited (2008)
55） S. Thomopoulos *et al.*, *J. Musculoskelet. Neuronal Interact.*, **10**, 35 (2010)
56） Y. Itoigawa *et al.*, *J. Shoulder. Elbow. Surg.*, **24**, E175 (2015)
57） R. Iwama *et al.*, *J. Biomed. Mater. Res. A*, **106A**, 1322 (2018)
58） A. Matsui *et al.*, *Tissue Eng. Part A*, **16**, 139 (2010)

第Ⅱ編

金　属

第1章　電気化学的表面処理による金属の生体機能化

塙　隆夫*

1　はじめに

金属材料は，強度と延性が大きく破壊靱性値が大きいため，体内埋植部材（インプラント）の70%以上を占めている。一方，金属材料は人体内に存在しないため，金属材料自体を合金設計や加工熱処理によって生体適合化・機能化することは困難か不可能である。そのため，金属の長所である優れた機械的性質を維持したまま，金属表面を生体適合化・機能化するためには，表面処理が有効な手段となる。金属は通常電気伝導性を示すため電気化学的処理が可能であり，これをうまく使うことでセラミックスや高分子では不可能な生体機能化が可能となる。これまで，医療応用を目的に研究されている表面処理法のうち電気化学的表面処理を図1にまとめる。電気化学的処理は当然のことながらウェットプロセスに分類される。これらは，電気化学的な表面層（酸化物，ハイドロキシアパタイト（HA）など）形成，カソード分極による表面アルカリ化，電着による機能分子・生体分子固定化に大別できる。

人工股関節のステムや歯科インプラントでは，表面の形態を制御し，粗糙な凹凸や多孔質表面を形成する方法が多用されている。たとえば，粗糙な凹凸に骨組織が成長して侵入すれば，材料表面と骨との機械的嵌合によって接合される。硬組織適合性向上のための表面処理法は，化学的接着か機械的嵌合のいずれか，あるいは両方の効果を狙ったものである。しかし，化学的接着を

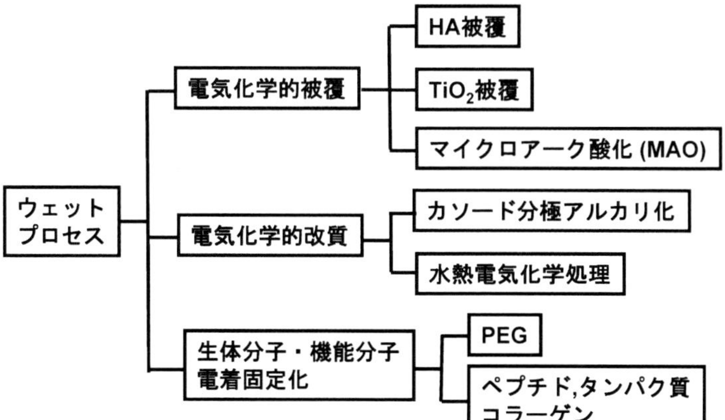

図1　医療応用のための金属材料の電気化学的表面処理技術

*　Takao Hanawa　東京医科歯科大学　生体材料工学研究所　教授

狙った表面処理を行った場合でも，その粗さは変化することが多く，機械的嵌合の効果が含まれていることは否定できない（図2）。

人工股関節ステムおよび歯科インプラントフィクスチャーの表面を例に取れば，硬組織適合性向上のための表面処理は，図3に示すような変遷を経ている。このうち，第2世代の陽極酸化，第3世代のHA被覆とアルカリ化，第4世代の機能分子電着に電気化学的処理が利用されている。第二世代表面処理技術の進化形と目されるのが，マイクロメータあるいはナノメータレベルでの表面構造，たとえばTiO_2ナノチューブ形成であり，近年この構造が骨形成に効果的であるという報告が相次いでいる。

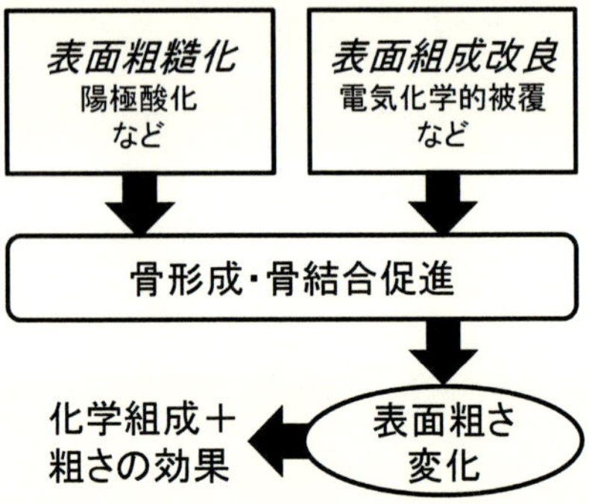

図2　表面粗糙化と表面組成改良における粗さの効果

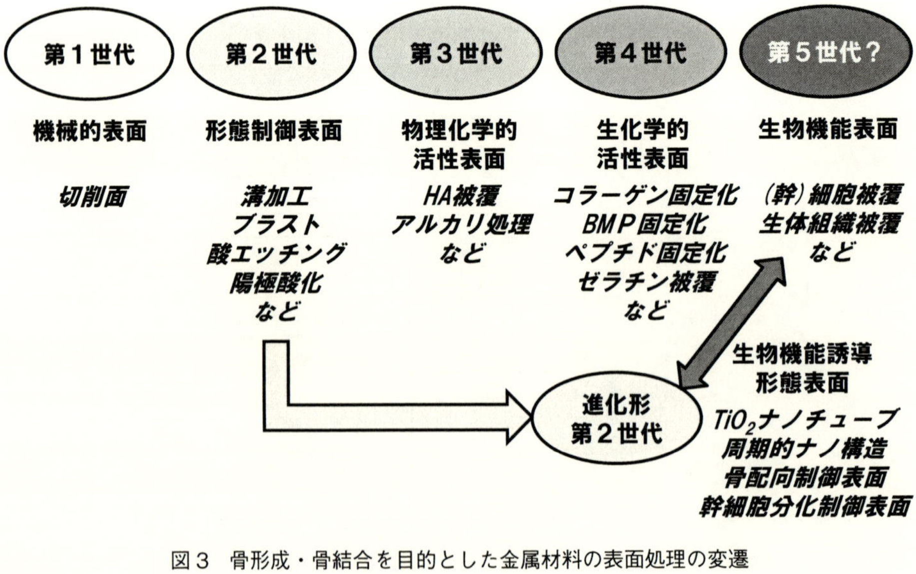

図3　骨形成・骨結合を目的とした金属材料の表面処理の変遷

2　電気化学的被覆

電気化学的被覆処理をする場合の基板材料は，チタン（Ti），Ti 合金，Ni-Ti 形状記憶・超弾性合金，コバルトクロム（Co-Cr）合金，ステンレス鋼（SS），マグネシウム（Mg）合金，銅（Cu），ジルコニウム（Zr）合金である。被覆するセラミックスは，ハイドロキシアパタイト（HA），リン酸八カルシウム（OCP），ブルッカイト（DCPD），その他のリン酸カルシウム（Ca-P），ダイヤモンドライクカーボン（DLC），酸化チタン（TiO_2）などであり，被覆する金属は Mg や Ta，高分子はコラーゲン，ポリエチレングリコール（PEG）などである。下地基材と被覆層の組み合わせと被覆の目的を表1にまとめる。これらの組み合わせは目的に応じて選択される。HA 被覆は通常硬組織適合性（骨形成，骨結合）を促進するために行われるが，Mg 合金に対してはその分解速度を制御するために行われる。また，DLC 被覆は摩擦摩耗特性を改善するために行われる。TiO_2 被覆は耐食性と硬組織適合性を改善するために行われるが，特に多孔質層は骨結合を促進するために行われる。

硬組織適合性向上のための HA と Ca-P の電気化学的被覆を図4にまとめる。これらは，アノード電位，カソード電位，パルス電位の電位付加で金属表面に HA 層や Ca-P 層を形成するものである。一方，Mg 合金に対する HA と Ca-P の電気化学的被覆を図5にまとめる。生分解性 Mg 合金開発の鍵は，人体内での機械的性質の分解速度のバランスの制御であるが，Mg 合金は分解速度が大きいため耐食性の向上（分解速度の抑制）が必要であり，これと生体適合性の向上の両方を目指して表面層形成が行われる。

表1　電気化学的表面層形成における下地金属と表面層の組み合わせ

	Ti（Zr） Ti 合金	ステンレス鋼 Co-Cr 合金	Mg 合金
ハイドロキシアパタイト（HA） リン酸カルシウム カルシウム化合物	骨形成 骨結合	骨形成 骨結合	分解速度（腐食速度）制御 骨形成
TiO_2 ナノチューブ カーボンナノチューブ	骨形成 骨結合		骨形成 骨結合 抗菌性
ダイヤモンドライクカーボン	摩擦低減 耐摩耗性向上		
MAO による TiO_2 ZrO_2	骨形成 骨結合		分解速度（腐食速度）制御 骨形成
生体分子	骨形成 耐食性向上 抗菌性		骨形成
ポリエチレングリコール（PEG）	抗菌性 血液適合性		

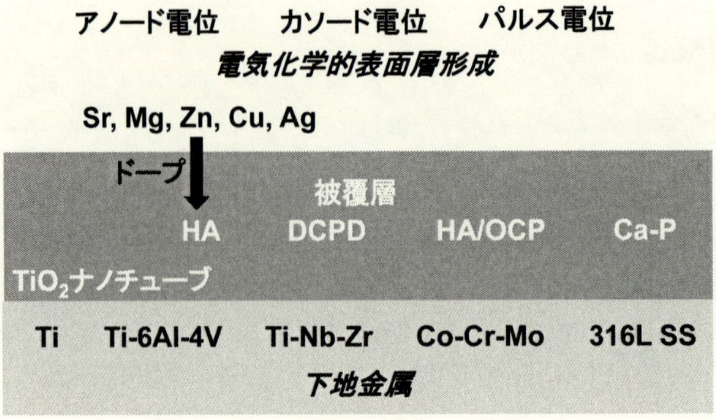

図４　電気化学的表面層被覆の電位，被覆層，下地金属

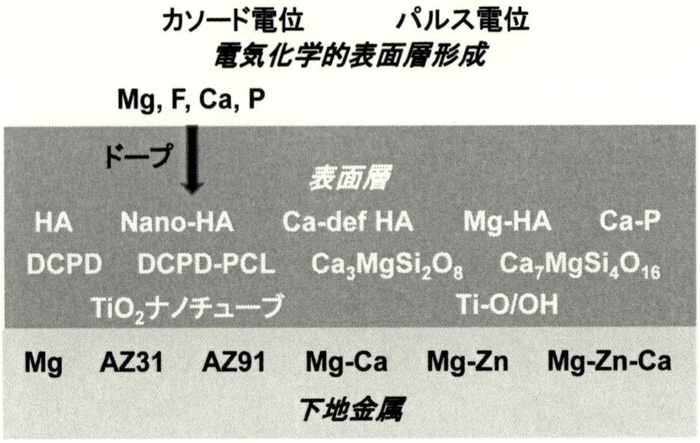

図５　Mg 合金に対する電気化学的表面層被覆の電位，被覆層，下地金属

3　マイクロアーク酸化

マイクロアーク酸化（MAO）は陽極酸化の一種であり，厚い連結多孔質酸化層を形成できる。MAO はプラズマ電解酸化（PEO）とも呼ばれる。電解液中で Ti のようなバルブ金属にアノード電位をかけると陽極酸化し表面に TiO_2 層が形成されるが，付加電位がある値を超えると TiO_2 層の絶縁破壊によってマイクロアークが発生する。電気的破壊の瞬間には基材からの Ti イオンと電解液からの OH^- イオンが反対方向に移動し TiO_2 層を再生成する[1]。図６に示すように，生成した TiO_2 層は多孔体であり基材に密着している。MAO は歯科インプラントで実用化されている。TiO_2 層には，電解液の組成を制御することで Ca イオンやリン酸イオンを含有させることが可能である[2,3]。Ti-24Nb-13Ta-4.6Zr 合金表面に Ca イオンとリン酸イオンを含有する多孔質酸化チタン層を形成することで骨形成能が向上する[4]。MAO は Zr に対しても有効で多孔質 ZrO_2 層を形成することで骨形成を促進できる[5]。また，MAO と化学処理の組み合わせも有効である[6]。

Ti に MAO 処理を行う際に電解液に Ag を加え，Ca イオンやリン酸イオンに加えて，Ag を

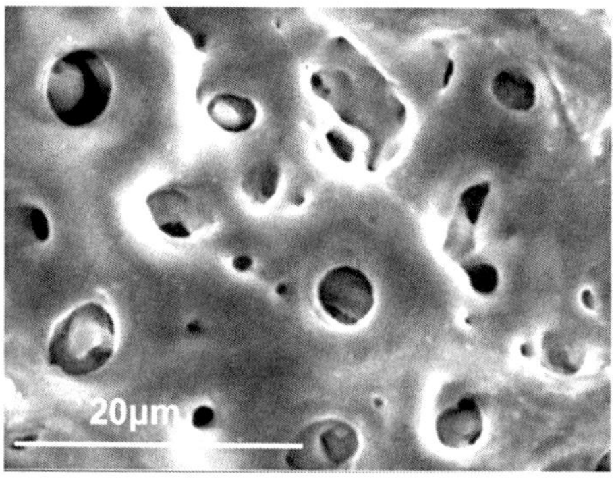

図6　マイクロアーク酸化 Ti 表面によって生成した連結多孔質 TiO_2 層

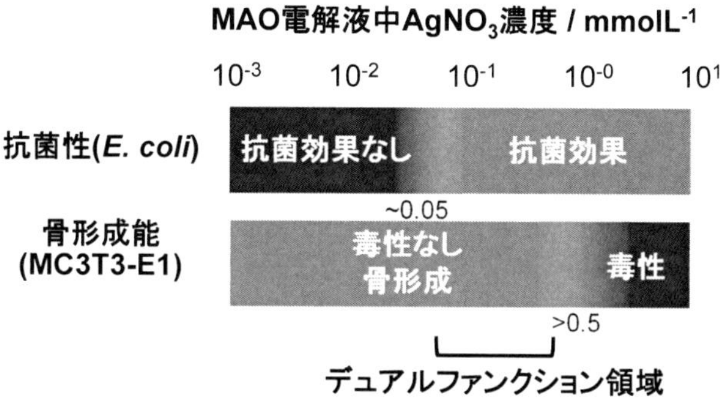

図7　抗菌性と骨形成能を同時に発現するデュアルファンクション領域

酸化層に含有させると，電解液中の Ag 濃度が 0.4 mmol L^{-1} 以上で抗菌性を示す。しかも，図7に示すように，抗菌性を示す Ag の濃度範囲と骨芽細胞様細胞が石灰化を示す濃度範囲に重なりが存在する。この濃度範囲で抗菌性と骨形成促進を両立するデュアルファンクションを示す表面となっていることがわかる。Cu や Zn のような他の抗菌元素を添加することも可能である。

4　TiO_2 ナノチューブ形成

フッ化物イオンを含む電解質中で陽極酸化処理を行うことによる TiO_2 ナノチューブの形成は，1984 年に Dezfudy ら[7]，1999 年に Zwilling ら[8]が報告しているが，孔方向のアスペクト比は小さいものであった。2005 年に Schmuki ら[9]や Grimes ら[10]が電解液を調整することにより，高アスペクト比のナノチューブが得られてから，国内外で注目を集めるようになった。この方法は単純で費用効率が高く，容易に大規模化が可能で，垂直に並んだナノチューブが高度に整列したアレイが得られ，TiO_2 ナノチューブの標準的な製造法になっている。TiO_2 ナノチューブの形成は，酸化剤と還元剤の双方を含む電解質の存在下で DC バイアス電圧をかけることで開始し，金属アノード（Ti）表面に酸化物層が形成される。次いで酸化物の電界支援溶出により，腐食ピットが生成する。酸化反応と溶出反応が平衡に達すると，腐食ピットが連続的に成長し，垂直に並んだナノポアまたはナノチューブが形成される。TiO_2 ナノチューブは生体材料に応用され，ナノサイズの効果で細胞接着，骨形成などが促進されるとしている[11~16)]。ナノ構造の効果については骨形成促進の状況証拠は得られているものの，科学的な機構解明には至っていない。生体材料分野での応用についてはまとまった総説がある[17, 18)]。

5　耐食性向上

金属材料の毒性の原因は溶出金属イオンであり，これを防止するために体内に埋植する金属材料では高い耐食性が求められ，不動態金属あるいは貴金属とそれらの合金が使用されてきた。Tiの良好な組織適合性の機構についてはさまざま議論されているが明確にはなっていない。初期にはその良好な耐食性によるものとされていたが，現在では耐食性は組織適合性の必要条件ではあるが十分条件ではないことが明らかになっている。いずれにせよ，図8に示すように，耐食性は生体適合性や生体機能性を示すための必要条件である。上述の TiO_2 や HA の被覆はチタンの耐食性を向上させることがわかっている．一方，Ni–Ti 形状記憶・超弾性合金の耐食性，安全性を向上させるために，グリセロール，乳酸，硫酸，エタノールの混合液中で電位を負荷すると，Ni を含まない酸化チタン皮膜を形成でき，耐食性，安全性が確保される[19, 20)]。

6　カラーリング

医療機器における電気化学的表面処理で重要なものに，カラーリングがある。装飾品におけるカラーリングは審美性の向上を目的とするが，医療機器の場合は器具の取り間違いの防止，耐食

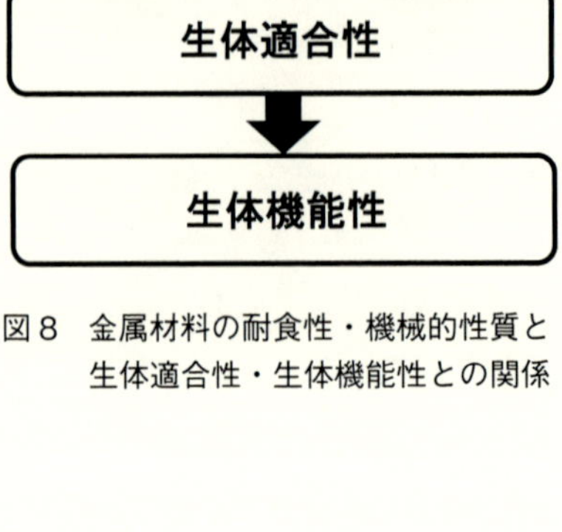

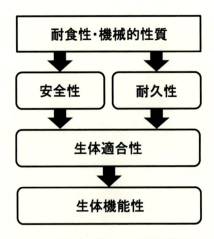

図8　金属材料の耐食性・機械的性質と
生体適合性・生体機能性との関係

性の向上を目的としている。カラーリングは陽極酸化によって表面酸化物を成長させることで行われる。発色は酸化層からの反射光と下地のチタンからの反射光の干渉によって起こり，表面酸化層の厚さで決まる。酸化層の薄い方から厚くなるに従って，茶，紫，青，緑，黄，橙，赤と色が変化する。酸化層の厚さのみで発色し，染料や顔料を使用しないために安全性は高く，医療機器の着色法として優れている。現在では，ピンセット，歯科インプラント，骨固定材，脊椎固定器具など多くの部材にカラーリングが施されている。

7　カソード分極アルカリ処理

Ti を NaOH や KOH のようなアルカリ溶液に浸漬し，その後加熱すると，その表面の骨形成が促進することが知られており，人工股関節のステムで実用化されている[21]。しかし，この方法は Zr のようにリン酸カルシウムを生成しにくい金属材料には適用できない。そこで，図９に示すように，Zr をカソード分極することで極表面をアルカリ環境として，アルカリ溶液に浸漬するよりも効率的にアルカリ処理を行う手法が考案されている。この方法で Zr 表面の骨形成能が促進できる[22]。

8　電着による機能分子固定化

ポリエチレングリコール（PEG）は，タンパク質の吸着を抑制する性質を持ち，そのため固体表面に固定化できれば，細胞接着抑制など多くの波及的効果が期待できる機能分子である。PEG の片末端あるいは両末端をアミンで修飾し，NaCl 水溶液に溶解し，Ti 板をカソード，Pt 板をアノードとして通電すると，PEG が Ti 表面に固定化される（図 10）[23, 24]。PEG を電着固定した Ti 上では，タンパク質の吸着が抑制され，抗血栓性の指標となる血小板粘着が抑制される[25]。また，

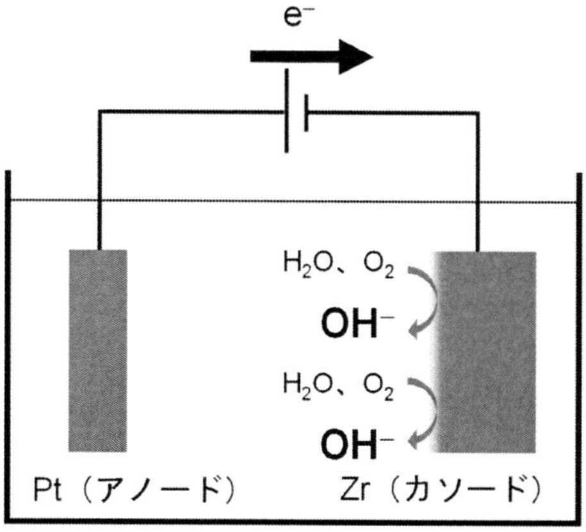

図９　支持電解質水溶液中でのカソード分極による Zr 極表面アルカリ化

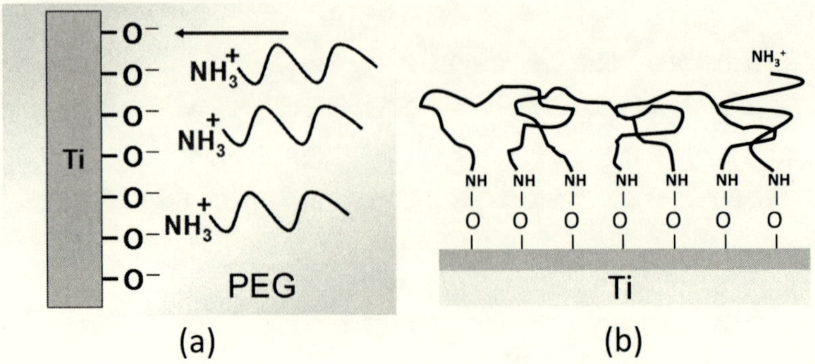

図 10　(a) 末端をアミンで修飾した PEG の電着と (b) 電着固定化様式の模式図

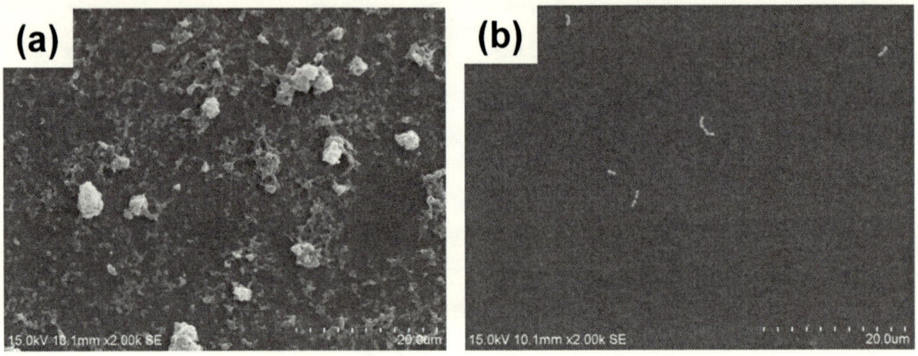

図 11　Ti 表面への PEG 電着によるバイオフィルム形成の抑制
(a) 未処理 Ti 表面，(b) PEG 電着表面。

細菌付着およびバイオフィルム形成も抑制できる（図 11）[26]。細胞膜類似構造の 2-メタクリロイルオキシエチルホスホリルコリン（MPC）ポリマーの電着も可能であり，電着表面は結晶板粘着を抑制する[27,28]。生体分子は電荷を持っているため，電着技術はその固定化に直ちに応用できる。たとえばコラーゲンの電着が研究されている[29~31]。機能分子，生体分子の電着固定化は金属材料の生体機能化のために幅広い応用が可能である。

9　理想的表面処理

金属材料に良好な生体適合性や生体機能性が付与できれば，その利用範囲は大きく広がる。上述のように，近年の表面機能化技術とその評価技術の進歩によって，材料表面の生体適合化・機能化は研究レベルでは 10 年前には予測できなった進歩を遂げている。表面層の形成のみならず，表面層への元素の導入，表面の粗糙化や多孔質化に対して，電気化学的な処理法は有効な手段である。

文　　献

1) A. Yerokhin *et al.*, *Surf. Coat. Technol.*, **122**, 73 (1999)
2) H. Ishizawa *et al.*, *J. Biomed. Mater. Res.*, **29**, 65 (1995)
3) H. Ishizawa *et al.*, *J. Biomed. Mater. Res.*, **29**, 1071 (1995)
4) Y. Tsutsumi *et al.*, *Appl. Surf. Sci.*, **262**, 34 (2012)
5) M. Nyan *et al.*, *Dent. Mater. J.*, **30**, 754 (2011)
6) J. Y. Ha *et al.*, *Surf. Coat. Technol.*, **205**, 4948 (2011)
7) M. Assefpour-Dezfuly *et al.*, *J. Mater. Sci.*, **19**, 3626 (1984)
8) V. Zwilling *et al.*, *Electrochim. Acta*, **45**, 921 (1999)
9) J. M. Macak *et al.*, *Angew. Chem. Int. Ed.*, **44**, 2100 (2005)
10) Q. Cai *et al.*, *J. Mater. Res.*, **20**, 230 (2005)
11) K. S. Brammer *et al.*, *Trend. Biotechnol.*, **30**, 315 (2012)
12) N. K. Allam *et al.*, *Adv. Mater.*, **20**, 3942 (2008)
13) R. Narayanan *et al.*, *Mater. Chem. Phys.*, **117**, 460 (2009)
14) M. S. Mohamed *et al.*, *Sci. Rep.*, **7**, 41844 (2017)
15) K. D. Patel *et al.*, *ACS Appl. Mater. Interface*, **7**, 26850 (2015)
16) 宮部さやか ほか，金属学会誌，**82**, 269 (2018)
17) E. P. Su *et al.*, *Bone Joint. J.*, **100B**, 9 (2018)
18) A. W. Tana *et al.*, *Ceram. Int.*, **38**, 4421 (2012)
19) T. Ishimoto *et al.*, *J. Bone Miner. Res.*, **28**, 1170 (2013)
20) O, Fukushima *et al.*, *Dent. Mater. J.*, **25**, 151 (2006)
21) H. M. Kim *et al.*, *J. Biomed. Mater. Res.*, **32**, 409 (1996)
22) Y. Tsutsumi *et al.*, *Acta Biomater.*, **6**, 4161 (2010)
23) Y. Tanaka *et al.*, *Mater. Sci. Eng.*, **C27**, 206 (2007)
24) Y. Tanaka *et al.*, *Mater. Trans.*, **48**, 287 (2007)
25) Y. Tanaka *et al.*, *J. Biomed. Mater. Res.*, **92A**, 350 (2010)
26) Y. Tanaka *et al.*, *J. Biomed. Mater. Res.*, **95A**, 1105 (2010)
27) Y. Fukuhara *et al.*, *Appl. Surf. Sci.*, **355**, 784 (2015)
28) Y. Fukuhara *et al.*, *J. Biomed. Mater. Res. Appl. Biomater.*, **104B**, 554 (2016)
29) H. Kamata *et al.*, *Mater. Trans.*, **52**, 81 (2011)
30) T. Ling *et al.*, *J. Mater. Sci. Mater. Med.*, **24**, 2709 (2013)
31) J. Zhuang *et al.*, *ACS Biomater. Sci. Eng.*, **4**, 1528 (2018)

第2章　金属材料の骨伝導性向上を目指した表面改質

興戸正純[*1]，黒田健介[*2]

1　緒言

生体適合性や耐食性の良さから，整形外科や歯科領域において多くのチタン合金が使用されている。しかしチタンは，骨を誘導・伝導する能力に乏しく，特に，骨質の劣る患者にチタン製インプラントを埋植した場合には，多くの失敗例が報告されてきた[1,2)]。それゆえに，インプラント表面と生体組織との界面挙動を知ることは，ステム，歯根，骨ねじなどを開発する上で極めて重要である。

生体適合性を柔軟にかつ的確に付与するためには，表面処理や官能基修飾の技術が欠かせない。骨芽細胞や破骨細胞はタンパク質を介して接着し，骨組織を形成する（図1）。そのため，人工物／表面官能基／タンパク質／細胞といった階層構造が，細胞の接着と分化・活性化を大きく左右し，硬組織・軟組織生成能に多大なる影響を与える。

骨伝導性に及ぼす因子のひとつに親水性があげられる。そこで，これまでに取り組んできた生体材料用金属・合金および一部ポリマーについての表面改質技術，親水化手法と生体内（*in vivo*）評価結果について紹介する[3,4)]。

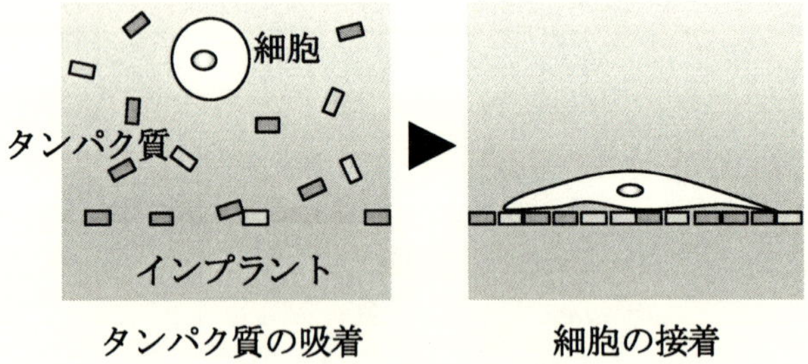

図1　タンパク質を介した細胞の接着

＊1　Masazumi Okido　名古屋大学　未来材料・システム研究所　教授
＊2　Kensuke Kuroda　名古屋大学　未来材料・システム研究所　准教授

2　表面改質法

生体材料に使われる金属・合金の表面改質は広く行われてきた。例えば，チタンの表面改質では，新たに骨の無機主成分である水酸アパタイト，リン酸カルシウムなどの被覆である[5,6]。

さて，表面処理には，新たな物質を被覆するEpi-coat法とTi表面をTiO_2，$CaTiO_2$などに変化させるEndo-coat法がある[7]。Epi-coat法にはスパッタ，イオンプレーティング，電気めっき，塗装などがあり，Endo-coat法には浸炭処理，陽極酸化処理，溶融亜鉛めっき合金化処理，クロメート・リン酸塩処理などがあげられる。これらの技術は，生体材料以外の工業分野における表面処理技術としてこれまでに多く利用されてきている。前者の技術は，皮膜の密着性，均一性，粗度，プロセス温度などが問題になる場合がある。一方，後者の技術は，密着性などの観点から前者の問題点を解決できる可能性が高い。

そこで，Endo-coat法を用いた表面改質に着目し，表面親水性を制御する以下の手法を用いて生体適合性向上を目指した。すなわち，チタン合金などを種々の水溶液中において陽極酸化処理した。電圧を制御することで酸化チタン（チタニア）皮膜の厚さを約100 nm，表面粗さを$R_a/\mu m<0.1$に揃えた。180℃の蒸留水中における水熱処理，エキシマランプを用いた紫外線照射処理，窒素ガスを用いた大気圧プラズマ処理，濃硫酸常温溶液浸漬処理なども採用した。また，チタニア皮膜作製では高温酸化などの気相プロセスと陽極酸化などの液相プロセスの違いについても検討した。

3　生体適合性評価法

前述したように表面親水性により骨伝導性は影響される。表面親水性の測定は，表面改質後の試料を温風乾燥させ，その上に2 μLの水滴をのせたときの静的水滴接触角（WCA）により評価した。

生体適合性は，各種表面改質を施した試料へのタンパク質の吸着試験と動物埋植試験により評価した。タンパク質吸着性と細胞接着性評価は，幹細胞が放出したタンパク質を含有する水溶液（培養上清）に，親水性ならびに疎水性固体を浸漬させ，吸着タンパク質の種類と量を液体クロマトグラフィーなどにより測定した。特に，細胞接着性タンパク質であるⅠ型コラーゲン，フィブロネクチンなどについて詳細に検討した。動物埋植実験では，図2に示すような円柱試料を8週齢の雄性ラット脛骨に2週間埋植し，その表面に生成した硬組織の割合，すなわち次式で定義する骨とインプラント界面において硬組織化した割合（R_{B-I}）によって生体適合性（骨伝導性）を評価した。

$$R_{B-I}(\%) = 硬組織が生成した部分の長さ／界面の全長 \times 100$$

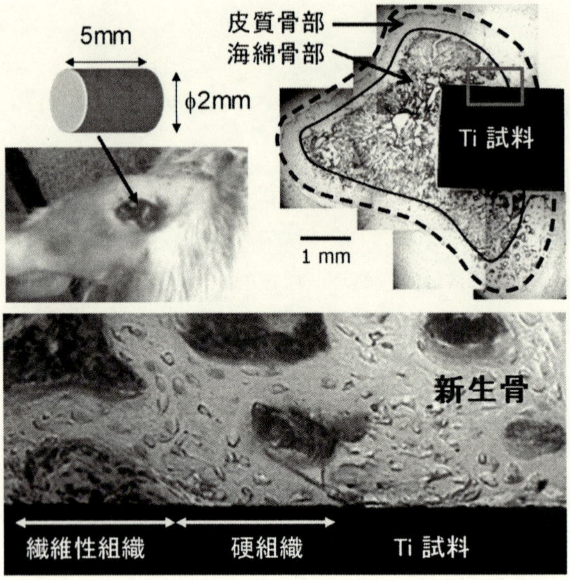

図２　Tiのラットへの埋植と骨伝導性因子 R_{B-I} の評価法

4　チタンの陽極酸化と骨伝導性

異なる溶質イオン種を含有する種々の水溶液中でTiを陽極酸化することで，溶質イオンがチタニア皮膜中に取り込まれる。溶質イオンの皮膜中への混入が表面親水性，骨伝導に及ぼす影響について検討した[8)]。XPS測定から，SO_4^{2-}，PO_4^{3-}を含む酸性水溶液あるいは中性水溶液中で陽極酸化した試料表面皮膜には水溶液中のこれらアニオンが含有された。Mg^{2+}，Ca^{2+}，K^+，あるいはNa^+が含まれる水溶液で陽極酸化すると，皮膜中にはこれらカチオンが含まる。しかし，R_{B-I}値はチタニア皮膜中に含有される成分ではなく，溶液のpHに依存した（図3）。これは，陽極酸化する溶液のpHにより生成するチタニア皮膜の親水性が変化するためである。強酸性あるいは強アルカリ性で処理したTi表面の水滴接触角は小さく親水性を示す。

種々の溶液を用いてチタン表面を酸化しチタニア皮膜を作製した。図4にR_{B-I}値を示す。陽極酸化ではアナタース型，高温酸化ではルチル型結晶のチタニアが生成する。二段処理（陽極酸化後に高温酸化）では陽極酸化で生成したアナタース結晶のままである。また，過酸化水素と硝酸を含む酸化性の溶液浸漬ではゲル状のアナタース皮膜となる。磨いただけのTiのR_{B-I}値11％と比較すると，陽極酸化材は高いR_{B-I}値を示すが，空気中で高温酸化したものは示さない。一旦，陽極酸化後に高温酸化すると高いR_{B-I}値は失われる。また，骨伝導性には結晶系は影響しないことが分かった[9)]。

このようなR_{B-I}値の変化は表面皮膜の親水性によるものである。親水化した表面ではR_{B-I}値は高く，逆に研磨まま材のWCAは70度程度で，R_{B-I}値は低くなる。

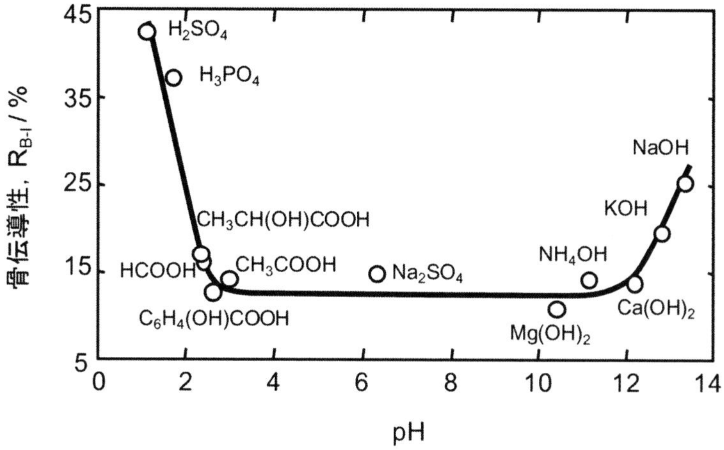

図3　海綿骨部の R_{B-I} 値に及ぼす陽極酸化液の pH の影響

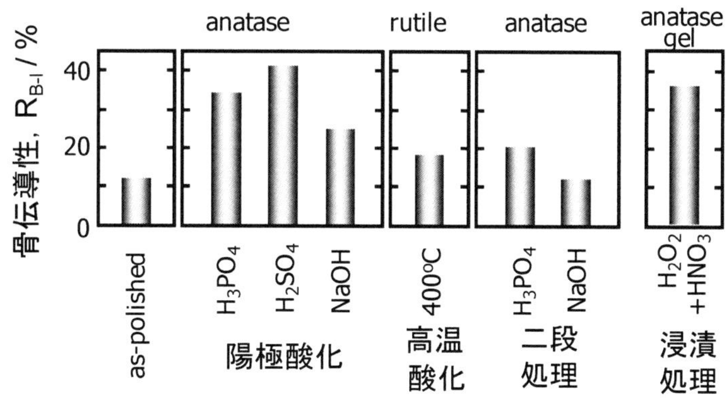

図4　各種方法で表面酸化した Ti の皮質骨部の骨伝導性

5　各種合金の親水性制御

表面の親水性と硬組織生成量の関係を系統的に調べた例は少なく，表面親水性と骨伝導性との定量的関係は未だ明らかではない。そこで，生体材料用に開発されてきた各種金属・合金を用い，陽極酸化や水熱法などを駆使して表面の親水性を変化させ，骨伝導能との相関性を評価した。人工股関節や人工膝関節など，強度を必要とする部位では純 Ti よりも機械的強度に優れた $\alpha+\beta$ 型 Ti 合金が多く提案されている。また，ストレスシールディングによる骨吸収を軽減するために，皮質骨と弾性率の近い β 型 Ti 合金の開発が盛んに行われている。これまで用いてきた Ti の結果をベースとし，$\alpha+\beta$ 型 Ti 合金である Ti-6Al-4V ELI（Ti64），Ti-6Al-7Nb（Ti67），β 型 Ti 合金である Ti-29Nb-13Ta-4.6Zr（TNTZ），Ti-13Cr-1Fe-3Al（TCFA），さらにステンレス鋼を評価した[10,11]。図5にそれらの結果をまとめて示す。Ti の WCA は，研磨後で 70 度程度，

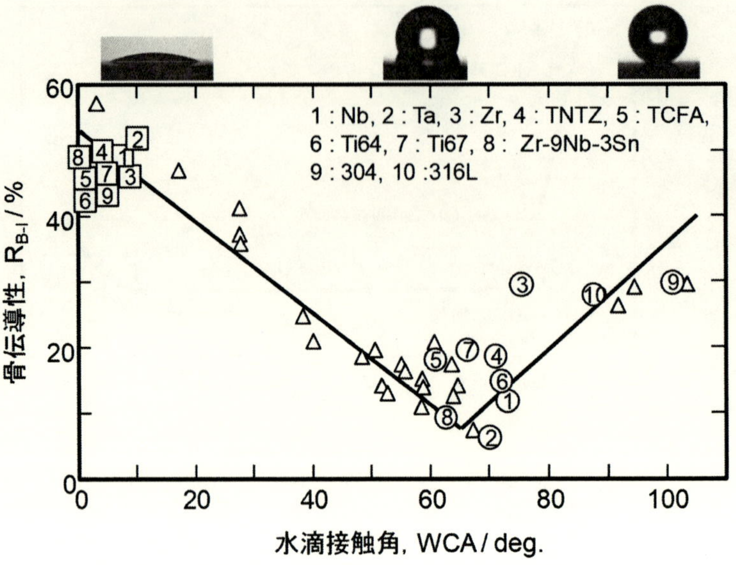

図５　金属，合金の表面親水性と骨伝導性の関係
△：WCA を変化させた Ti，○：研磨した合金，□：表面改質した合金。

陽極酸化後で30度程度である。水熱処理後に陽極酸化を行い，さらにPBS(－)溶液（リン酸緩衝生理食塩水：Phosphate buffered saline，137 mM NaCl, 2.7 mM KCl, 10 mM Na_2HPO_4, 1.76 mM KH_2PO_4）に浸漬しておくと５度以下の超親水性が得られる[12)]。しかし，空気中に保存すると炭化水素類のガスの吸着で親水性は速やかに衰える。このようにTiへの表面改質法を変化させたり，その後空気中に暴露する時間を調整することで，広い範囲のWCA値をもつTiを準備した。Tiの骨伝導性試験の結果(△)から，R_{B-I}値とWCAは約70度を境にV字型の相関性が得られた。次に，各種金属・合金の研磨まま材の結果(○)では，WCA値は60～80度であり骨伝導は低い。適当な処理により親水性を高めた結果(□)，骨伝導は上昇した。試験したすべての生体用金属・合金について，ほぼ同様の傾向があることがわかる。ステンレス鋼もTi合金と同様の傾向を示す。WCA 70度を境に疎水化することでも幾分骨伝導は上昇する傾向がみられるが，これはタンパク質の吸着と関係がある。

6　表面粗度および高温酸化と陽極酸化の違い

水酸アパタイトなどのセラミックスは，高温の溶射法でインプラント表面への被覆が行われる。このような乾式法と陽極酸化のような湿式法の骨伝導性に及ぼす効果を比較した。前述したように，湿式法では親水性は高まる。図6はリン酸中で陽極酸化したWCAが低く親水化した試料と400℃で加熱し表面をチタニアに高温酸化した試料および磨いたままのTi試料の比較である。すべての表面にはほぼ同じ厚さ（100 nm）のチタニア皮膜が付けてある。横軸に表面粗さ

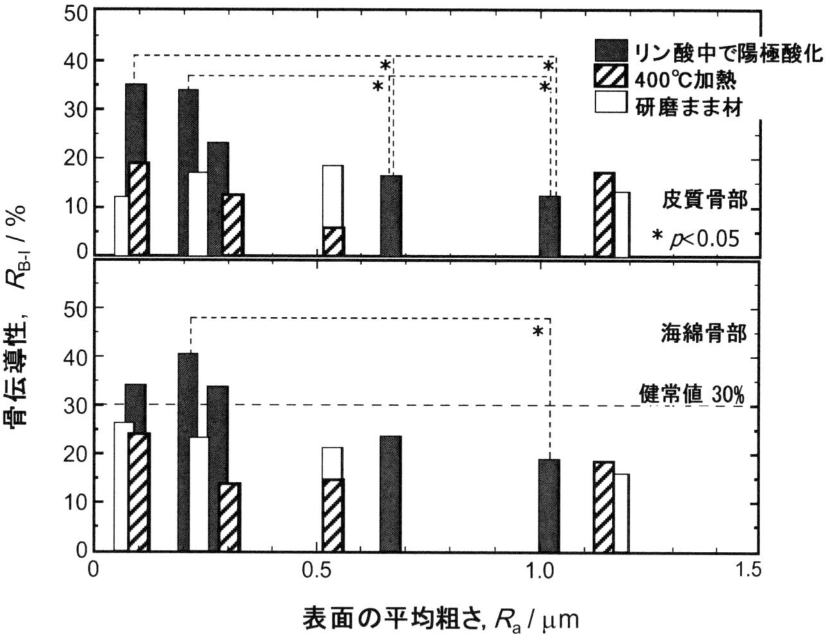

図6　骨伝導性に対する表面皮膜作製プロセスと表面粗度の影響

R_a 値をとって，表面が比較的平滑な3つの試料（R_a/ μm<0.5）を比較してみると，皮質骨部，海綿骨部ともに陽極酸化材の R_{B-I} 値は高いが，他の試料では低いままである。このように，同じチタニアで表面が覆われているだけでは骨伝導性は向上せず，乾式法で形成するチタニア表面は親水性がないことから，チタニアの持つ親水性が骨伝導能を左右することがわかる[13]。

次に表面粗さについてみると，リン酸中で陽極酸化したものは同じ親水性であっても R_a/ μm>0.5 になると骨伝導性が低下する。この原因は明らかではないが，骨芽細胞の接着などが関係しているものと推測している。

7　親水性の保持技術

これまで述べてきたように，表面を親水化すると骨伝導性が向上する。硫酸等の水溶液中での陽極酸化，180℃の蒸留水中での水熱処理，Hg-Xe ランプ（～250 nm）やエキシマランプ（～173 nm）による紫外線照射，大気圧下でのプラズマ照射（N_2 ガス，500 W）などでも WCA が10度以下の超親水化が可能である。しかし，このような処理を行い超親水性（WCA<10度）にしても，それを維持することは難しい。図7は4種の金属に対して，WCA 15度程度に親水化した試料を用いて保持方法を変えて WCA の変化をみたものである。空気中や，蒸留水中の保持では WCA は徐々に大きくなり，親水性が弱まる。これは，大気中の炭化水素類のガス吸着などにより親水表面に多くある水酸基が覆われてしまうためである。一方，PBS(－)溶液の5倍濃度

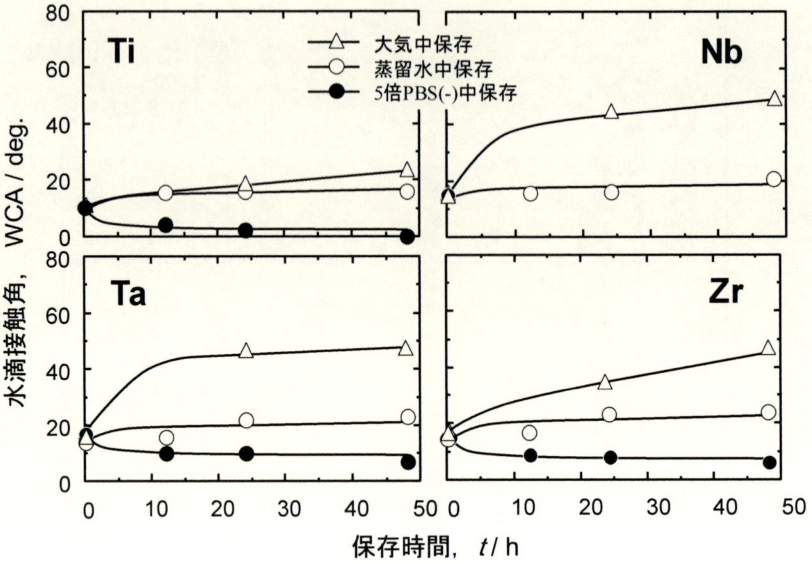

図7　金属の表面親水性維持法

液に保持すれば，OHで覆われた表面にナトリウムイオン，塩化物イオンあるいはリン酸イオンなどが吸着し，より親水性を高めることが明らかになった[14]。PBSは生体にとって無害なものであり，手術時にインプラントをPBS(－)溶液から取り出して埋入することも可能である。

8　タンパク質吸着

新生骨生成は表面に吸着するタンパク質の種類・量に依存する。さらに，骨芽細胞はタンパク質を足場としてインプラントに接着する。フィブロネクチンとデコリン（細胞接着性タンパク質）あるいはアルブミン（細胞非接着性タンパク質）を溶かした蒸留水にサンプルを浸漬し，表面吸着量をFT-IRのアミド結合（ペプチド結合）から検出した。図8に示すように，どのタンパク質の吸着量もWCAに依存し，親水性側でも疎水性側でも吸着しやすいV字型カーブとなる。タンパク質が最も吸着しにくいWCA値は，フィブロネクチンでは48度，アルブミンでは65度，デコリンでは72度である。さらに，タンパク質吸着後のWCAを測定したところ，これらのWCA値に収束する。超親水性（WCA ≈ 0度）表面にフィブロネクチンを吸着させWCAが48度になった試料の$R_{\mathrm{B-I}}$を調べたところ高い値を示した。この結果と図5の骨伝導の結果を併せて考えると，親水性の強い表面は，タンパク質の吸着を促しタンパク質吸着後にWCAが増加しても細胞接着は滞りなく進行することが理解できる。タンパク質は，極性を持ち親水性部分となじみやすい官能基部分と，疎水性のアルキル基部分が帯状に連なっており，これがTi表面の親水部と疎水部にそれぞれ接着した結果，図8のようなV字型カーブを呈したものと考えられる。

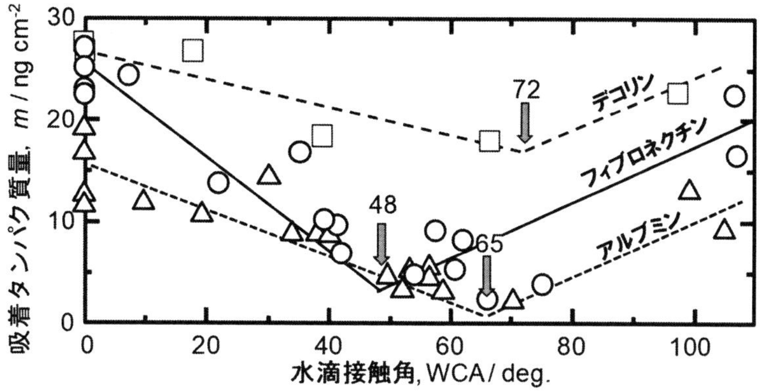

図８　Ti 表面の親水性とタンパク質吸着量の関係

以上示したように，骨伝導性を司る因子はインプラント材料の種類やその表面層ではなく，固体／表面／表面官能基／タンパク質／細胞といった表面の階層構造であるといえる。表面構造は，タンパク質や細胞の接着と分化，活性化を大きく左右し，基材固体の硬組織・軟組織生成能に多大なる影響を与える。親水化処理とフリーズドライ製法により製造したタンパク質混合粉末塗布の両効果についてさらに検討した結果，タンパク質塗布だけでも効果はあるが，表面超親水化を併用することで飛躍的に骨生成能が向上することも実証している[15～17]。

9　ポリマーへの応用

スーパーエンジニアリングプラスチックは化学的・機械的安定性の高いポリマーである。PEEK（ポリエーテルエーテルケトン）は，骨に近い弾性率（曲げ弾性率は約 3.6 GPa）を持つ。しかし，化学的に極めて安定なため表面改質が困難であり，疎水性表面（WCA 85 度）であるため，無電解めっきなども難しく工業的にも使用しにくい。生体材料へ適用するために，現状では PEEK 粉末を HAp 粉末と混練し複合材とする，PEEK 基材表面に HAp などを析出・加熱固着する，PEEK 表面に HAp や Ti，TiO_2 を溶射するなどの対策が考えられている。著者らは，生体活性を上げる目的で，これまでの手法を発展させたポリマー材の親水化法を検討している。

PEEK を研磨して平滑（$R_a/\mu m < 0.1$）にし，強酸などを用いた水溶液浸漬処理と紫外線照射処理を組み合わせて表面改質することにより，平滑性を維持したまま親水化することができる。図９は PEEK の結果であり，Ti の結果と併せて示してある[18]。①は研磨まま材であり WCA が大きい。②～④はそれぞれ，紫外線照射したもの，硫酸浸漬後に紫外線照射し５倍濃度の PBS(－)溶液中保持したもの，硫酸浸漬後紫外線照射し蒸留水中で保持したものであり，異なる WCA 値を持つ。ここで，硫酸浸漬はポリマーの結合を切るためであり，紫外線照射は切られた結合部に親水基を付けるプロセスになる。表面改質法を工夫すれば，PEEK のようなポリマーでも WCA を 20 度以下にし，R_{B-I} 値を 50％以上にまで向上させることが可能である。

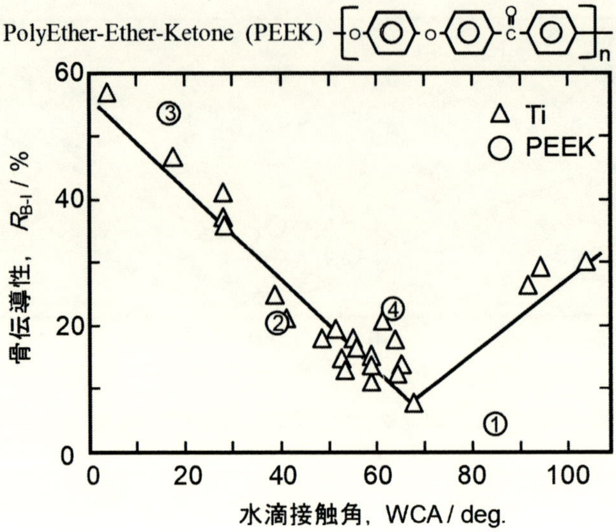

図 9　PEEK の親水性と海綿骨部の骨伝導性の関係

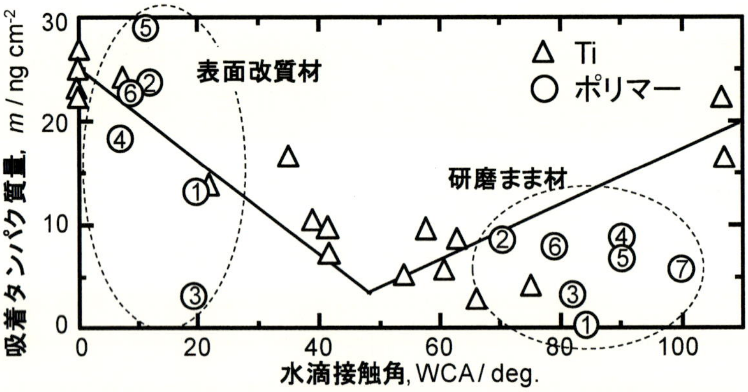

図 10　各種ポリマーへの吸着タンパク質量と親水性の関係

次に，各種ポリマーについても表面改質法を工夫して WCA を変化させた。図 10 の①～⑦はそれぞれ，PEEK，ポリオキシメチレン（POM），アクリロニトリルブタジエンスチレン樹脂（ABS），ポリプロピレン（PP），ポリ塩化ビニル（PVC），ポリカーボネート（PC），ポリテトラフルオロエチレン（PTFE）に相当する。WCA とフィブロネクチン吸着量の結果を Ti の結果と併せて示してある。多くのポリマーは Ti と同様に表面改質により親水化し，吸着タンパク質量も増加するが，ABS では，WCA が 20 度まで減少しても吸着タンパク質量は増大しなかった。また，PTFE ではこれまで行った親水化表面処理法では表面粗さを平滑のままで親水化させることはできなかった。ポリマーの結果は，Ti 試料の結果と比べると必ずしも良い V 字型カーブに載っているとはいえない。これは，ポリマーの親水化処理後の表面に形成される親水基の違いが，タンパク質の吸着挙動と関係しているものと推察される。

10　結言

新生骨ができやすいインプラント表面の創製を目指して，チタン表面へのチタニアコーティング，親水性付与，タンパク質吸着，さらにポリマー材料の表面改質へと進めてきた。研究結果からいえることは，骨伝導性の高い材料は親水性表面を有するということである。しかし，まだ研究途中にある数少ない限られた結果に基づくものであり，今後多くの研究の下，さらなる検討を加えていかなければならない。化学的な表面特性制御だけでは，インプラントの課題をすべて解決することはできない。工学以外の医学・歯学・薬学といった周辺分野との今以上の連携・連鎖を通して材料自体の物理的・化学的特性改善を行うことで，優れた生体材料の実現につながるものと考えられる。

文　献

1）R. A. Jaffin & C. L. Berman, *J. Periodontol.*, **62**, 2 (1991)
2）W. Khang *et al.*, *J. Periodontol.*, **72**, 1384 (2001)
3）興戸正純ほか，機能材料，**38** (5), 20 (2018)
4）興戸正純，表面技術，**70** (2), 66 (2019)
5）L. L. Hench *et al.*, An Introduction to Bioceramics, Chapter 1, World Scientific, Singapore (1993)
6）X. Nie *et al.*, *Surf. Coat. Technol.*, **125**, 407 (2000)
7）増子昇，まてりあ，**35**, 488 (1996)
8）D. Yamamoto *et al.*, *Mater. Trans.*, **52**, 1650 (2011)
9）K. Kuroda & M. Okido, *Bioinorg. Chem. Appl.*, ID730693 (2012)
10）M. Zuldesmi *et al.*, *J. Biomater. Nanobiotechnol.*, **6**, 126 (2015)
11）K. Kuroda & M. Okido, *Mater. Technol.*, **30**, B13 (2015)
12）黒田健介，興戸正純，特許第5963133 (2016)
13）M. Zuldesmi *et al.*, *Mater. Sci. Eng. C*, **49**, 430 (2015)
14）K. Kuroda & M. Okido, *J. Biomater. Nanobiotechnol.*, **9**, 26 (2018)
15）K. Sugimoto *et al.*, *Biochem. Biophys. Rep.*, **7**, 316 (2016)
16）M. Omori *et al.*, *Stem Cell Res. Ther.*, **6**, 124 (2015)
17）S. Tsuchiya *et al.*, *Int. J. Nanomed.*, **13**, 1665 (2018)
18）K. Kuroda *et al.*, *J. Biomater. Nanobiotechnol.*, **9**, 233 (2018)

第3章　リン酸カルシウムコーティングやガス法によるチタン表面改質

上田恭介＊1，佐藤直生＊2，成島尚之＊3

1　はじめに

チタンおよびチタン合金は優れた比強度・耐食性に加えて，低アレルギー性や骨適合性からステンレス鋼やCo-Cr合金とともに主要な金属系バイオマテリアルとして活用されている[1,2]。加えて，チタンには他の金属には見られない骨と直接密着するという特性，オッセオインテグレーション[3]を有することから，人工関節や人工歯根（歯科用インプラント）といった硬組織代替デバイスに用いられている。特に歯科用インプラントにおいては，現在ほぼ全てがチタンあるいはチタン合金製である[4]。しかし，オッセオインテグレーションの獲得には比較的長期間が必要とされ，骨の状態によっては必ずしも十分な密着が得られない場合がある。

加えて，これらのデバイス表面に細菌が付着すると，埋入後に材料周囲の骨融解や骨破損を引き起こし，デバイスの緩みを生じる。特に歯科用インプラントの場合，口腔内には細菌群が多く存在するため細菌付着の確率は高くなる。歯科用インプラントや人工関節の置換術においては切開部が大きいことから手術部位感染（surgical site infection：SSI）[5]のリスクが高くなる。SSIの起炎菌としては，黄色ブドウ球菌，表皮ブドウ球菌，腸球菌，大腸菌などが報告されている[6]。インプラント表面は細菌の付着や微生物汚染の優先サイトになりやすく，付着した細菌が癒合することでバイオフィルムを形成する。インプラントに起因するSSIリスク低減のためには，細菌の付着および増殖の段階で抑制することが重要であり，デバイス表面への抗菌性の付与は有効である。骨組織では食細胞が少なく，生体防御機構が弱いことに加え，加齢に伴う免疫機能の低下によりSSIのリスクは増加する。さらに，加齢に伴い骨形成能も低下することから，インプラントの固定に時間を要し，長期間の入院を強いられることもある。そのため，インプラントの骨適合性のためには，抗菌性と骨形成能の両方を具備した表面処理が必要となる。

チタンは強度・延性バランスを高いレベルで両立できるといった優れた機械的特性を示す一方で，耐摩耗性に劣る。そのため，生体用途としても耐摩耗性向上は重要である。本稿では，基板との優れた密着性を達成できるRFマグネトロンスパッタリング法およびガス法によるチタンおよびチタン合金の生体用表面処理について述べることとする。

＊1　Kyosuke Ueda　東北大学　大学院工学研究科　材料システム工学専攻　准教授
＊2　Naoki Sato　東北大学　大学院工学研究科　材料システム工学専攻
＊3　Takayuki Narushima　東北大学　大学院工学研究科　材料システム工学専攻　教授

2　抗菌性発現表面処理

2. 1　Ag含有非晶質リン酸カルシウム（ACP）コーティング

抗菌性発現のための表面処理としては，有機系・無機系抗菌剤を用いて直接的に抗菌性を発現させるものと，光触媒活性を用いて間接的に抗菌性を発現させるものの２種類に大別される。前者の有機系抗菌剤としては抗生物質などの薬剤が，無機系抗菌剤としては銀，銅，亜鉛といった抗菌性を有する金属元素が挙げられる。これらの薬剤や元素はデバイス表面に直接コーティングされることは少なく，他の物質に担持させることで徐放させ，抗菌性を発現させている。例えば骨の無機成分であるリン酸カルシウムを担体とした研究が報告されており，各種方法による薬剤担持リン酸カルシウムコーティング[7)]が検討されている。ただし，薬剤による抗菌性発現においては耐性菌の形成が問題となっている。銀（Ag）は①低濃度で抗菌性を発現する，②多くの種類の細菌に対して抗菌性を発現する，③耐性菌を生じにくい，④生体に対して低毒性，といった特徴を有しており，有効な抗菌剤である[8)]。

チタン製デバイス表面へのAg担持方法として，リン酸カルシウムおよびTiO_2を担体とした研究が報告されている。Ag含有リン酸カルシウムコーティングとしては，プラズマスプレー法[9)]，静電スプレー法[10)]，パルスレーザーデポジション[11)]，電気化学的堆積法[12)]，マイクロアーク酸化（MAO）法[13)]，などが報告されている。本節では，著者らが取り組んできたRFマグネトロンスパッタリング法によるAg含有リン酸カルシウムコーティングについて紹介する。

RFマグネトロンスパッタリング法は低温プロセスであり，薄膜領域での膜厚・膜質制御性に優れる。加えて，ターゲット組成を変化させることで容易に膜組成を制御できる。著者らは，RFマグネトロンスパッタリング法により非晶質リン酸カルシウム（ACP）膜を作製し，生体内において溶解性を示すこと，それに伴い骨形成能が向上することを明らかにしてきた[14~16)]。すなわち，ACPの溶解性を利用したAgの徐放を用いることで抗菌能を付与できれば，骨形成能と抗菌性を両立させたインプラント用コーティングとして期待できる。図１にAgとβ型リン酸三

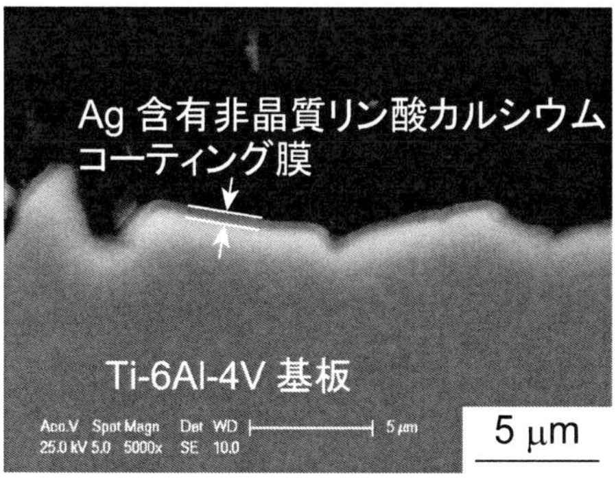

図１　ブラストチタン上に作製したAg含有ACP
コーティング膜の断面SEM像

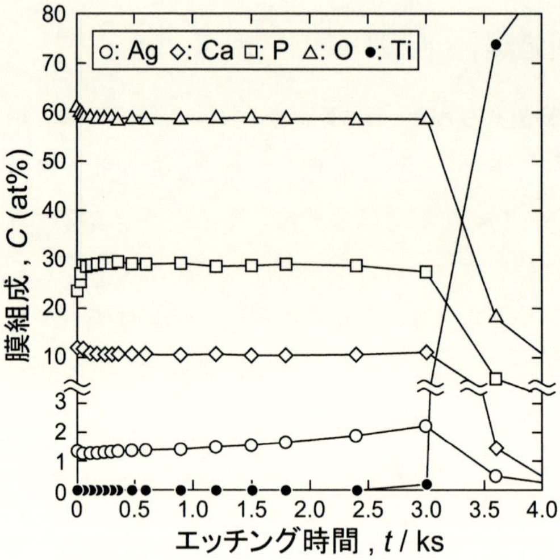

図２　Ag 含有 ACP コーティング膜の膜厚方向組成分布

カルシウム（$Ca_3(PO_4)_2$，β-TCP）混合粉末をホットプレス法により焼結した高密度焼結体をターゲットとして用いて，ブラスト処理 Ti-6Al-4V 基板上に成膜したコーティング膜の断面 SEM 像を示す。1 μm 以下の膜厚で，基板とよく密着した緻密かつ均一なコーティング膜であり，ブラスト処理による凹凸を覆いつつ，表面粗さも保持していることがわかる。図２に鏡面研磨チタン基板上に作製したコーティング膜の XPS による膜厚方向組成分布を示す。Ag が約 1 at％含まれており，リン酸カルシウムの構成元素である Ca，P，O も膜厚方向に対してほぼ均一であることがわかる。本コーティング膜の XRD 分析からは結晶質相は見られなかったことから，Ag が固溶した ACP コーティング膜であることが確認された。

ブラスト処理 Ti-6Al-4V 基板上に成膜した Ag 含有 ACP コーティング膜の抗菌性を，グラム陰性菌である大腸菌およびグラム陽性菌である黄色ブドウ球菌に対して評価した。JIS Z 2801 に準拠し，1/500 希釈普通ブイヨン培地（1/500 NB）を用いて大腸菌および黄色ブドウ球菌をそれぞれ 1×10^7 CFU(colony-forming unit)・mL^{-1} および 1×10^5 CFU・mL^{-1} に希釈した菌液（2 mL）を用いて，Ag 含有 ACP コーティング試料とともに 310 K，200 rpm にて 10.8 ks および 86.4 ks 培養した。培養後の生菌数は塗抹平板培養法により測定した。図３に，培養時間と大腸菌および黄色ブドウ球菌の生菌数の関係を示す。なお，Ag 含有 ACP コーティング試料を入れず，菌液のみを培養した結果（ブランク）をコントロールとして併せて示す。大腸菌に対しては，10.8 ks の培養後において生菌数は 1 未満（図中では 10^0 にプロットした）となった。黄色ブドウ球菌に対しても，10.8 ks 培養後で生菌数は初期値よりも減少し，86.4 ks 培養後に 1 未満となった。JIS Z 2801 では，(1)式に示す抗菌活性値としてブランクとの生菌数の差の対数値を用いた抗菌活性値（R）を定義しており，R が 2 以上のときに抗菌性を示すとしている。

$$R = (U_t - U_0) - (A_t - U_0) = U_t - A_t \quad (1)$$

ここで U_0 は初期生菌数の対数値，U_t はブランクの生菌数の対数値，A_t は測定試料の生菌数の対数値である。すなわち，ブランクの生菌数に対して試料の生菌数が2桁以上減少した場合に，抗菌活性ありと判断する。本研究においては，10.8 ks 培養後において大腸菌（$R=7.4$）および黄色ブドウ球菌（$R=4.0$）の両方に対して抗菌性を発現したことがわかった。

抗菌性試験で用いた希釈 NB 培地中へのコーティング膜構成元素（Ca，P，Ag）の溶出試験結果を図4に示す。10.8 ks 浸漬後において Ag イオンの溶出が確認されており，これが抗菌性

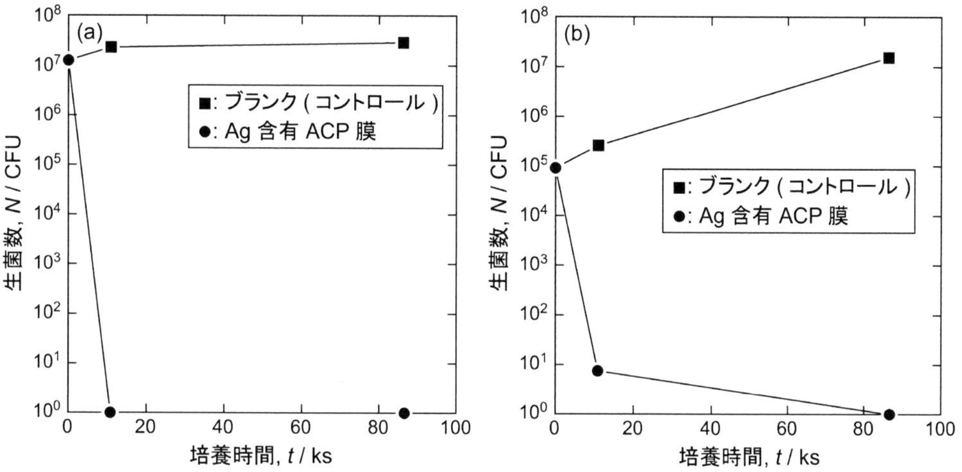

図3　(a)大腸菌および(b)黄色ブドウ球菌の生菌数と Ag 含有 ACP コーティング膜の培養時間の関係

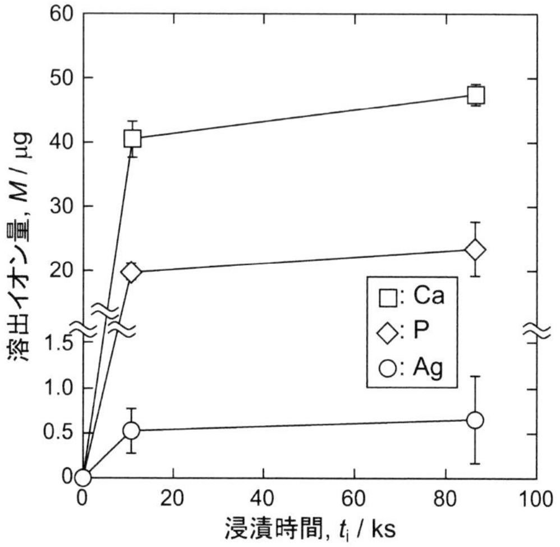

図4　Ag 含有 ACP コーティング膜の溶解挙動

を発現させたと考えられる。一方，86.4 ks 浸漬後においても Ag イオン溶出量は変わっていなかったが，これは溶出した Ag イオンと希釈 NB 培地中に含まれる Cl イオンが反応して AgCl として析出したためである。浸漬試験後の基板表面から AgCl が検出されていることからも，AgCl の析出が関連していることがわかる。

2.2 可視光応答 TiO_2 コーティング

光触媒を用いた間接的抗菌性発現については，TiO_2 コーティングが代表的である。TiO_2 コーティングが骨適合性向上に寄与することから[17]，ACP コーティングと同様に骨形成能と抗菌性発現の両立が可能である。

チタンの酸化物である TiO_2 は本多-藤嶋効果[18]で知られるように，紫外光照射により光触媒活性を示す材料である。光触媒活性の一つに，有機物分解能[19]がある。TiO_2 のバンドギャップはルチル相において 3.02 eV（411 nm），アナターゼ相で 3.23 eV（384 nm）であり，これらは紫外光の波長領域に相当する[20]。そのため，大気中もしくは水中で TiO_2 に紫外光を照射した場合，励起された電子は O_2 と反応してスーパーオキシドアニオン（$\cdot O_2^-$）を生成する[21]。一方，正孔は H_2O と反応してヒドロキシラジカル（$\cdot OH$）を生成する。このように生成したスーパーオキシドアニオンやヒドロキシラジカルは高い酸化力を有するため，有機物を酸化分解し，抗菌性を発現する[22,23]。すなわち，TiO_2 コーティングを施したチタン製インプラントに紫外光を照射することで，表面に付着した有機汚染物質や細菌を除去することができる。

チタンへの TiO_2 コーティング方法としては陽極酸化に代表される水溶液を用いたウェットプロセスの報告が多数ある。ウェットプロセスにおいては，溶液種および濃度を変化させることで，TiO_2 膜中に元素を添加することができる。陽極酸化[24]，マイクロアーク（MAO）法[25]，ゾル-ゲル法[26]などによる元素添加 TiO_2 コーティングが報告されている。一方，水溶液を用いないドライプロセスに関する報告もあり，化学気相成長（CVD）法[27]や物理気相成長（PVD）[28]法による TiO_2 膜作製が検討されている。著者らはドライプロセスの一つであるチタンの熱酸化法による TiO_2 コーティングに着目しており[29~33]，本節ではこれらについて紹介する。

ガスを利用した熱酸化法は，簡便，安価，複雑形状の基板への適用が可能，結晶性が高い皮膜が得られる，といった特徴を有する。常圧下における TiO_2 の多形にはルチル，アナターゼ，ブルッカイトがあるが[19]，ルチルが熱力学的に安定とされていることから，大気中熱酸化で得られる皮膜はルチル単相である。光触媒活性の観点からは，アナターゼ単相[34]やアナターゼ・ルチル混相[35]が高い活性を示すとの報告があり，熱酸化法によりアナターゼ含有相が作製できれば有効である。これに対し，TiC や TiN の熱酸化においてはアナターゼ含有相の生成が報告されている[36]。そこで著者らは，ガス処理によりチタンおよびチタン合金表面に TiC 層や TiN 層を作製し，それを大気酸化させる二段階熱酸化法を考案した[29~33]。本プロセスを実用生体用チタン合金である Ti-6Al-4V に適用した際の概略図を図 5 に示す。二段階熱酸化法は CO 含有ガス雰囲気における処理（1st step 処理）とそれに引き続く大気酸化処理（2nd step 処理）からなる。1st

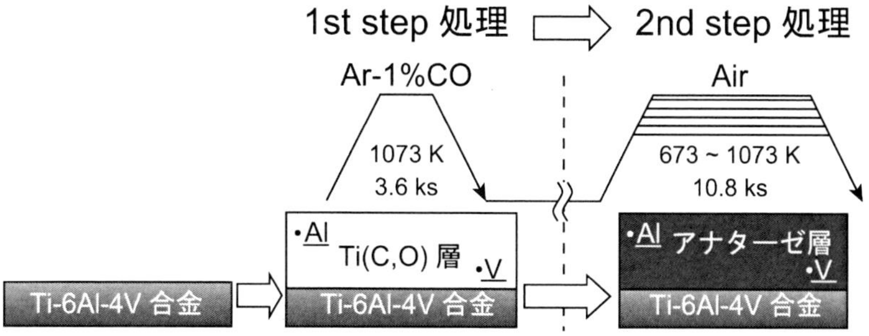

図5　生体用 Ti-6Al-4V 合金への二段階熱酸化法によるアナターゼ膜作製の模式図

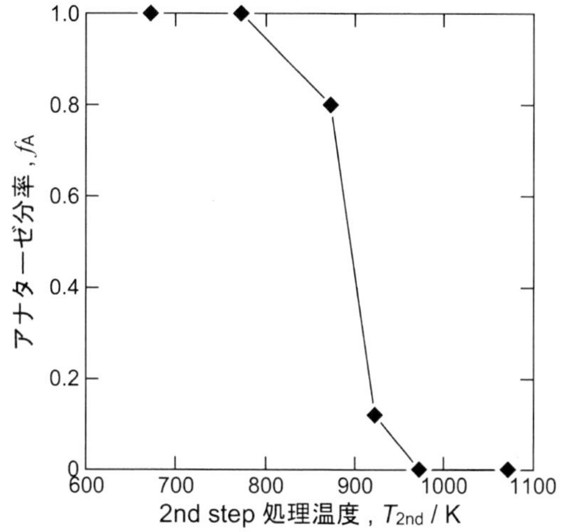

図6　生体用 Ti-6Al-4V 合金上に作製した TiO_2 膜の
アナターゼ分率と 2nd step 処理温度の関係

step 処理は Ar-1%CO 混合ガス中で行い，チタン表面に Ti(C,O) 層を作製する。その際に，基板である合金元素も Ti(C,O) 層に固溶する。2nd step 処理では 1st step 処理において形成された Ti(C,O) 層を大気中において TiO_2 へ酸化する。本プロセスにより，アナターゼ含有 TiO_2 膜を作製できる。

図6に，Ti-6Al-4V 合金基板に対して二段階熱酸化処理を施して得られた TiO_2 膜のアナターゼ分率（f_A）と 2nd step 処理温度の関係を示す。なお，アナターゼ分率は XRD パターンのピーク強度を用いた Spurr and Myers が提案した式[37]により算出した。773 K までは f_A は 1 でありアナターゼ単相であった。2nd step 処理温度の増加に伴いアナターゼ分率は減少し，973 K 以上ではルチル単層（$f_A = 0$）となった。すなわち，本プロセスは実用チタン合金にアナターゼ含有 TiO_2 膜を作製可能であり，特に 2nd step 処理温度を変化させることでアナターゼ分率を制御できる。

これらの試料のXPS分析により，1st step 処理由来の炭素，基板由来のAlおよびVが検出され，TiO_2中に固溶していることが示唆された。TiO_2への元素添加は光触媒活性の可視光応答化に関連する。炭素，窒素，硫黄などの非金属元素の添加は，不純物準位形成によるバンドギャップエネルギーの減少により可視光域での励起を促進させる[19]。そこで，Ti-6Al-4V 合金上に二段階熱酸化処理を施した試料の，可視光照射下における抗菌性試験を大腸菌を用いて行った。JIS R 1752 に準拠したフィルム密着法により評価した。なお，初期生菌数は10^8 CFU·mL^{-1}とし，1試料あたり10 μLを播種した。可視光光源にはキセノンランプを用い，フィルタにより400 nm以下の波長成分をカットし，放射照度は10 mW·cm^{-2}とした。菌液を試料表面に播種後，菌液と試料の密着性向上と蒸発を防ぐ目的でガラスを被せた。これを14.4 ks暗所中および上述の可視光照射下にて培養後の生菌数を測定した[33]。図7に，各2nd step 処理温度でTi-6Al-4V合金上に作製したTiO_2膜の暗所保持および可視光照射下における規格化生菌数を示す。ここで，規格化生菌数とは，それぞれの生菌数を播種時の初期生菌数（N_0）で除した値である。2nd step 処理温度873 Kまでは暗所静置に比べて可視光照射下において有意に低い規格化生菌数を示しており，特に773 K処理で最も低い値を示した。このときの抗菌活性値は2であり，抗菌性を示すことがわかった。図6のアナターゼ分率の結果を見ると，773 Kまではアナターゼ単層，873 Kでは$f_A = 0.8$とアナターゼ優性の混相であり，923 Kではルチル優性の混相であることがわかる。すなわち，可視光照射下で抗菌性を発現するためには，炭素を含有したアナターゼ単層もしくはアナターゼ優性の混相であることが必要条件である。炭素の可視光応答化への寄与は明らかではあるが，その機構に関しては議論がなされているところである。

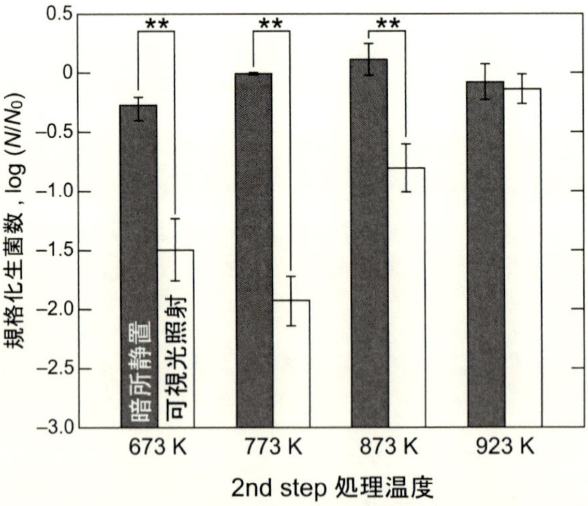

図7　Ti-6Al-4V 合金上に作製したTiO_2膜の2nd step 処理温度と14.4 ks暗所保持および可視光照射下における規格化生菌数の関係

3　耐摩耗性向上表面処理

チタンは他の金属材料と比較して耐摩耗性に劣ることが課題とされており，電子構造，結晶構造，塑性変形モードなどチタンの材料としての本質的特性に起因する[38,39]。さらに，低い熱伝導率と小さい体積比熱などの熱物性により焼き付きを生じやすい[40]。生体・医療応用に関しても，チタンの耐摩耗性向上は合金元素のイオン溶出，摩耗粉形成などの観点から重要である。気相成長法や溶射法によるTiN，TiC，TiBなどの硬質皮膜コーティングによる表面硬化も検討されているが[41,42]，ガスから供給される酸素，窒素，炭素などの侵入型固溶元素の拡散固溶を利用したプロセスは，①明瞭な界面を作製しない，②対象とする基板の形状を問わない，といった特徴を有する低コストなチタン表面硬化法である。これは，耐摩耗性のような機械的特性が求められる部位において，他のプロセスに対する優位点である。特にチタンの場合は，チタン酸化物と平衡するα相の酸素溶解度は約14 mass%（33 at%）であり，広い酸素固溶域を有しているため，表

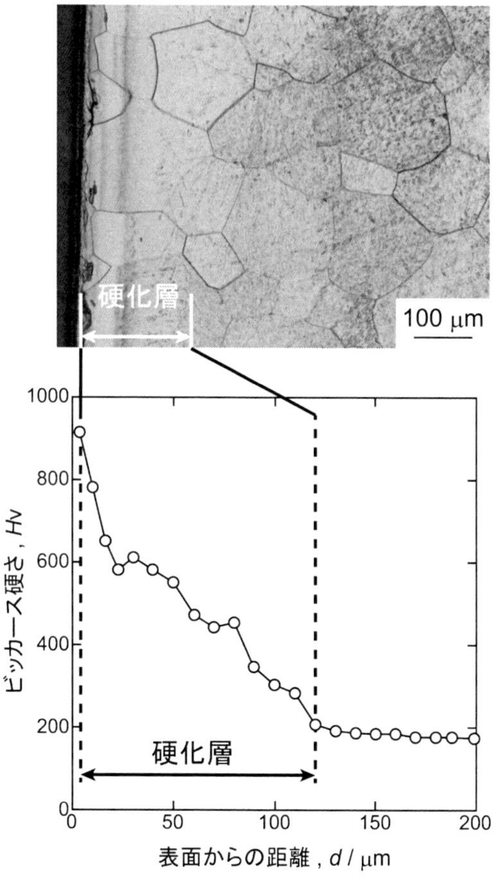

図8　Ar-5%CO中1,123 K，21.6 ks熱処理後のCP Tiの断面および硬さ分布

面への TiO_2 形成のみならず，酸化皮膜直下に酸素固溶相（α ケース）を形成する。この α ケースは酸素を固溶しているため高硬度であり，耐摩耗性表面処理として活用できる。大気を利用した方法が代表的であるが[43]，表面の酸化皮膜形成を抑制するためにCOガスを利用した方法も行われている[44]。

図8に，Ar-5%COガスにて1,123 K，21.6 ks熱処理後のCP Tiの断面図および表面からの硬さ分布を示す。最表面のビッカース硬さは920 Hv程度であり，表面から内部方向に硬さは減少していき，120 μm程度の深さにおいて硬さは一定となった。この深さまでが硬化層である。酸素および炭素がチタン中に固溶拡散しているが，硬度は主に溶解度および硬化能の大きい酸素の固溶量に支配されている。図9にはAr-5%COガス雰囲気中1,073 Kで表面硬化処理を施した α 型チタン（CP Ti），$\alpha+\beta$ 型チタン（Ti-4.5Al-3V-2Fe-2Mo），β 型チタン（Ti-15Mo-5Zr-3Al）の3種類について硬化処理時間を変化させた際の表面最高硬さと硬化層深さの変化をまとめて示す[45]。酸素の溶解度の大きい α 相の分率が高いチタン材料ほど表面最高硬さは大きく，逆に，硬化層深さは，酸素の拡散係数の大きい β 相の分率が高いほど増大することとなる。加えて，硬化領域の酸化ロスに関連した耐酸化性や表層域での微細組織・相変態なども硬さ分布に影響する。酸素は α 相安定化元素であり，固溶層では β 相から α 相への相変化を伴う。

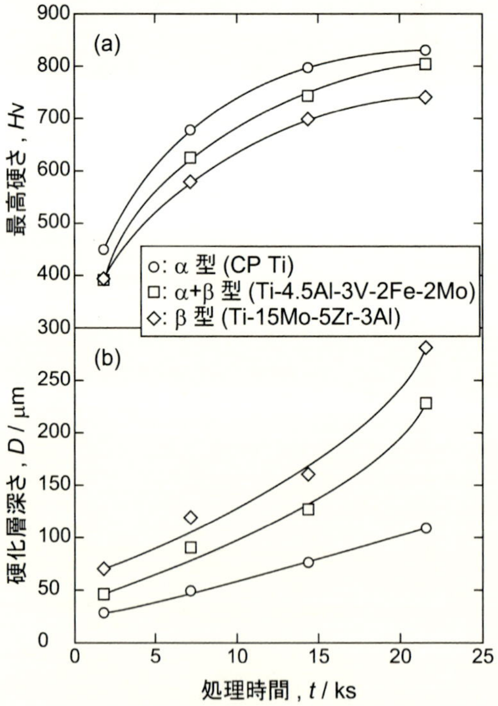

図9　CP Ti，Ti-4.5Al-3V-2Fe-2Mo合金およびTi-15Mo-5Zr-3Al合金をAr-5%CO中，1,073 Kで処理した際の表面硬化層（α ケース）の(a)最高硬さと(b)深さの経時変化

侵入型元素の固溶に伴う硬度は，(at%)$^{1/2}$に依存して上昇することが報告されており[46, 47]，単位固溶量あたりの硬さ上昇（硬化能）は窒素＞酸素＞炭素と報告されている[48, 49]。これらの元素は固溶に伴い，αチタンのa軸とc軸の格子定数を増加させることが報告されているが[48]，チタン中における侵入型固溶元素の挙動に関しての理解は十分ではなく，今後の展開が待たれる。

4　まとめ

ドライプロセスであるRFマグネトロンスパッタリング法およびガス法によるチタンおよびチタン合金の生体用表面処理に関して，著者らの研究を中心に解説した。生体内溶解性ACPコーティングによる骨形成能と抗菌性の両立においては，埋入初期において抗菌性の発現と骨形成能が促進され，その後コーティング膜は完全に溶解し，最終的にはチタンのオッセオインテグレーションを活用する，というコンセプトに基づいている。抗菌元素であるAgの徐放性制御に加え，母相（担体）であるACPの溶解性制御も必要であり，現在元素添加などの検討を進めている。

チタンは他の元素との高い溶解度と親和性を有する，すなわち非常に活性な金属材料であり，その特性をうまく活用したプロセスとしてガス法を紹介した。高い酸素溶解度を利用した硬化処理は，他の材料では成し得ないプロセスである。チタン酸化物であるTiO_2の光触媒を用いた抗菌性発現においては，例えば歯科用インプラントにしばしば見られるインプラント周囲炎[50]の予防および治療に活用できる。さらに，可視光応答化させることで生体に有害なUVランプを用いずとも抗菌性を発現できるため，患者自身が家庭で容易にメンテナンスを行うことも可能とする。一方，表面処理は材料そのものの機械的特性を変化させず，その表面のみを変化させることができる。ガス法も表面への機能付与であるが，プロセス中に熱処理が含まれており，基板（チタン材料）への影響も考慮したプロセス開発が必要である。

文　　献

1) M. Niinomi, *Metall. Mater. Trans. A*, **33**, 477 (2002)
2) 成島尚之，軽金属，**55**, 561 (2005)
3) P.-I. Brånemark *et al.*, *Scand. J. Plast. Reconstr. Surg. Suppl.*, **11**, 1 (1977)
4) 成島尚之，新家光雄，医療用金属材料概論，p.92 日本金属学会 (2010)
5) A. J. Mangram *et al.*, *Am. J. Infect. Control*, **27**, 97 (1999)
6) 小谷明弘，整形外科SSI対策 周術期感染管理の実際，p.46 医学書院 (2010)
7) S. E. Bae *et al.*, *J. Control. Release*, **160**, 676 (2012)
8) 生貝初，兼松秀行，バイオマテリアル，**29**, 232 (2011)
9) G. A. Fielding *et al.*, *Acta Biomater.*, **8**, 3144 (2012)
10) O. Gokcekaya *et al.*, *Mater. Sci. Eng. C*, **77**, 556 (2017)

11） M. Jelinek *et al., Mater. Sci. Eng. C,* **33**, 1242 (2013)
12） L. Yan *et al., Appl. Mater. Interfaces,* **9**, 5023 (2017)
13） W.-H. Song *et al., J. Biomed. Mater. Res. A,* **88A**, 246 (2009)
14） T. Narushima *et al., Mater. Trans.,* **46**, 2246 (2005)
15） K. Ueda *et al., Biomed. Mater.,* **2**, S160 (2007)
16） S. Yokota *et al., Implant Dent.,* **23**, 343 (2014)
17） M. Degidi *et al., Clin. Implant Dent. Relat. Res.,* **14**, 828 (2012)
18） A. Fujishima & K. Honda, *Nature,* **238**, 37 (1972)
19） A. Fujishima *et al., Surf. Sci. Rep.,* **63**, 515 (2008)
20） M. Grätzel & F. P. Rotzinger, *Chem. Phys. Lett.,* **118**, 474 (1985)
21） M. Cho *et al., Appl. Environ. Microbiol.,* **71**, 270 (2005)
22） K. Sunada *et al., J. Photochem. Photobio. A: Chem.,* **156**, 227 (2003)
23） W. Wang *et al., J. Environ. Sci.,* **34**, 232 (2015)
24） Y. Mizukoshi & N. Masahashi, *Surf. Coat. Technol.,* **240**, 226 (2014)
25） Y. Wang *et al., Mater. Design,* **85**, 640 (2015)
26） D. Velten *et al, J. Biomed. Mater. Res.,* **59**, 18 (2002)
27） S.-C. Jung *et al., Chem. Vap. Deposition,* **11**, 137 (2005)
28） P. Frach *et al., Vacuum,* **80**, 679 (2006)
29） T. Okazumi *et al., J. Mater. Sci.,* **46**, 2998 (2010)
30） N. Umetsu *et al, Mater. Trans.,* **54**, 1302 (2013)
31） S. Sado *et al., Appl. Surf. Sci.,* **357B**, 2198 (2015)
32） T. Ueda *et al., Mater. Lett.,* **185**, 290 (2016).
33） T. Ueda *et al., J. Biomed. Mater. Res. A,* in printing.
34） K. Tanaka *et al., Chem. Phys. Lett.,* **187**, 73 (1991)
35） T. Kawahara *et al., J. Colloid Interface Sci.,* **267**, 377 (2003)
36） 成島尚之ほか，材料と環境，**63**, 295 (2014)
37） R. A. Spurr & H. Myers, *Anal. Chem.,* **29**, 760 (1957)
38） D. H. Buckley & R. L. Johnson, NASA TN D-3235, NASA, 1 (1966)
39） D. H. Buckley & K. Miyoshi, *Wear,* **100**, 333 (1984)
40） Y. Z. Kim *et al., ISIJ Int.,* **48**, 89 (2008)
41） 成島尚之，バイオマテリアル，**25**, 252 (2007)
42） 成島尚之，軽金属，**58**, 577 (2008)
43） F. Borgioli *et al., Surf. Coat. Technol.,* **184**, 255 (2004)
44） Y. Z. Kim *et al., ISIJ Int.,* **46**, 1329 (2006)
45） 金元哲ほか，日本金属学会誌，**72**, 1002 (2008)
46） Z. Liu & G. Welsch, *Metall. Trans.,* **19A**, 527 (1988)
47） T. Ando *et al., Mater. Sci. Eng. A,* **486**, 228 (2008)
48） W. L. Finlay & J. A. Snyder, *Trans. AIME,* **188**, 277 (1950)
49） 大内千秋，まてりあ，**37**, 22 (1998)
50） P. A. Norowski & J. D. Bumgardner, *J. Biomed. Mater. Res. B,* **88B**, 530 (2009)

第4章　医療機器へのDLCコーティングによる生体適合性付与

中谷達行*

1　はじめに

プラズマにより成膜されるダイヤモンドライクカーボン（Diamond-like carbon：DLC）膜は，ダイヤモンドの sp^3 結合とグラファイトの sp^2 結合の両方が混在する不規則な骨格構造をしたアモルファス炭素系膜であり，さまざまな種類がある。総じてDLC膜は，高硬度，低摩擦係数，耐摩耗性，耐食性，化学的安定性，離型性，生体親和性，ガスバリア性という特徴を有しているため，自動車部品や機械部品の保護膜，医療機器の生体適合化膜として益々産業応用の需要が高まってきている。一方，現在使用されている先端医療デバイスは金属系材料，セラミックス，高分子材料などの各種素材を組み合わせることで，基材に必要な形状や力学的性質を付与しているが，生体にとって異物であるため生体組織に創傷が生じ，機能不全になるという問題がある。このような背景に鑑みて，本稿では，高度管理医療デバイスの諸問題を解決するため，DLCコーティングと低温プラズマ処理によるDLC表面の改質技術を応用した生体適合化について，冠動脈ステントと歯科インプラントを例に，医学・工学融合領域における最先端の実用化技術を概説する。

2　冠動脈ステント用のDLCの設計と適用

冠動脈ステント治療は，人体への肉体的侵襲が大きい心臓バイパス手術が回避でき，患者のQOL（Quality of life）に優れた低侵襲医療技術として，近年不可欠な技術の一つとなっている。しかし，現在市販されているステントは普及がめざましいものの，血小板の付着や血液凝固など生体適合化が満足できず，デザインの改良や材料の表面機能化の見直しが急務となっている。図1は生体不活性材料による表面改質としてDLCがコーティングされた冠動脈ステントである。ステントは塑性変形域まで拡張させることで血管を保持するが，表面に形成したDLCは基材変形に対して追従しなければならず，高い靭性を持った強固な被覆が要求される。そこで，DLCをステントに適応させるために，図2に示す構造の基材変形に対して破壊されないSi濃度傾斜型の高靭性DLCを提案し開発を試みた。DLCコーティングの低温プラズマ成膜装置には，ベンゼンおよびテトラメチルシランを原料ガスとした直流バイアス方式のイオン化蒸着法を用いた。

＊　Tatsuyuki Nakatani　岡山理科大学　技術科学研究所　先端材料工学部門　教授

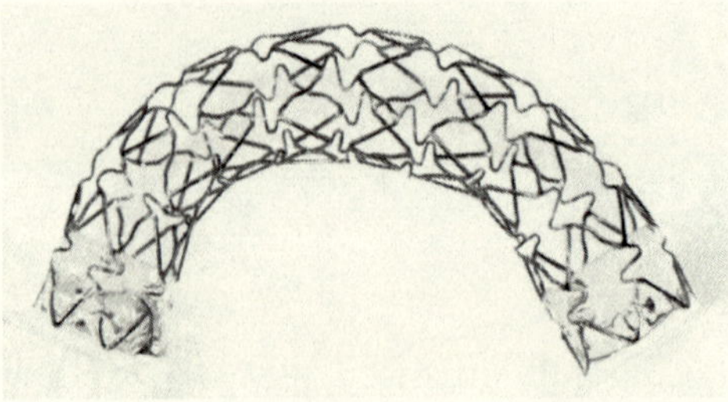

図１　冠動脈 DLC ステント

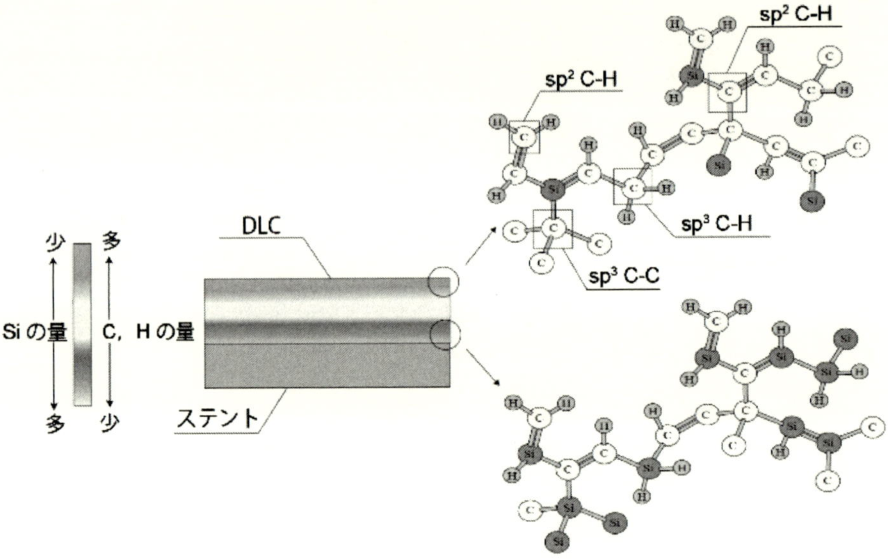

図２　ステント用 DLC の模式図

DLC コーティングしたステントは，バルーンカテーテルで ϕ1.55 mm から ϕ3.0 mm まで拡張させ，従来膜と密着性を比較した。図３は拡張後の最大歪箇所の電子顕微鏡写真を示す。図３(a)に示す従来の 0%-Si の方は明らかな剥離が確認できるが，図３(b)に示す Si 濃度傾斜膜は剥離がなく，優れた密着性を持った DLC が形成されていることが確認された[1, 2]。続いて，ブタの冠状動脈を用いて生体内評価試験を実施し，病理成績を市販されている他社製品と比較した。その結果，DLC ステントは留置後速やかにステント基材表面が新生内膜で被覆され，その表面は血栓形成の引き金となる炎症性細胞などの付着が大幅に抑制されることが明らかとなった。純国産技術による DLC ステントは，2008 年に欧州の薬事認可である CE-Marking が取得され，2010 年より欧州にて本格的に販売が開始された。加えて，2010 年から国立循環器病研究センターなど全国 19 の中核病院で大規模臨床試験（治験）が開始され，競合製品の薬剤溶出ステントに匹敵する高い性能が示され[3]，2014 年に厚生労働省の薬事承認が得られた。

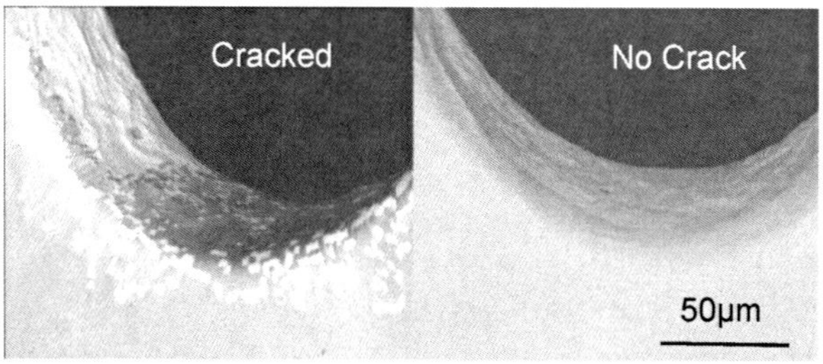

(a) 従来　　(b) Si傾斜膜

図3　DLCステント拡張試験（最大歪箇所表面）

3　生体模倣DLCの設計と生体適合性評価

DLC表面に生体適合性を直接付与することも重要である。細胞は一般的に負に帯電していることで知られているが，その表面のゼータ電位は各細胞によって異なる。血管の内皮細胞の構造は疎水性を有する脂質中に親水性を示すタンパク質が埋め込まれた構造になっている。すなわち，血管内皮はカチオン性基とアニオン性基が複雑に混在した両性イオン構造を有している。したがって，DLC膜表面を血管内皮と同じ表面構造にすれば，生体適合性が付与できると考えられる。この点に着目し，低温プラズマ表面処理技術を用いてDLC膜表面にアニオン性基，カチオン性基の官能基を同時に形成することにより，親水性・疎水性が混在する両性イオン構造をしたバイオミメティックスDLC膜[4]の作製を試みた。得られた試料については官能基修飾の最適化を図る目的でゼータ電位，ならびに生体外評価試験（*in vitro*）で血液適合性および血管内皮細胞適合性について評価した。

3.1　低温プラズマ処理によるDLC膜表面のゼータ電位制御

DLC膜のゼータ電位を制御する方法としては，低温プラズマ表面改質によるDLC膜表面へのアニオン性基やカチオン性基などの官能基導入があげられる。図4はプラズマ表面処理技術を用いたDLC膜表面への官能基の導入イメージを示す。DLC表面のC-C結合，またはC-H結合がプラズマ中のラジカル，電子，イオンにより切断され，C-O，C＝O，O＝C-Oなどの酸化反応や窒化反応が促進すると考えている[5]。カルボキシル基は一般的にマイナスにチャージアップし，アミノ基はプラスにチャージアップする。よって，DLC膜表面でこれら官能基の量と種類を制御できれば，ゼータ電位制御が可能となり，特定の細胞をDLC膜表面に選択的に付着または吸着抑制させることができると考えられる。そこで，低温プラズマ表面処理技術を用いてDLC膜表面にカルボキシル基とアミノ基を導入し，そのときのDLC膜表面のゼータ電位を測定し評価した。低温プラズマ処理には，周波数13.56 MHzの高周波電源を用いたRF容量結合型プラズマ（Capacitively coupled plasma：CCP）方式を利用した。原料ガスは酸素／アンモニア混合ガス

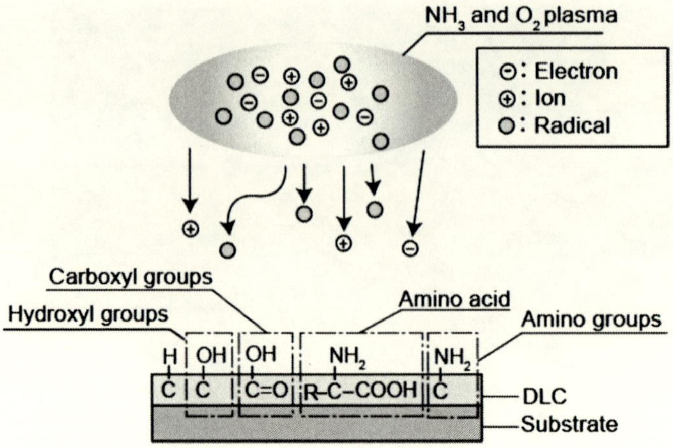

図４　プラズマ表面処理による DLC 膜表面への官能基の導入

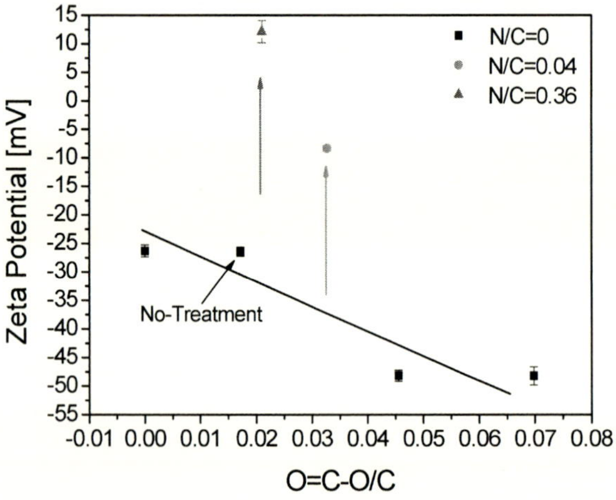

図５　官能基導入量に対するゼータ電位の依存性の関係

を用いた。図５には DLC 膜表面へ導入するカルボキシル基を変化させた場合のゼータ電位の依存性を示している。カルボキシル基量はガス種などのプラズマ処理条件により変化させ，X 線光電子分光分析法を用いて表面の組成評価を行った。図より O＝C－O/C 比が増加すると未処理に比べ約２倍程度ゼータ電位が低下していることがわかる。一般的に表面にカルボキシル基がある場合には，H^+が解離し COO^-となるために表面はマイナスに帯電することが知られている。これに起因して，カルボキシル基が増加するにつれ，未処理の DLC 膜に比べゼータ電位が低下していると考えられる。また，N/C＝0.04，0.36 の場合には未処理の DLC 膜に比べゼータ電位が大きく増加していることがわかる。一方，プロトンが結合したアミノ基 $-NH_3^+$が試料表面上にある場合はプラスに帯電することが知られている。このため，アミノ基を導入した場合，DLC

表面の電位がプラス側に著しく増加していると考えられる[6]。これらの結果は，DLC 膜表面上のゼータ電位がカルボキシル基とアミノ基の量で制御可能であることを示している。開発したプラズマ表面処理技術は，次世代のバイオミメティックス DLC の創成技術として期待が大きい。

3.2　バイオミメティックス DLC の生体適合性評価

図6は *in vitro* による血小板粘着特性および血液凝固特性の評価結果を示す。結果から，ゼータ電位がプラスの場合には，特に血液凝固系において TAT（Thrombin antithrombin Ⅲ complex）生成が極めて少なくなり良好な結果が得られている。つまり，親水性・疎水性が混在した両性イオン構造の中でも最適な組成比率があり，ゼータ電位が高い場合に優れた血液適合性を示すことを見出した。図7に代表的な血小板付着試験の電子顕微鏡像を示す。確認される白点は表面に付着した血小板である。SUS 基板と DLC 膜は多くの活性化された血小板付着が確認さ

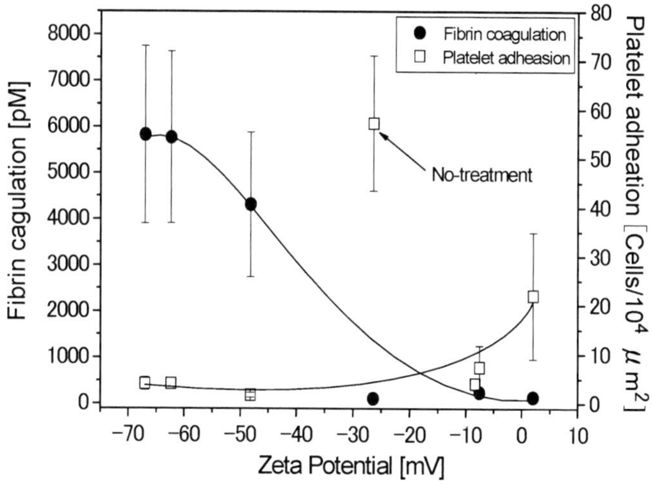

図6　DLC 表面ゼータ電位と血液凝固系および血小板粘着系の依存性の関係

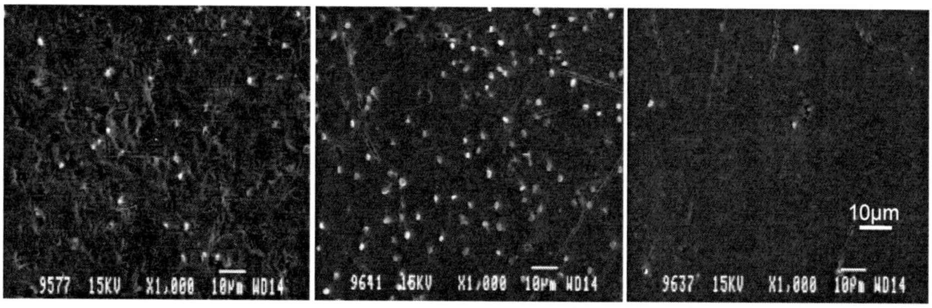

(a) SUS316L　　(b) DLC　　(c) DLC+ プラズマ(O_2 / NH_3)

図7　血小板付着試験（電子顕微鏡写真）

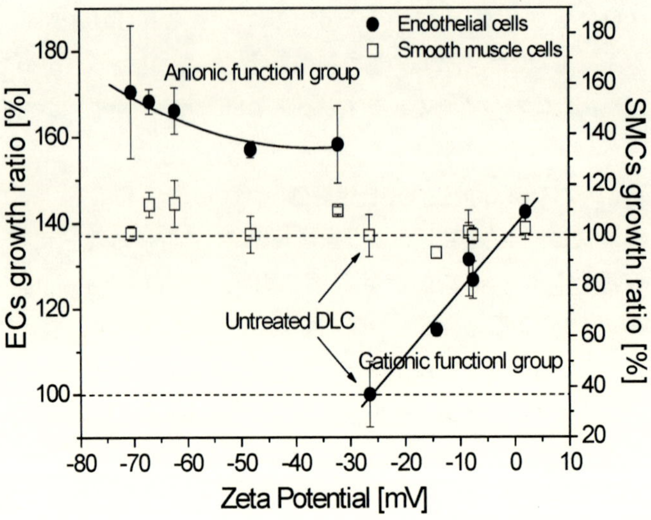

図８　DLC 表面ゼータ電位と血管内皮細胞および平滑筋細胞の依存性の関係

れた。一方で酸素／アンモニアプラズマ処理をした DLC 膜表面においては，血小板付着数の顕著な減少が観察された。図に示すように従来の未処理 DLC 膜を上回る血液適合性が得られたといえる。以上より，DLC 膜表面へのカルボキシル基とアミノ基の導入量の最適化により，血液適合性の向上が可能となることが示唆された[7〜14)]。

図８は DLC 膜表面のゼータ電位を可変させた場合の人冠動脈由来の内皮細胞（Endothelial cells：ECs）および平滑筋細胞（Smooth muscle cells：SMCs）の増殖率を示す。このとき，未処理 DLC を 100％とし，各条件の増殖率を求めており，未処理 DLC 以外はすべてプラズマ表面処理を行っている。図より，プラズマ表面処理を行った DLC 膜は，未処理 DLC に比べ，すべての条件で高い内皮細胞増殖率を示していることがわかる。それとは対照的に，平滑筋細胞に対してはすべての条件で大きな変化はない。また，高い血液適合性を示すゼータ電位が０mV 付近の内皮細胞増殖率は 140％である。すなわち，ゼータ電位が０mV 付近の両性イオン構造をした DLC 膜は血小板や凝固系適合性に加え高い細胞適合性を有することがわかる。以上の結果から，血管内皮細胞に対して高い適合性を有するバイオミメティックス DLC 膜は見出され，次世代の冠状動脈ステントに応用できる可能性が示唆された[10〜14)]。

4　DLC の歯科インプラントへの応用

金属製の人工歯根（図９）を直接顎骨に固定した場合，顎骨の骨組織再生の代謝バランスが崩れることで，固定部の緩みの発生や，顎骨破壊が生じる場合がある。埋入が失敗する原因として，人工歯根の周囲において破骨細胞が誘導され，骨破壊が生じるインプラント周囲炎がある。イン

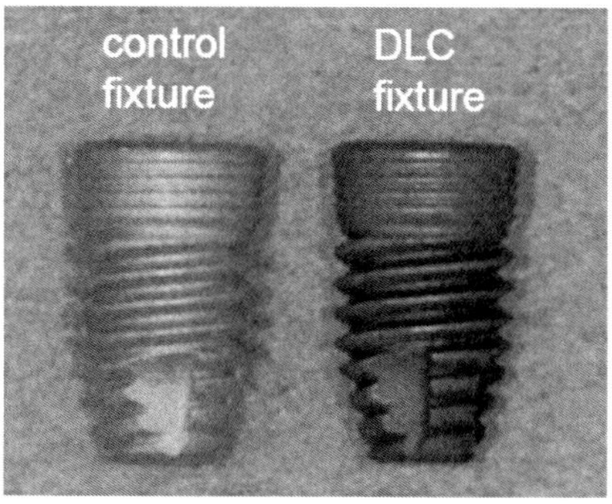

図9　歯科インプラントの概観写真
（左：未処理，右：DLC）

プラント周囲炎は，細菌感染などの微生物刺激および過度の咬合力などの機械的刺激に起因する場合もあるが，人工歯根自体による破骨細胞の活性化によっても生じ，初期の埋入時にも発生する。この時に出現した破骨細胞は，インプラントのオッセオインテグレーションを妨げ，インプラントが失敗に至る原因となる。このような破骨細胞の活性化は，チタンおよびチタン合金が骨細胞と十分な親和性を有していないことに起因し，骨細胞との親和性が不十分な材料表面では，破骨前駆細胞から破骨細胞への分化が促進され，これにより骨破壊が生じてしまう。そのため，対象者の顎骨の骨密度の状態や口腔内の状態などによって人工歯根の埋入が失敗する場合がある。このような背景から，骨芽細胞への分化を促進するだけではなく，破骨細胞の誘導を抑制する新しいコンセプトのDLC歯科インプラントの開発を試みた。

4.1　骨芽細胞の分化を促進するDLC

インプラント用材料は骨細胞との親和性が重要である。その評価のため，DLC膜が骨芽細胞への分化に与える影響について，マウス骨芽細胞様細胞株MC3T3-E1細胞を用いて検討した。細胞を播種した7日後に，培養・分化を行った骨芽細胞について，骨分化マーカー遺伝子であるRunx2およびタイプⅠコラーゲンの発現を解析した。解析には定量Real-time PCR（RT-PCR）法を用いた。なお，コントロールは未処理の純チタンを用いた。実験結果を図10に示す。DLC表面上において培養した骨芽細胞では，未処理コントロールの純チタン上で培養した細胞に比べて約20倍のRunx2およびタイプⅠコラーゲン遺伝子の発現が認められた。これら骨分化マーカー遺伝子の発現量の促進は，新しいコンセプトのDLCが骨芽細胞への分化を促進する骨適合性に優れた表面処理であることを示唆している[15]。

4.2　破骨細胞の誘導を抑制するDLC

評価は，DLC試料およびコントロールの純チタン基材と破骨前駆細胞とを破骨細胞分化誘導因子（Receptor activator of NF-κB ligand：RANKL）の存在下において接触させ，細胞培養，

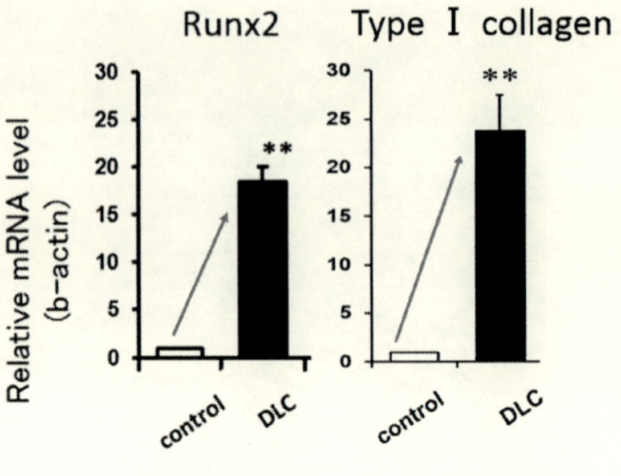

図 10　DLC 表面での骨分化マーカー遺伝子の発現

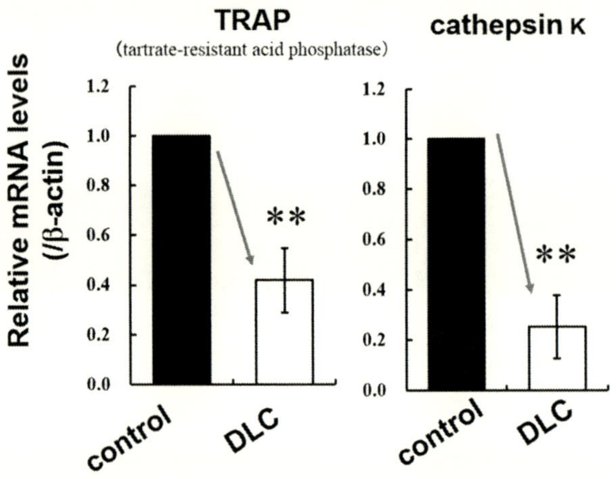

図 11　DLC 表面での破骨細胞分化マーカー関連遺伝子の発現

解析することで実施した。破骨前駆細胞は，RANKL 下で破骨細胞へと分化するマウス由来の破骨細胞前駆体培養セルライン RAW264.7 細胞を用いた。DLC 試料はコントロール純チタンとともに 3 日間培養し，破骨細胞分化マーカーの関連遺伝子である TRAP（Tartrate-resistant acid phosphate）およびカテプシン K の発現を定量 RT-PCR 法で解析した。実験結果を図 11 に示す。DLC チタン表面は RANKL 共存下における TRAP およびカテプシン K の発現に有意な抑制が認められ，破骨前駆細胞から破骨細胞への分化が抑制されることがわかった[16]。

4. 3　動物を用いた骨適合性評価

大型犬を用いて 3 か月の Non-GLP 動物実験を実施し，CT（Computed tomography）スキャン 3 次元解析を行った。その結果を図 12 に示す。DLC コーティング歯科インプラントは純チタ

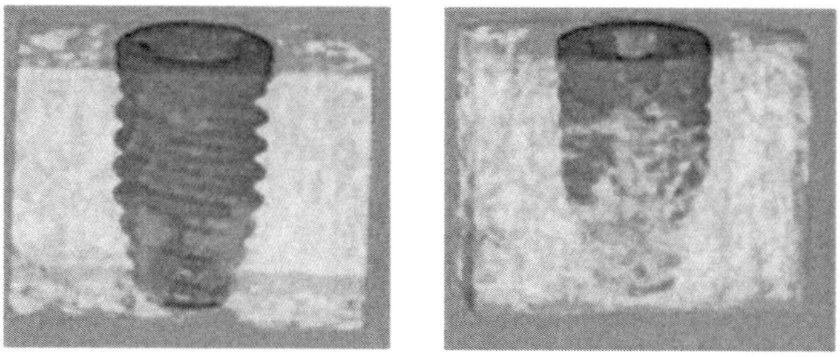

図12　CTスキャン3次元解析
（左：未処理，右：DLC）

ン製に対して約1.5倍の接触面積が得られ，骨適合の向上が確認された。したがい，DLC人工歯根は，従来の純チタン製に比べ短期間で骨との接着が実現できるため，患者の治療期間を短縮できる可能性が示唆される。

5　おわりに

先端医療機器は導入以来，海外メーカがシェアの8割以上を独占している状態が続いており，優位性のない純国産の製品は未だ日の目を見ていない。この状況を打破するため，技術の枠を結集した産学官連携で取り組む「国際競争力のあるDLCコーティング医療デバイス」が，我が国において患者のQOLを向上させる医療機器開発の橋頭堡となることを念願している。

謝辞

本稿で概説した研究は，㈱日本医療機器技研 山下修蔵博士，東海大学工学部 望月明教授，広島大学大学院医歯薬学総合研究科口腔健康科学専攻 二川浩樹教授，との共同研究の成果をまとめたものである。ここに謝意を表す。

文　　献

1）T. Nakatani *et al.*, *J. Photopolym. Sci. Technol.*, **20**, 221 (2007)
2）中谷達行ほか，日本機械学会誌，**114**, 745 (2011)
3）山下修蔵ほか，トライボコーティングの現状と将来シンポジウム予稿集，5 (2014)
4）中谷達行ほか，体内埋め込み医療材料の開発とその理想的な性能・デザインの要件，p.308，技術情報協会 (2013)

5) Y. Nitta *et al., IEEE Trans. Plasma Sci.*, **40**, 2073 (2012)
6) Y. Nitta *et al., Diam. Relat. Mater.*, **17**, 1972 (2008)
7) T. Nakatani *et al., J. Photopolym. Sci. Technol.*, **21**, 225 (2008)
8) T. Nakatani *et al.*, 14th International Congress on Plasma Physics, 2 (2008)
9) T. Nakatani *et al.*, Proc. 3nd International School of Advanced Plasma Technology, 31 (2008)
10) T. Nakatani *et al., J. Photopolym. Sci. Technol.*, **22**, 455 (2009)
11) 中谷達行ほか，静電気学会誌，**33**, 148 (2009)
12) 中谷達行ほか，*NEW DIAMOND*, **26**, 64 (2010)
13) T. Nakatani and Y. Nitta, Industrial Plasma Technology, p.301, Wiley-VCH Verlag GmbH & Co. KgaA (2010)
14) A. Mochizuki *et al., Mater. Sci. Eng. C*, **31**, 567 (2011)
15) K. Okamoto *et al., J. Photopolym. Sci. Technol.*, **23**, 591 (2010)
16) Y. Mine *et al., J. Photopolym. Sci. Technol.*, **25**, 523 (2012)

第5章　生体用金属材料への異方性付与による組織形成・配向化制御

小笹良輔[*1]，石本卓也[*2]，中野貴由[*3]

1　はじめに

生体材料に関する研究は，初期には，非毒性・非免疫原性など生体為害性を示さない材料の探索が行われ，近年では，生体機能化を誘導可能な材料の創製が期待されている。生体適合性・機能性の高い材料とは，あたかも生体組織として振る舞う材料ともいえ，その設計は生体組織の性質や機能を基準に行う必要がある。とりわけ，生体と直接的に接触する材料表面の設計は，材料の生体適合性を左右する重要な要素である。

生体材料の中でも，金属材料は主に力学的信頼性が要求される生体部位に使用される。適用例は多岐にわたり，生体用金属材料は血管，歯，骨など種々の組織と接触するような構造部材として多用されている。その背景には，金属材料の表面処理・改質技術の進歩にともない，金属イオンによる生体為害性の低減や生体親和性が向上したことがある。

他方，既存の生体用金属材料は，力学的適合性の観点から，骨組織と完全に適合しているとはいえない。骨組織の構造・機能が特徴としてもつ「異方性」に着目すると，有機／無機コンポジットとしての骨の力学特性は，骨密度以上に，骨基質を構成する有機物としてのコラーゲン線維と無機物としてのアパタイト結晶の三次元優先配向方向と集積度合い（骨基質配向性）により支配されている[1]。その際，コラーゲン／アパタイト間には，一定の整合関係が成立する。

正常骨は，骨組織を取り巻く生体内（*in vivo*）応力状態に依存して配向性を敏感に変化する性質をもち[2]，既存の生体用金属材料を生体骨に適用する場合には，配向性は劣化し，骨は脆弱化する[3]。つまり，生体用金属材料が骨機能を代替しつつ骨健全性を維持するには，骨基質配向性を生体適合性の評価項目として加え，配向性を維持・形成可能な機構を材料表面や材料自体に付与する必要がある。そのためには，骨組織を構築する骨系細胞の動態までをも考慮した生体材料設計が重要となる。

本稿では，生体用金属材料を骨組織へ適用する際に，組織が有する正常な骨基質配向性を維持・形成するための手段として，金属材料表面に異方性を付与することの有効性とその意味について，著者らの研究成果を中心に解説する。

＊1　Ryosuke Ozasa　大阪大学　大学院工学研究科　マテリアル生産科学専攻　助教
＊2　Takuya Ishimoto　大阪大学　大学院工学研究科　マテリアル生産科学専攻　准教授
＊3　Takayoshi Nakano　大阪大学　大学院工学研究科　マテリアル生産科学専攻　教授

2　骨組織の配向構造

2.1　正常骨における配向性と力学特性

骨基質は有機／無機コンポジットであり，その主要成分としてのコラーゲンとアパタイトはいずれも強い異方性をもつ生体由来材料[4,5]である。そのため，骨組織の物理的・化学的・生物学的な機能は，コラーゲン／アパタイト複合体がもつ異方的性質に強く依存する[6]。とりわけ，骨基質の優先配列方向と集積度合いを反映する骨基質配向性は，ヤング率をはじめとする骨の力学特性に対して，骨密度以上に高い相関性を示す[1]ため，骨密度以外の指標である骨質の一つとして疾患・再生骨の診断，骨関連疾患薬剤の効果を評価するために用いられる[1,2,7,8]。つまり，配向性を生体材料の設計指針とすることで，生体骨が本質的に発揮すべき力学特性を維持，ならびに向上するための材料創製に繋がることが期待される。

2.2　骨基質配向性に影響を及ぼす因子

正常な骨組織は，その種類や解剖学的部位ごとの *in vivo* 応力分布に対応して，配向性を変化させる[2]（図1）。骨のヤング率は基質の優先配向方位に依存して変化する[9]ことから，正常な骨組織では，荷重負荷により生じる最大主応力を許容するように配向性が構築され，その方向に適応

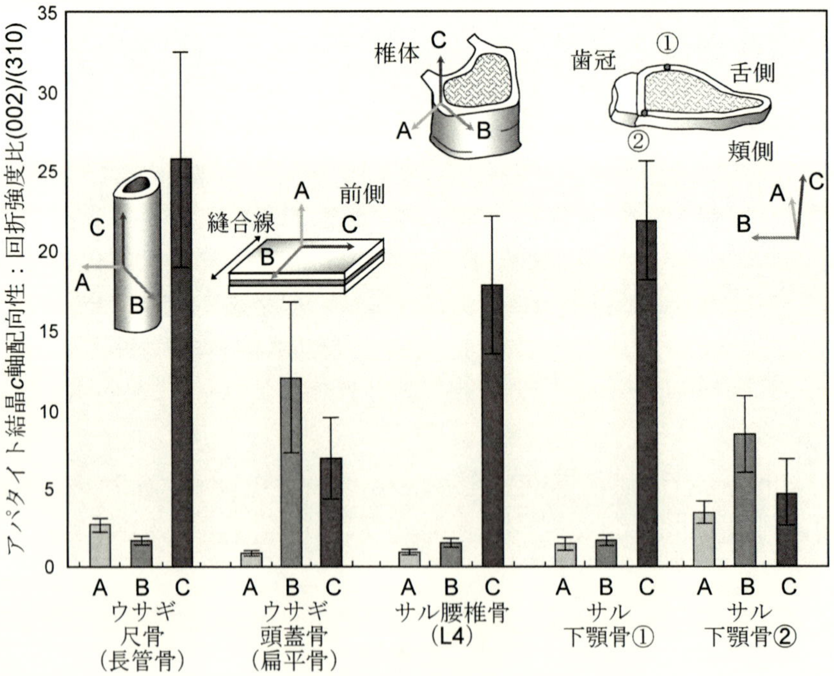

図1　骨の種類・部位における骨基質配向性の変化
文献2）より改変引用。

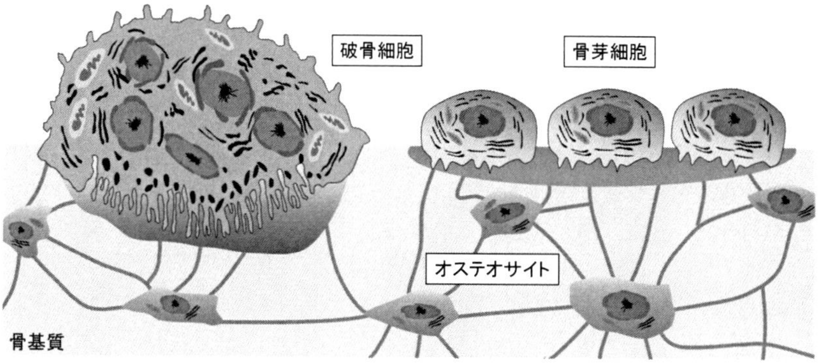

図２　骨吸収を担う破骨細胞，骨形成を担う骨芽細胞，応力感受細胞であるオステオサイト
相互に連携して有機／無機コンポジットとしての骨基質を形成する。

した力学特性が発現する。こうした現象と関連して，骨再生初期や応力遮蔽時における配向性の劣化は，骨への応力伝達が十分でないことに由来する。

一方で，応力環境が変化しない場合でも，骨疾患や遺伝子欠損などにより配向性は異常値を示す場合がある。しかも，その正常値からの増減方向は多様であり，例えば，がん転移骨[7]，栄養障害に基づく骨粗鬆症[8]，大理石骨症[10,11]では配向性は低下，性ホルモン欠乏に基づく骨粗鬆症では配向性は異常に増加[8]する。このことは，配向性が応力以外の化学的・生物学的因子の影響を受けることを意味する。したがって，生体用金属材料によって配向性を維持・回復するためには，骨基質の形成と溶解（骨代謝）を行う骨系細胞（図２：骨芽細胞，破骨細胞，オステオサイト）挙動に着目し，各細胞がもつ機能に基づいた材料設計を行うことが重要となる。

2.3　骨系細胞の機能

骨組織における有機／無機コンポジットとしての骨基質異方性構造が構築される機序に対して，これまで複数の生体内経路が提案されている。その一つは，①骨基質中に存在するオステオサイトの応力感受を起点とする経路であり，骨芽細胞と破骨細胞による骨のモデリング・リモデリング過程を介して，骨基質の配向方位は主応力ベクトル方向に向かって構築される[2,12]。さらに，オステオサイトは骨に荷重負荷される際の *in vivo* 応力の大きさに応じて配向性を変化させる[2]。加えて，②骨形成細胞である骨芽細胞は足場材料における分子配列・形状の異方性を直接的に認識し，自発的に配向化骨基質を産生する[13~15]。これ以外にも，骨を溶解する破骨細胞を通じての骨基質形成など，多くの経路が知られている[16]。

骨は，入力される生体内刺激の種類に応じて骨系細胞を動員し，自己組織的に有機／無機コンポジットの配向性を調節する機構を備えている。このことは同時に，各骨系細胞は骨基質配向化に対して，細胞間相互作用の中で，独自の役割をもつことを意味し，骨代替材料を設計する際には，動員すべき骨系細胞種までも選択することが求められる。

骨基質配向性の観点から，生体為害性を示さず生体機能化を誘導する材料とは，基質の配向性を自在に制御可能な材料である。すなわち，骨が正常配向を示す場合には配向性を維持，異常配向を示す場合には配向性を正常値に矯正可能な材料といえる。

以降は，材料表面への異方性付与により細胞周囲での応力場・細胞足場環境を制御し，配向化骨形成を実現した事例について紹介する。

3　配向溝導入による主応力場の制御

応力感受細胞であるオステオサイトは，骨に負荷される *in vivo* 主応力分布を感受し，制御することから，オステオサイト機能の理解に基づく生体材料設計が重要となる。生体用金属材料をインプラントとして生体骨に適用する場合には，埋入金属（約 110 GPa）と周囲骨（約 30 GPa）とのヤング率差から，周囲骨に十分な応力伝達がなされず，応力遮蔽による骨密度低下とともに骨基質配向性をはじめとする骨質が劣化する。これは，応力感受細胞としてのオステオサイトへの正常な応力伝達が阻害されるためであり，骨よりも高ヤング率な生体用金属材料では健全な配向化構造は維持できないことを示している[3]。したがって，健全な骨形成には，応力遮蔽抑制のための低ヤング率材料の開発に加えて，材料表面加工によって，再生初期での骨への主応力伝達を積極的に促し，オステオサイト周囲における三次元応力場を正常化することが不可欠である。特に，人工股関節を生体に適用する場合には，ステムとの接触部であり，骨組織への荷重伝達を担う大腿骨近位部にて，オステオサイト周囲での応力環境を最適化することが必要である。

図 3 には，配向溝を有する Ti-6Al-4V 合金製股関節ステムを導入した際の，ステム周囲骨における最大主応力分布の有限要素法（FEM）での解析結果を示す[17]。骨本来の応力環境を実現するために，ステム表面にはさまざまな溝角度（ステム表面の法線方向に対して 0°，±60°）を有する配向溝を導入し，生体への負荷に類似した圧縮荷重を骨頭部に負荷することで，最適な配向溝角度の検討をあらかじめ行っている。いずれの溝角度においても，溝内部では圧縮応力が共通して支配的であるが，その主応力ベクトルの方位は大きく異なる。とりわけ，溝角度 60° では溝内部の主応力ベクトル方位は溝深さ方向と一致しており，これは溝外部の骨部位でのベクトル方位と連続的につながっている。一方で，0°，－60° の溝角度では，溝内部のベクトル方位はむしろ溝深さ方向と直交しており，溝外部の主応力ベクトルとは不連続である。つまり，大腿骨近位部における材料／骨界面では，金属材料表面への主応力ベクトルの分布を理解することが，配向溝導入による新生骨への応力場制御に対し有効であり，適切な角度の配向溝を付与することで，ステムに負荷される荷重を一連の連続的な主応力として骨組織に伝達することが可能となる。

図 4 (a)には，人工股関節を生体内に 24 週間埋入した後の配向溝内部でのアパタイト配向性の分布を示す。この図では，回折強度比（002）／（310）を配向性の指標とし，2 次元面内におけるアパタイト結晶 *c* 軸の配向性をレーダーダイアグラムとして表示している。配向溝角度 60° にお

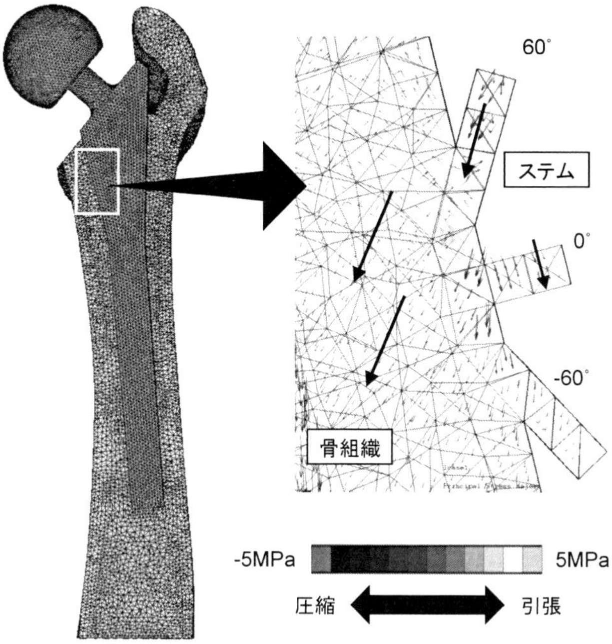

図3　有限要素法（FEM）により解析した骨組織／人工股関節ステム界面における主応力分布
文献 17）より改変引用。

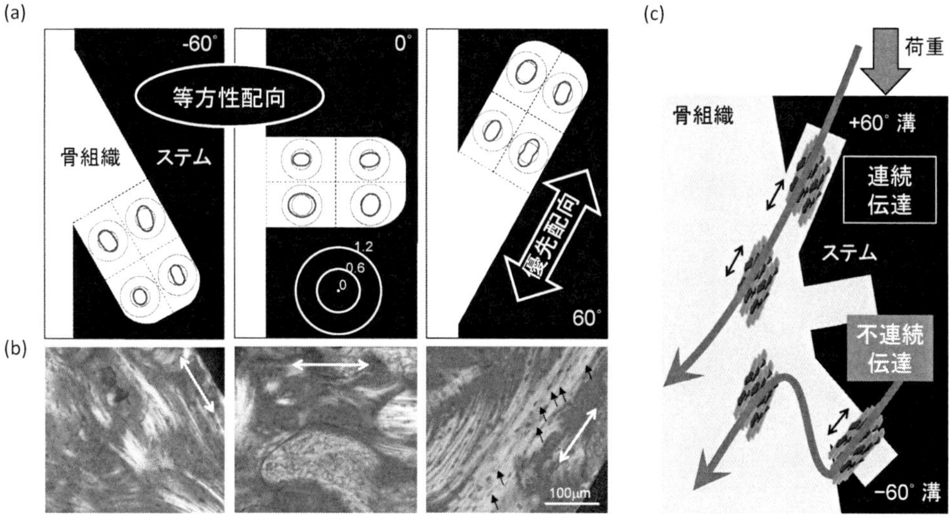

図4　オステオサイトの主応力への応答現象を利用した骨アパタイトの配向化形成
配向溝構造を通じてのステム周囲骨への連続的な主応力伝達が鍵となる。
文献 17）より改変引用。

いて，溝深さ方向に沿った骨配向化が達成される一方で，それ以外の溝角度では骨配向はランダム化する。さらに溝角度60°の場合，応力感受細胞であるオステオサイトは異方的な細胞形態を示し，細胞配列や基板となるコラーゲン基質も規則的である（図4(b)）。オステオサイトが溝深さ方向（主応力ベクトル方位）へと細胞体長軸を配し，応力センサーとしての樹状突起を骨ひずみ方向と垂直に伸長させることは，オステオサイトが効率的に軸応力を感受するうえで，極めて合理的な生物学的現象であるといえる。このように，骨には，*in vivo* 応力の異方性分布を感知し，骨基質自体の力学的異方性をも構築するための高度に発達した生体システムが存在しており，適正な配向を示す正常骨では，オステオサイト周囲の三次元ひずみ場が等方化するように生体内で制御される[12]。つまり，金属表面への配向溝付与による主応力の制御は，生体骨がもつ機能適応能を最大限に活用するものであり，配向化骨形成により材料／骨組織の強固な長期固定を可能とする医療用デバイスになり得る（図4(c)）。

こうした設計はデンタルインプラントを設計する際にも有効[18]であり，骨配向性誘導を期待できるインプラントとして，京セラ㈱より FINESIA®が販売されている。

4　ナノ配向溝を用いた骨芽細胞配列化と骨基質配向化制御

超高齢社会において，生体用金属材料が適用される医療用デバイスとして，椎間ケージの需要が高まりつつある。このデバイスは連続する上下の椎体間に位置する椎間板部位に適用され，上下の骨同士を一体化するために用いられる。そのため，椎間ケージと椎体との接触面において，互いが強固に固着することが必要である。現状，移植骨が含有するサイトカインによる骨形成促進効果が期待されており，椎間ケージ中央の空洞内に移植骨を充填する手法が骨癒合を誘導する方法として一般的に採用されている。しかしながら，侵襲的に採取した移植骨を用いても，ケージ内部の骨における骨梁形状の異方性度（Degree of anisotropy：DA）とコラーゲン／アパタイト配向性は必ずしも正常値を示さず（図5），理想的な骨癒合状態であるとはいえない[19, 20]。

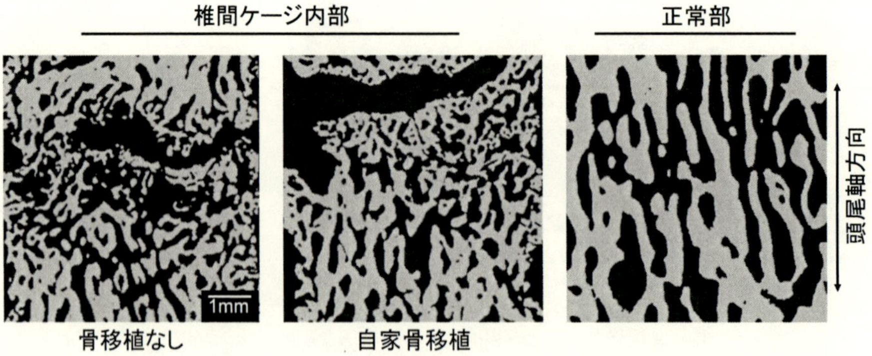

図５　椎間ケージ内部と正常部における骨梁形状の μ-CT 画像
文献20）より改変引用。

つまり，椎間ケージを生体に適用する際には，骨の *in vivo* 応力場を最適化するだけでなく，配向化骨形成を促進するための配向溝形状を導入することで，骨形成を担う骨芽細胞の骨形成挙動を制御する必要がある。

骨芽細胞は骨表面上に存在し，コラーゲン分泌とアパタイトの沈着により骨組織の石灰化を行う。その際，オステオポンチン，骨シアロタンパク室や骨グラタンパク質などの骨基質タンパク質を産生することで骨石灰化過程に影響を及ぼす[21)]。骨芽細胞による骨形成挙動は，骨表面の形状や化学的性質に強く依存しており[22, 23)]，*in vitro* では，足場材料の凹凸形状や分子配列が骨芽細胞の分化[24)]や基質の産生量[25)]を変化させる。しかしながら，配向化骨の構築を念頭に置いた研究開発はほとんど存在しない。興味深いことに，骨芽細胞の形態異方性と産生基質の配向性は相関する[14, 15)]。一方で，骨芽細胞の形態変化は，接着斑による基質形状・配列の認識に始まり，シグナル伝達を介したアクチンの重合，脱重合により制御されると考えられている[26)]。つまり，材料／細胞間界面に存在する接着斑をターゲットとした材料表面制御が，細胞の配列化と，それにともなう配向化骨の形成を実現するための鍵となる（図６)。したがって，接着斑サイズ程度以下であるナノオーダーの配向溝を導入可能な表面処理法の開発が求められる。

近年，材料表面の微細加工技術として，レーザ誘起周期構造表面構造（LIPSS）が注目されている[27)]。本手法では，フェムト秒レーザによるレーザアブレーション現象を利用することで，ナノオーダーの周期的な配向溝形状を導入可能である[27)]。加工表面の微細構造はレーザの偏光方向に強く依存しており，直線偏光では，その方向に沿った直線的なLIPSSが形成され，円偏光では同心円状のLIPSSが形成される。さらに，パルス幅が電子－フォノン結合時間よりも短いフェ

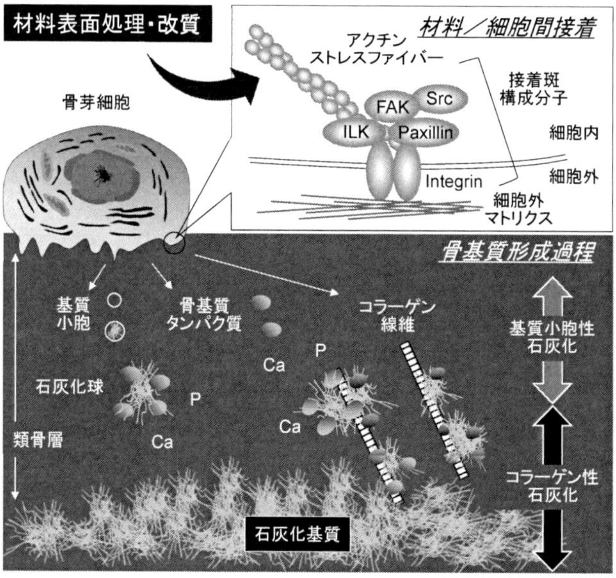

図６　材料表面制御に基づく接着斑をターゲットとした骨芽細胞・骨基質配向化制御

ムト秒レーザを用いることで，加工部周囲への熱伝導が生じ難くなり，シャープな加工エッジを得ることが可能となる。

図7(a)には，フェムト秒レーザ干渉を利用して，Ti-6Al-4V合金上に形成されたLIPSSのSPM像を示す[13]。円偏光，直線偏光いずれにおいても，加工エッジが明確に確認でき，直線偏光により一方向に配列化したナノ溝周期構造の形成が認められる。こうして形成された高さ約500 nm，幅約250 nmのナノ周期構造を有する基板上にて，骨芽細胞はナノ溝方向へと優先配列化する（図7（b, c））。さらにこの際，骨芽細胞の接着斑構造は細長く溝方向に伸展している様子が確認された。つまり，ナノ配向溝の導入により，接着斑を介して材料／細胞間相互作用を制御することで細胞配列化が達成できる。さらに，細胞レベルでの形態異方性は，有機質としての産生コラーゲンならびに無機質としてのアパタイトの方向制御をもつかさどり，細胞配列度に応じた骨配向化が生じる[14,15]。したがって，骨芽細胞の配列化制御は，配向化骨を形成するための有効な方策の一つといえる。

最近の研究では，ここまでに紹介した生体内経路の下流経路として，骨系細胞から分泌される

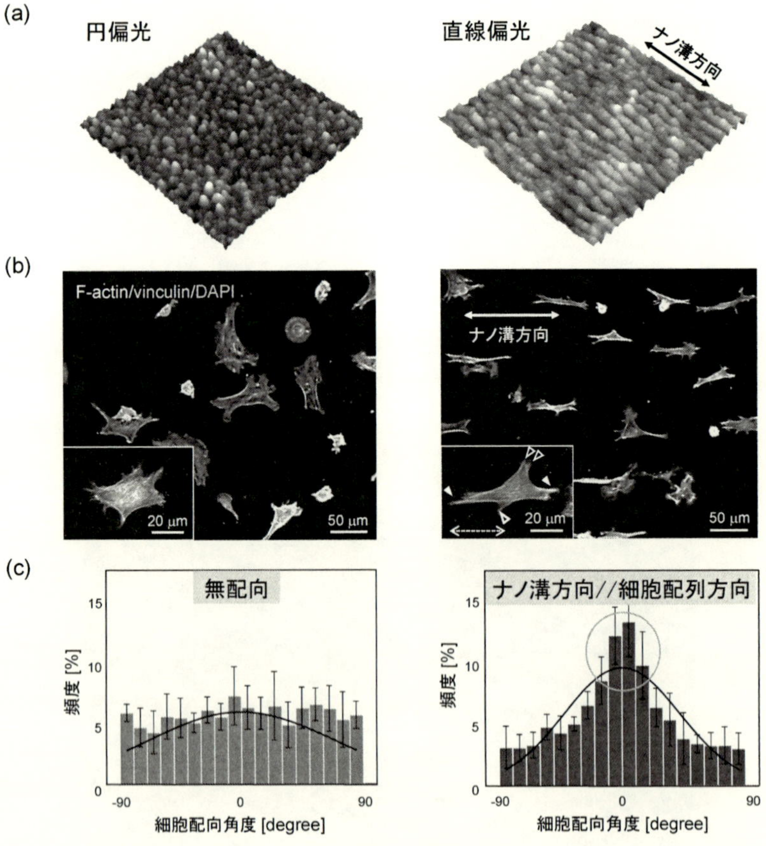

図7　Ti-6Al-4V合金におけるナノ配向溝構造を用いた骨芽細胞の配向化制御
文献13）より改変引用。

骨基質タンパク質が配向性に影響を及ぼすことが理解されつつある。しかも，当該タンパク質の欠損マウスは，アパタイトの核生成・結晶成長不全により配向性が異常化し，新規の骨病態を呈する。一方で，細胞から分泌されるタンパク質の種類と分泌量には，細胞の分化成熟度が関与する[28]。

こうした生体骨における配向化機序の解明が進むにつれて，生体適合性の理解も深まり，同時に生体材料に要求される仕様と生体類似機能も変化する。現状考えられる，高い生体適合性・機能性を有する生体用金属材料を創製するには，配向溝導入による配向化骨形成を主要な材料設計指針としつつ，細胞分化の方向性とその度合いを制御可能な材料の研究・開発が望まれる。そのためには，今後，表面処理・改質を施した生体用金属材料を足場材料として活用することで，細胞分化と細胞内張力や形態制御といった細胞ダイナミクスとの関係性について解明していく必要がある。

5　おわりに

生体用金属材料が有機／無機コンポジットである生体骨に対し生体適合性を発現するためには，生体材料の受け手側としての骨基質の健全性に基づき，骨配向性の維持・形成促進効果を有する機能発現が必要となる。とりわけ，本稿にて注目した生体用金属材料表面への異方性構造付与は，骨基質を産生する骨系細胞スケールでの細胞挙動を制御し，骨が本質的にもつ配向化骨形成を誘導した。このように，生体適合化材料の研究は，材料／生体組織に存在する科学現象の理解に基づき進展し，生体代替材料の開発にとどまらず，骨配向性をつかさどる生体機能の解明にも貢献してきた。今後益々，材料表面処理・改質による有機／無機骨基質の産生制御が，生体組織の理解に基づく生体材料を研究開発するうえで極めて重要な課題となる。

謝辞

本稿で紹介した研究の一部は，日本学術振興会科学研究費補助金基盤研究（S）「骨異方性誘導のための「異方性の材料科学」の構築（JP18H05254）」（研究代表者：中野貴由）（平成30年度～平成34年度）の支援により実施された。

文　　献

1）T. Ishimoto, T. Nakano *et al., J. Bone Miner. Res.*, **28**, 1170 (2013)
2）T. Nakano, K. Kaibara *et al., Bone*, **31**, 479 (2002)
3）Y. Noyama, T. Miura *et al., Mater. Trans.*, **53**, 565 (2012)

4) Y. Tanaka, A. Kubota *et al.*, *J. Biomater. Sci. Polym. Ed.*, **22**, 1427 (2011)
5) B. Viswanath, R. Raghavan *et al.*, *Scr. Mater.*, **57**, 361 (2007)
6) W. Bonfield & M. D. Grynpas, *Nature*, **270**, 453 (1977)
7) A. Sekita, A. Matsugaki *et al.*, *Bone*, **97**, 83 (2017)
8) R. Ozasa, T. Ishimoto *et al.*, *Calcif. Tissue Int.*, **104**, 449 (2019)
9) N. Sasaki, T. Ikawa *et al.*, *J. Biomech.*, **24**, 57 (1991)
10) J.-W. Lee, T. Nakano *et al.*, *Mater. Trans.*, **48**, 337 (2007)
11) T. Ishimoto, B. Sato *et al.*, *Bone*, **103**, 216 (2017)
12) T. Nakano, T. Ishimoto *et al.*, Progress in Advanced Structural and Functional Materials Design (T. Kakeshita *et al.* ed.), p.155, Springer (2012)
13) A. Matsugaki, G. Aramoto *et al.*, *Biomaterials*, **37**, 134 (2015)
14) A. Matsugaki, Y. Isobe *et al.*, *J. Biomed. Mater. Res. A*, **103**, 489 (2015)
15) R. Ozasa, A. Matsugaki *et al.*, *J. Biomed. Mater. Res. A*, **106**, 360 (2018)
16) T. Nakano, Advances in Metallic Biomaterials: Tissues, Materials and Biological Reactions (M. Niinomi *et al.* eds.), p.3, Springer (2015)
17) Y. Noyama, T. Nakano *et al.*, *Bone*, **52**, 659 (2013)
18) S. Kuroshima, T. Nakano *et al.*, *Acta Biomater.*, **48**, 433 (2017)
19) T. Ishimoto, K. Yamada *et al.*, *Bone*, **108**, 25 (2018)
20) H. Takahashi, T. Ishimoto *et al.*, *Mater. Trans.*, **60**, 144 (2019)
21) B. Clarke, *J. Am. Soc. Nephrol.*, **3**, S131 (2008)
22) S. J. Jones, A. Boyde *et al.*, *Cell Tissue Res.*, **159**, 73 (2001)
23) M. F. Baslé, F. Grizon *et al.*, *J. Biomed. Mater. Res.*, **40**, 350 (1998)
24) E. M. Muñoz, P. P. C. Souza *et al.*, *Clin. Oral. Investig.*, **20**, 503 (2016)
25) A. Cheng, Z. Schwartz *et al.*, *Calcif. Tissue Int.*, **99**, 625 (2016)
26) V. Petit & J. P. Thiery, *Biol. Cell*, **92**, 477 (2000)
27) V. Oliveira, S. Ausset *et al.*, *Appl. Surf. Sci.*, **255**, 7556 (2009)
28) E. B. Sequerra & M. R. Costa, *Development*, **140**, 3303 (2013)

第6章　マグネシウム合金の生体内分解特性と高分子被覆による制御

山本玲子*

1　はじめに

マグネシウム（Mg）合金製医療用デバイスの開発が国内外で進められている。主な適用部位は冠動脈ステントと骨接合材であるが，手術時に使用されるステープラーや血管閉塞用デバイスへの応用例もある。これらに共通するのは，埋植時にはデバイスによる生体組織の保持が求められるが，治療部位の修復後には不要になることである。そのため，生体内で分解・吸収される材料の適用が望まれるが，既存の生体吸収性高分子材料では強度不足や分解期間が長く（3〜5年かかる），分解後も骨組織と置換されないという問題がある。そこで，金属材料であり，水と反応し容易に腐食するMg合金が，生体内分解性材料としてこれらのデバイスに適用された。すでに表1に示すように冠動脈ステント，骨接合用ピン・スクリューが上市されており，臨床例も報告されている。本稿では，これら臨床例を元にMg合金製デバイスの課題を明らかにし，高分子材料を用いたMg合金の分解特性制御の可能性について述べる。

2　冠動脈ステント臨床例

Mg合金製ステント開発の概要を表2にまとめた[1)]。現在は第3次改良型（DREAMS2.0）製品の臨床試験が実施されているが，改良に伴い強度維持期間ならびに消失期間が長期化している。そのために，ストラット形状の変更と厚さの増加，さらにコーティング材の変更とコーティング

表1　マグネシウム合金の医療デバイスへの適用例

製造元	合金系	デバイス	分解期間	主な文献
Biotronik社	WE43系合金*	冠動脈ステント	＞1年	1, 2)
Syntellix社	WE43系合金*	ピン・スクリュー	＞3年	5〜7)
U&I社	XZ51**	ピン・スクリュー	6〜18か月	14, 30)
Transluminal Technologies	Mg-Al-Fe合金	血管閉塞用デバイス	プラグ＜2週 フットプレート＜24時間	31)

* WE43：Mg-4wt%Y-3wt%RE（REは希土類元素）
** XZ51：Mg-5wt%Ca-1wt%Zn

＊　Akiko Yamamoto　国立研究開発法人物質・材料研究機構　機能性材料研究拠点　上席研究員

表２　マグネシウム合金製ステントの変遷

	コーティング材	薬剤	X線マーカー	ストラット厚さ	コーティング厚さ	強度維持期間	消失期間
AMS-1（開発初期型）	—	—	—	80×165 μm	—	数日～数週間	4か月以内
DREAMS1.0（第2次改良型）	PLGA（85：15）	パクリタキセル	—	130×120 μm	1 μm	数週間	4か月以上
DREAMS2.0（第3次改良型）	PLLA	シロリムス	Ta	150×140 μm	7 μm	6か月以内	6か月以上

（文献1より一部改変）

層厚さの増加が実施されている。DREAMS2.0については術後24か月までの結果が報告されており，24か月時点の再狭窄による再治療率（心臓疾患死を含む）は5.9%と，既存の非吸収性薬剤徐放ステント（Drug delivery stent：DES）と同等であった[2)]。

ステントの分解挙動ならびに組織反応は，ブタ冠動脈モデルにより検討されている。初期（～90日）の再狭窄率や新生血管内膜形成量は既存のDESよりもやや高いが，180日以降はほぼ同等であった[3)]。Mg合金ステントの腐食はストラット表面から内部に向かって進む。埋植1年後のストラット断面積に占める金属Mgの割合は5.2%であり，残りは腐食生成物であるアモルファス状のリン酸カルシウム（Amorphous calcium phosphate：ACP）に置換されていた[4)]。しかし，埋植2年後のマイクロX線コンピューター断層撮影（CT）像ではステント形状がほぼ保たれており[4)]，ACPが消失せず血管壁内に残存することが危惧される。以上から，冠動脈ステント応用では，WE43系合金ステントの分解速度を高分子被覆により制御し，さらに薬剤徐放と組み合わせることにより既存のDESとほぼ同等の臨床結果が得られているが，埋植2年後もACPが残留しており，生体内「分解性」ではあるが「吸収性」ではない可能性が示された。

3　骨接合材臨床例

MgおよびMg合金製骨接合材の臨床例について，表3にまとめた。WE43系合金製コンプレッションスクリューを外反母趾治療に適用した例では，6か月経過後の治療成績（治療部位の痛みや可動性）はチタン製スクリューと同等であった[5)]。しかし，術後6週時点で39例中38例，12週では78%の症例で骨組織中に空孔が観察された[6)]。軟組織中での空孔形成率は，術後6週で59%，12週で30%であった[6)]。さらに，39例中7例でスクリューの早期分解が生じ，うち1例は6週時点でスクリューが破断しており，9週で再手術となった[6)]。術後3年の磁気共鳴コンピューター断層撮影（MRI）像では，埋植位置にスクリュー（あるいは腐食生成物）の残存が確認されている[7)]。

足関節（脛骨遠位端）内果部骨折治療への適用では，11名全例で骨癒合が得られたが，いずれも埋植初期に骨組織内の空孔形成が観察され，術後6～12か月で消失した[8)]。スクリューは埋

表3　マグネシウム合金製骨接合材の臨床例

合金種	デバイス	適用例	備考	分解期間
WE43	コンプレッションスクリュー	外反母趾骨切り術	3年経過後	＞3年
		足関節（脛骨遠位端）の内果部骨折治療		＞2年
		腓骨遠位端の骨折治療	強度保持のために非吸収性金属製固定材を併用	＞1.5年
		舟状骨骨折	骨癒合の遅延，5例中3例で顕著な空孔形成，臨床試験の中止	
		関節炎を併発した舟状骨骨折の自家骨による再建治療	スクリューは固定力を失い，後逸。関節再建できず，再手術	
ZX51	ヘッドレススクリュー	手の骨折治療（舟状骨は除く）	強度が必要な場合は非吸収性金属製固定材を使用	＜1年
高純度純Mg	スクリュー	大腿骨頭骨片固定	空孔は観察されず	12か月で25%
		大腿骨頸部骨折の欠損部への腸骨グラフト固定	平均4.1か月で骨癒合（19例中1例で癒合せず，12か月で人工股関節に置換）。骨折部位には非吸収性金属製固定材を使用	＜24か月
		中足骨	埋植初期に空孔を確認（1週間で消失）。5か月で骨折部は治癒	
		脛骨遠位端内果	埋植初期に空孔を確認（1週間で消失）。5か月で骨折部は治癒	6か月で20%
		骨幹	埋植後1週間は空孔を確認	＜12か月
		臼蓋欠損部の腸骨グラフト固定	術後3か月で股関節機能は再建，術後1か月は空孔を確認	12か月で直径が30%減少
		大腿骨頭	術後3か月で通常歩行可能，空孔は観察されず	8か月で50%

植2年後でも残存していた[8]。腓骨遠位端の骨折治療適用例では，荷重保持のため非吸収性金属製固定材が併用された[9]。術後6週時点でスクリュー周辺に空孔が認められたが，3か月で骨折部の骨癒合が得られた[9]。術後8か月での非吸収性金属製固定材除去以降，骨組織内の空孔が減少し始め，17か月の時点で空孔はほぼ消失した[9]。WE43系合金製スクリューは，埋植17か月でも残存していた[9]。

舟状骨骨折治療適用例では，5名中3名で顕著な吸収性嚢胞（骨組織内の空孔）が観察され，骨折部の癒合に6か月かかった[10]。舟状骨の骨折は血行が悪いため治りにくいことが知られており，骨癒合まで3か月近くかかることもあるが，本例ではさらに遅延したため，治験が中止された。また，舟状骨骨折と関節炎の併発に対する自家骨を用いた再建例では，WE43合金製スクリューによる固定がうまくいかず，非吸収性金属製固定材による再手術に至った[11]。以上から，WE43系合金製スクリューの非荷重保持部位の骨接合適用では，骨組織・軟組織内に空孔が形成され，その消失には6～17か月程度かかること，適用部位あるいは患者によっては骨癒合の遅れや治療に至らないこと，スクリューの分解・消失には3年以上かかることがわかる。

埋植部位により材料の分解速度や空孔形成挙動が異なる例は，高純度 Mg 製スクリューでも報告されている[12]。ヒト大腿骨頭への骨片固定では空孔は観察されなかったが，中足骨や脛骨遠位端内果の骨折固定では空孔が確認され，1 週間で消失した。さらに，臼蓋欠損部の自家骨修復例では，空孔が術後 1 か月まで確認された。スクリューの分解速度も症例により異なり，大腿骨頭頸部骨折に伴う骨欠損部への自家骨固定では 24 か月で全量分解したが，大腿骨頭骨折では 8 か月で 50%，さらに大腿骨頭の骨片固定では 12 か月で 25%であった。大腿骨頭頸部骨折では，骨欠損部への自家骨の固定のみに用いられており，頸部の固定・荷重保持には非吸収性金属製固定材が用いられている[13]。

XZ51 合金製品は手の骨折固定用に開発され，体内分解・消失期間は 6～18 か月とされている。舟状骨骨折には適用されておらず，また強度が必要な部位では既存の非吸収金属製固定材が使用されている[14]。いずれの症例でも術後 3～6 か月時点で埋植部周辺骨組織中に X 線透過率の高い部分（空孔）が観察されており，術後 1 年でスクリューはほぼ消失していた。以上から，骨接合材に関しては，いずれも荷重保持部位には適用できず，分解に伴う空孔形成が骨癒合の遅延をもたらす場合がある，という課題があり，また合金種によっては分解期間が長く腐食生成物の残存が危惧される。

4　合金元素の毒性に対する懸念

工業用 Mg 合金としてはアルミニウム（Al）を含む合金が普及しているが，医療用途の検討は少ない。その要因として，1990 年代に広がった Al のアルツハイマー病（Alzheimer's disease：AD）原因説が考えられる。しかし，この説は 1997 年の WHO 調査により否定されている[15]。このような誤解が生じた一因は，1980 年代に透析患者に対し Al を含む薬剤や透析液を用いると脳症や骨軟化症を来すことが明らかになったことにあろう。体内の過剰な Al は主として尿から排泄される。尿中の排泄量は通常 20～50 μg/ 日であるが，静脈栄養に Al が混入した例では 3,800 μg/ 日に増加したという報告がある[16]。また Al 曝露量の高い溶接工では，尿中 Al 濃度は正常値の 100 倍程度まで上昇した[17]。しかし，腎機能障害を有する透析患者では，過剰の Al を尿から排泄できなくなり Al の体内濃度が増加し，これらの疾患を発症した。現在では透析患者への Al 含有薬剤や透析液の使用は禁忌となり，脳症・骨軟化症の発生はみられなくなった。生体内分解性デバイス応用についても，溶出 Al 量が尿から排泄可能な範囲であれば正常腎機能を有する患者への適用は可能と思われる。

一方，現在上市されている冠動脈ステントと骨接合材には，希土類元素（RE）を含む合金が使用されている。RE はその電子配置から化学的性質が似ており，いずれも不溶性のリン酸塩を形成する。それゆえ体液に対する溶解度が低く，組織中に残留する恐れがある。Al を約 4%，RE を約 2%含む LAE442（Mg-4%Li-4%Al-2%RE）合金試料をウサギ脛骨髄腔内に 3.5 年埋植した結果，肝臓，腎臓，脳，脾臓において Al を越える濃度の RE が検出され，RE が臓器中に蓄積することが明らかになった[18]。中でも脾臓中の濃度が高く，正常値の100～630倍であった[18]。腎臓よりも脾臓内蓄積量が多いことから，REは血液を介して尿中に排泄されるのではなく，不溶性リン酸塩を形成し組織に沈着，一部が粒子として免疫細胞に貪食された後，免疫細胞が集まる脾臓に運搬され，蓄積すると推測される。体外に排泄されないということは，時間経過に伴い体内濃度が上昇することを意味しており，慢性毒性リスクが懸念される。

REの一つであるガドリニウム（Gd）の錯体はすでにMRI造影剤として広く用いられているが，近年，体内安定性の低いGd造影剤による腎機能低下患者での腎性全身性線維症（Nephrogenic systemic fibrosis：NSF）発生が問題になっている[19]。NSFはGdが臓器中に蓄積して繊維化を起こす疾患であり，治療法がなく最悪死に至る重篤な副作用である。ごく最近，正常腎機能患者でも脳内にGdが残留していることが判明した[20]。マウスによる検討では，Gdは脳に限らず，ほぼあらゆる臓器から検出され，肝臓・脾臓・腎臓中濃度は脳の何十倍も高かった[20]。この結果は，上述のウサギ脛骨へのLAE442試料埋入例と合致している。REの化学的性質は互いに似ているため，Gd以外のREでも同様の障害を起こす恐れがあり，留意が必要である。

5　Mg合金の生体内分解性

Mg合金製医療用デバイスの臨床例から，埋植部位や個々の患者によって組織中に空孔が形成され，骨癒合期間が遅れる場合があること，また分解・消失期間が予想よりも長いこと，あるいは腐食生成物の残留（すなわち，生体内で分解はするが吸収はされない）という課題が明らかになってきた。これらの課題はいずれも，Mg合金製デバイスの生体内分解に関係している。

体内に埋植されたMgは，体液に含まれる水と反応し，下記に示す反応で腐食する[21]。

$$Mg + 2H_2O \rightarrow Mg^{2+} + 2OH^- + H_2 \quad (1)$$

したがって，腐食が進むに伴いOH^-イオンが生じるため，材料表面のごく近傍のpHが上昇する。それに伴い$Mg(OH)_2$の溶解度が低下し，材料表面に析出（沈殿）する。$Mg(OH)_2$により材料表面が被覆されると，（この拡散障壁により）Mgが水と反応できなくなり分解速度が低下する。血漿には緩衝能がありpHは常に中性付近（～7.4）に保たれているが，含まれている炭酸イオン・リン酸イオンは中性付近のpHでも不溶性塩を形成するため，Mgの腐食速度を低下させる。一方，体液に含まれるアミノ酸などの有機低分子はMgの腐食を促進するが，血清タンパク質は腐食を抑制する[22]。

(1)式の進行に伴い水素も生成される。発生した水素は体液に溶解し，毛細血管網を経て血流により拡散すると推測される。したがって，組織中に空孔が形成されるか否かは，水素の発生と拡散速度のバランスで決まる。血流量は組織により異なり，同じ組織でもヒトと動物間で，また個々の患者によっても変化するため，臨床例で見られたような埋植部位や患者依存性が生じると考えられる。

空孔中に滞留する気体は，水素だけではない。液体中への気体の溶解量には限度があり，その量は各気体の分圧に依存する（Henryの法則）。腐食反応により水素が発生すると体内における水素分圧が上昇し，一部は体液に溶解する。一方，体液に溶けている他の気体（窒素，酸素，二酸化炭素）の分圧が低下するため，溶けきれなくなった分が分離し，溶け残った水素とともに空孔を形成すると考えられる。イヌ前腕骨へのMg-4％Al-0.3％Mn合金製骨折固定治具埋入例では，40日後の空孔内の気体は窒素（80.6％），二酸化炭素（5.6％），酸素（6.5％）および水素（7.3％）であったと報告されており，上記説明を裏付けている[23]。

Mg合金製デバイスによる空孔形成を防ぐためには，水素発生速度を減らすか，拡散速度を増やす必要がある。後者の例としては埋植部位を血流の多い組織とすることがあげられるが，個々の患者によっても血流量は異なるため，一律に有効な対策とはなり難い。一方，前者としてはMg合金の腐食速度の抑制が考えられる。しかし，合金腐食速度の抑制は埋植試料の分解・消失期間の延長を意味する。WE43系合金については，術後3年経過してもスクリューもしくは腐食生成物が吸収されずに残存しており，腐食速度のさらなる抑制は分解期間がさらに延長されることになる。前述した，ポリ乳酸系ミニ・マイクロプレートシステムや骨ピンなどと同様の，分解期間の長期化と埋植デバイスが骨組織で置換されないという問題が生じることが危惧される。

6　高分子を用いた表面処理・被覆の可能性

Mg合金の分解速度制御手法としては，合金種の変更や高純度化，また結晶粒径制御など，合金そのものに手を加える方法と，試料表面の被覆や修飾などの表面処理法がある。前者は，多くの場合，合金の分解特性だけでなく機械的特性も変化するが，後者は合金の物性は変化させず，分解特性のみを制御することが可能である。

工業用Mg合金製品では，耐食性向上を目的に化成処理や陽極酸化処理が開発されてきたが，生体内分解性材料としての医療応用では，最終的にはデバイス全てが分解することが求められるため，表面処理層も分解する必要があり，それゆえ生体為害性を有する物質は用いることができない（例えばこれまで工業用Mg合金の表面処理に多用されてきたクロメート処理は使用できない）。また，下地への密着性や変形時の追従性も重要である。例えばステントは生体内で拡張し塑性変形させて使用するため，表面処理層の延性が小さいと割れなどの破損により微小ガルバニ腐食や隙間腐食を生じる恐れがある。そのため，ステントの表面処理では主として高分子被覆が検討されている。脆性であるポリL-乳酸（PLLA）よりもガラス転移温度が低く柔軟性の高いポリカプロラクトン（PCL）でコーティングした方が，ステント拡張後も下地の分解速度抑制効果が得られることが報告されている[24]。一方，骨接合材については，埋植時のプレートの曲げや，骨への固定時の操作で表面被覆層が破損する可能性があるため，強度の高い陽極酸化処理[25]の適用が検討されている。

表4　下地 Mg 合金の分解抑制効果に影響する高分子被覆の要件

項目	分解抑制効果
分子構造	高分子の分解速度および下地への密着性が異なる 高分子の分解速度が小さい方が，下地 Mg 合金の分解抑制効果は大きい
分子量	分子量が大きい方が，高分子の分解速度は小さい →下地 Mg 合金の分解抑制効果は大きい
結晶化度	結晶領域の方が非晶領域よりも水の拡散速度が小さく，分解速度が小さい →下地 Mg 合金の分解抑制効果は大きい
被覆層の厚さ	厚さが大きい方が試料表面近傍の物質拡散の速度を低下させる →下地 Mg 合金の分解抑制効果は大きい
無孔性／多孔性	無孔性の方が下地 Mg 合金の分解抑制効果は大きい

高分子被覆による Mg 合金の分解特性制御に影響を及ぼす因子について，表4にまとめた。被覆材については，生体吸収性高分子材料としてすでに医療応用されているポリ乳酸（PLA）やポリグリコール酸（PGA），PCL などが検討されている。これらの生体吸収性高分子材料では，その分子量が自身の分解速度に影響することはよく知られている。Mg 合金の被覆においても，被覆材の分子量[26]や被覆層の厚み[27]，また被覆材の分解速度[28]が下地である Mg 合金の分解抑制効果に影響することが報告されている。臨床例にて紹介した WE43 系合金ステントについても，強度保持期間・消失期間の延長のためにポリ乳酸―グリコール酸共重合体（PLGA）によるコーティングを実施（第2次改良型），さらに強度保持期間を延長するためにコーティング材を PLGA よりも分解速度の遅い PLLA とし，コーティング層の厚みも増加させている（第3次改良型）。

コーティング層の形状（無孔／多孔性）も，下地である Mg 合金の分解抑制効果に影響する。生体吸収性高分子材料の多くは主としてクロロホルムなどの有機塩素系溶媒への溶解性が高く，その溶液を用いてディップコーティングやスプレーコーティングを行うと，膜厚は望みの厚さに調整可能であるが，条件によっては溶媒の蒸発に伴い多孔性皮膜を形成する。一方，同じ溶液を用いてスピンコーティングを行った場合は，形成される膜厚が薄く，かつ試料の回転により溶媒の蒸発速度が大きいため，無孔性の皮膜となる場合が多い。

スプレーコーティングで気孔率の異なる PCL 皮膜を AZ91（Mg-9%Al-1%Zn-0.5%Mn）合金試料上に作製，ウサギ大腿骨大転子に埋植した例では，多孔性皮膜であっても AZ91 試料の分解抑制効果があること，気孔率が低い方が分解抑制効果が大きいことが報告されている[29]。一方，スピンコーティングで作製した無孔性皮膜は，厚さ 1 μm 以下であっても下地 Mg 合金の分解抑制効果を有することが報告されている[26~28]。

(1)式に示す腐食反応では，金属 Mg から電子が水（分子中の H^+）に渡される。試料表面に形成した皮膜によってこの反応を完全に遮断することができれば下地の Mg は腐食しないが，生体吸収性高分子材料はいずれも加水分解により分解されるため，程度の違いこそあれ，高分子皮膜内部を水分子が拡散する。そのため，皮膜が拡散障壁となって下地の Mg 合金の腐食速度を低下させているが，完全に防ぐことはできない。純 Mg に PLLA および PCL で被覆した試料を体内と同じ環境下で細胞培養液に浸漬した結果，浸漬 1 日目においても Mg^{2+} の溶出が検出されている[26)]。その後の Mg^{2+} 溶出量の増加傾向は非被覆試料とほぼ一致しており[26)]，初期の分解抑制効果による溶出量の差が浸漬期間終了まで保たれている。高分子皮膜内の水分子の拡散は，結晶領域と非晶領域で異なるため，高分子皮膜の結晶化度も下地 Mg 合金の分解抑制効果に影響することが予想される。また，高分子鎖の分子構造の違いも皮膜内の水分子の拡散速度に影響するため，同様に下地 Mg 合金の分解抑制効果も異なると予想される。一方，生体吸収性高分子は加水分解によって H^+ を放出することが知られており，試料周辺の pH の低下により下地の Mg の腐食が促進される可能性がある。

試料表面に形成された高分子皮膜が水分子の拡散障壁になるということは，同様に生じた Mg^{2+} や OH^- の拡散にとっても障壁になる，ということである。そのため，WE43 系合金ステントで紹介したように，Mg 合金の分解は表面から内部に向かって進み，金属状態の Mg は残存していないものの，腐食生成物が元の場所に留まっていたと推測される。つまり，高分子皮膜が厚ければ厚いほど，腐食抑制効果は高いと予想されるが，同時に腐食生成物の拡散，すなわち埋植試料の「吸収」を妨げることになる訳である。厚さ 0.2 μm 程度の無孔性 PLGA 皮膜は，細胞培養液中への 4w の浸漬でほぼ分解していたが，PLLA 皮膜では分解は進んでいるもののまだ一部が残存していることが報告されており[26)]，下地 Mg 合金の分解抑制効果とともに，腐食生成物の拡散・吸収阻害も考慮して高分子被覆材の選択や厚みの設計をする必要性が示唆される。

高分子被覆は単に下地 Mg 合金の分解を抑制するだけでなく，生体適合性の向上にも貢献している。(1)式に示したように，Mg の腐食反応により OH^- が生成されるため，試料周辺の溶液の pH が上昇する。しかし，組織液は中性であり，高 pH では生存・増殖できない細胞もある。そこで，高分子被覆により下地 Mg 合金の初期分解を抑制することにより，厚さ 0.2 μm 程度の無孔性皮膜であっても細胞適合性が向上すること[26, 28)]，骨芽細胞様細胞では石灰化反応が生じること[28)]が報告されている。

7　おわりに

本稿では，Mg 合金製医療用デバイスの臨床例から，現在のデバイスが抱える課題を俯瞰し，その成功のためには分解特性制御が鍵であることを述べた。また，分解特性制御の一手法として生体吸収性高分子材料による被覆について紹介し，分解特性制御に影響する因子について概観した。生体内分解性・吸収性デバイスは，埋植時の機能性や生体反応だけでなく，分解・吸収に伴う物性変化や生体反応も考慮しなければならず，より多くの試験・研究・知見が必要である。しかし，動物モデルによる確認には限界がある。動物とヒトには種差があり，また動物実験に用いる動物の多くは若く健康であり，実際のヒトでの病態の再現は難しい。ならば，色々な条件を人為的に制御可能な *in vitro* 試験を活用し，体内における分解反応や生体応答の機序・制御因子を理解することにより，新しい評価指針や体内での物性変化の予測手法が開発できるのではないか。このような新しいアプローチにより動物モデルデータとヒト臨床結果の関連性が明らかになり，新しい医療用デバイスがより迅速に，かつスムーズに臨床現場に届けられることを期待したい。

文　　献

1） J. Iqbal *et al.*, *Eur. Heart J.*, **35**, 765（2014）
2） M. Haude *et al.*, *Eurointervention*, **13**, 432（2017）
3） R. Waksman *et al.*, *Eurointervension*, **3**, 440（2017）
4） M. Joner *et al.*, *Eurointervention*, **14**, e1040（2018）
5） H. Windhagen *et al.*, *Biomed. Eng. Online*, **12**, 62（2013）
6） C. Plaass *et al.*, *J. Orthop. Res.*, **34**, 2207（2016）
7） C. Plaass *et al.*, *J. Orthop. Sci.*, **23**, 321（2018）
8） O. Kose *et al.*, *Arch. Orthop. Trauma Surg.*, **138**, 1069（2018）
9） R. Biber *et al.*, *Trauma Case Rep.*, **8**, 11（2017）
10） R. Meier *et al.*, *Handchir. Mikrochir. plast. Chir.*, **49**, 37（2017）
11） A. Wichelhaus *et al.*, *Case Rep. Orthop.*, **2016**, 7049130（2016）
12） D. Zhao *et al.*, *Biomaterials*, **112**, 287（2017）
13） J. W. Lee *et al.*, *PNAS*, **113**, 716（2016）
14） X. Yu *et al.*, *BMC Musculoskel. Dis.*, **16**, 329（2015）
15） WHO, Environmental health criteria, No.194（1997）
16） N. Angrisani *et al.*, *Acta Biomater.*, **44**, 355（2016）
17） 対馬義人，*J. Jpn. Soc. Pediatr. Radiol.*, **33**, 91（2017）
18） 神田知紀，脳外誌，**26**, 776（2017）
19） 江島晃子，Toxicology Today―中毒学から生体防御の科学へ―，p.15，金芳堂（1994）
20） L. Gerhardsson and S. Skerfving, Toxicology of Metals, p.81, CRC Press（1996）
21） G. L. Makar and J. Kruger, *Int. Mater. Rev.*, **38**, 138（1993）
22） A. Yamamoto *et al.*, *Mater. Sci. Eng. C*, **29**, 1559（2009）
23） E. D. McBride, *J. Am. Med. Assoc.*, **111**, 2464（1938）
24） W. Xu *et al.*, *Colloids Surf. B Biointerfaces*, **163**, 100（2018）
25） E. Marukawa *et al.*, *JBMR*, **104B**, 1282（2016）
26） L. Xu and A. Yamamoto, *Colloids Surf. B Biointerfaces*, **93**, 67（2012）
27） J. Degner *et al.*, *Appl. Surf. Sci.*, **282**, 264（2013）
28） A. Witecka *et al.*, *Colloids Surf. B Biointerfaces*, **144**, 284（2016）
29） H. M. Wong *et al.*, *Biomaterials*, **31**, 2084（2010）
30） http://www.youic.com/sub02/list.php
31） http://www.transluminal.net/products/veloxcd/

第7章　リン酸カルシウム被覆によるマグネシウム合金の腐食速度制御

廣本祥子*

1　はじめに

患部の治癒に伴い溶解・吸収・消失するbiodegradable金属材料として，Mg／Mg合金，Zn合金やFe合金などが注目されている[1~4]。ポリ乳酸などの生分解性ポリマー製のボーンプレートやステントが用いられているが，強度不足や分解生成物による遷延性の不具合などの課題が指摘されている[5]。Mg合金は，ポリマーよりも力学特性に優れ，従来のTi合金や316Lステンレス鋼[6]よりも骨に近いヤング率を示すことから，荷重遮断を起こさない骨固定材に期待されている。

動物埋入試験や臨床試験より，Mg合金製デバイス使用時の患部の治癒は従来のTiやポリ乳酸製デバイスの場合と同程度であること，さらに，Mg^{2+}イオンの骨形成促進効果や生体安全性，腐食に伴うpH上昇による抗菌性への期待など，Mg合金の利点が報告されている[3,7,8]。一方，特段の表面処理をしていないMg合金について，埋入直後からの腐食による強度低下や水素発生によるガス溜まり形成が課題として指摘されている[3,7,8]。そこで，腐食抑制のためにさまざまな生体用Mg合金や表面処理が開発されている。骨と接して使用される整形外科・歯科用デバイスの場合，表面に骨適合性が求められることから，リン酸カルシウム被覆が多く検討されている。本章では，著者らが開発したリン酸カルシウム被膜と被覆Mg合金の腐食挙動および細胞との相互作用について紹介する。

2　整形外科・歯科用Mg合金における表面処理

2.1　Mg合金の表面処理材料

整形外科や歯科におけるbiodegradable金属材料の用途として，骨固定用ミニプレート・スクリューや髄内釘，人工骨の足場材料，骨欠損部を覆って骨再生を誘導するメッシュシートなどが挙げられる。現在これらのデバイスには，純Ti，生分解性ポリマー，コラーゲンシートなどが用いられている。材料には，患部を支える強度に加え，患部の骨と早期に接合して固定性を高めかつ骨再生を促進する骨伝導性が求められる。また，デバイスによっては，骨と置換する性質，

＊　Sachiko Hiromoto　物質・材料研究機構　構造材料研究拠点　腐食特性グループ　主幹研究員

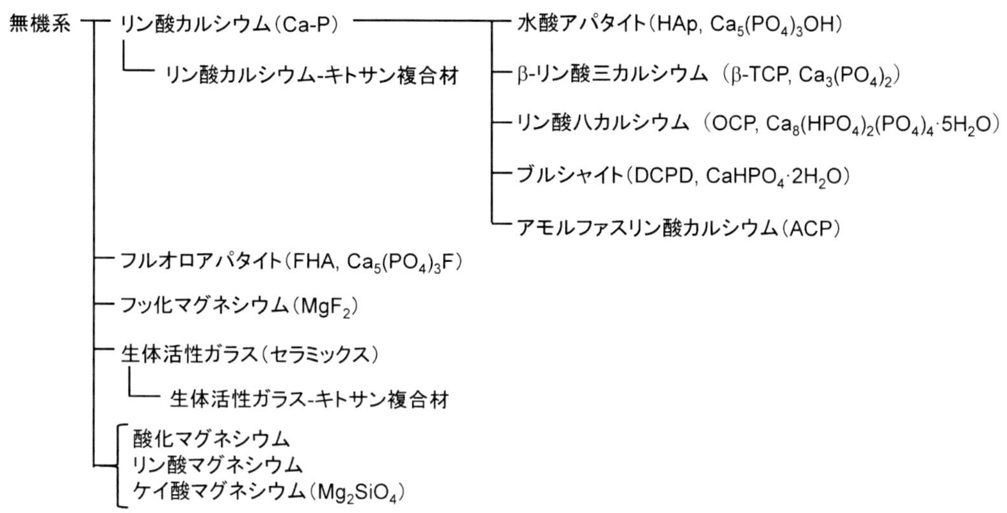

図1　骨に接して使用することを想定した生体用Mg合金の表面被覆材料

被膜の損傷部の自己修復性や，感染防止のための抗菌性が求められる。

骨伝導性材料として，骨の成分である水酸アパタイト（HAp），アパタイト関連化合物のβ-リン酸三カルシウム（β-TCP），HAp前駆体のリン酸八カルシウム（OCP）やリン酸水素カルシウム・二水和物（DCPD），および生体活性ガラスがある。Ti合金製の人工関節ステムや人工歯根の表面への骨伝導性付与には，HAp被覆が行われている。ポリ乳酸製プレート・スクリューには，強度と骨伝導性向上のために，HAp粒子が練り込まれている。このようにHApには骨伝導性材料としての実績があるため，生体用Mg合金の腐食抑制被膜にはHApをはじめとするリン酸カルシウムが多く検討されている[9,10]。他にも図1に示すさまざまな材料が生体用Mg合金の被覆材料として検討されている。

2.2　Mg合金の表面処理技術

複雑な形状の材料の表面処理には，水溶液処理が適している。中性付近の溶液を用いるバイオミメティック法で作製したHAp粒子や被膜は高い生体適合性を示す[11]。これらより，生体用Mg合金のHAp被覆には水溶液処理が適していると考えられる。一方，Mg合金は実用金属材料の中で最も卑な電位を示し，図2の電位-pH図に示すように広いpH範囲がMg^{2+}の安定な腐食領域である。したがって，Mg合金の表面処理を水溶液中で行う場合には，Mg合金の腐食を考慮する必要がある。工業用Mg合金の表面処理は，主に化成処理，陽極酸化処理およびめっきで行われ，他にゾル-ゲル法，電気泳動堆積法，スパッタリング，化学蒸着などでも行われている[9,10]。工業用Mg合金では，前処理として酸洗または活性化処理が行われる[12]。多くの酸洗や活性化処理溶液にはリン酸やHF，NH_4HF_2が含まれ，それぞれリン酸マグネシウムやMgF_2を形成して被覆処理水溶液中での基材Mg合金の腐食を抑制する。

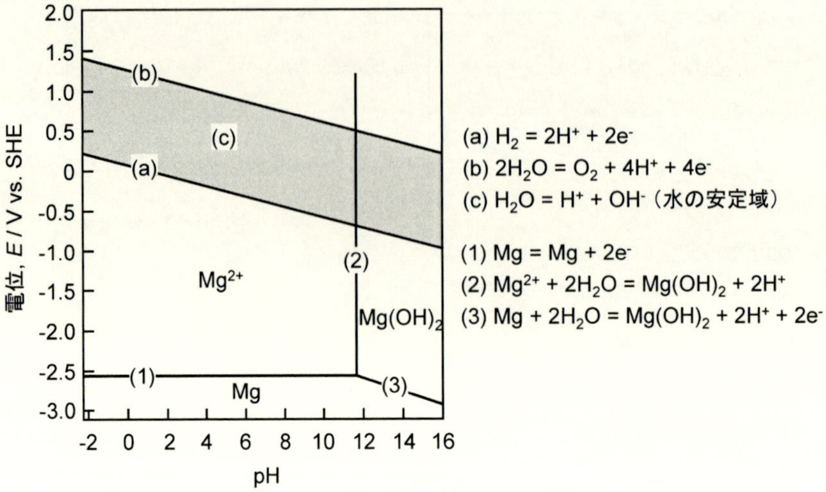

図２　Mg の電位 -pH 図
SHE：標準水素電極

水溶液中での HAp 合成における Mg^{2+} イオンの影響をみると，アパタイト構造の Ca サイトに Ca^{2+} イオンよりもイオン半径が小さい Mg^{2+} イオンが取り込まれると，結晶構造が不安定化して β-TCP やウィットロカイト，DCPD が形成する[13]。他のリン酸カルシウム化合物においても Ca サイトに Mg^{2+} イオンが置換すると結晶構造が不安定になる。従来の HAp 粒子合成や Ti 合金などの不働態金属材料への HAp 被覆には，$Ca(NO_3)_2$-$(NH_4)_2HPO_4$ 水溶液や小久保らの simulated body fluid（SBF）や Hanks 液が用いられている[11]。これらの水溶液を Mg 合金に応用すると，工業用 Mg 合金と同様の前処理を施しても，β-TCP，DCPD，結晶性の低い HAp やアモルファスリン酸カルシウムが形成された[14～17]。水溶液に含まれる NO_3^- や Cl^- イオンによる Mg 合金の腐食が避けられないためである。

3　水溶液処理による HAp および OCP 被覆

Mg 合金の腐食を促進する Cl^- や NO_3^- イオンなどのアニオンを含まず，Ca 濃度の高い処理溶液により，Mg^{2+} イオンによる HAp 結晶化阻害に拮抗することを試みた。Ca 源には，HAp の Fe や Al 表面への析出[18, 19]に用いられたエチレンジアミン四酢酸二ナトリウムカルシウム（Ca-EDTA）を用いた[20]。酸性からアルカリ性に調整し，60℃以上に加温した Ca-EDTA-KH_2PO_4 水溶液で，純 Mg，Mg-3Al-1Zn（AZ31），Mg-4Y-3RE（WE43）合金，Mg-Ca 合金などの被覆処理を行った。図３(a)の純 Mg における X 線回折（XRD）パターンに示すように，酸性では OCP が，中性と強アルカリ性では HAp が形成した[20, 21]。走査電子顕微鏡（SEM）観察より，酸性と中性ではそれぞれ OCP および HAp は均一な被膜を形成していたが，強アルカリ性では凝集塊の堆積層になっていた（図３(b)～(f)）[22]。数十～百 μm の第２相が存在する Mg-9Al-1Zn

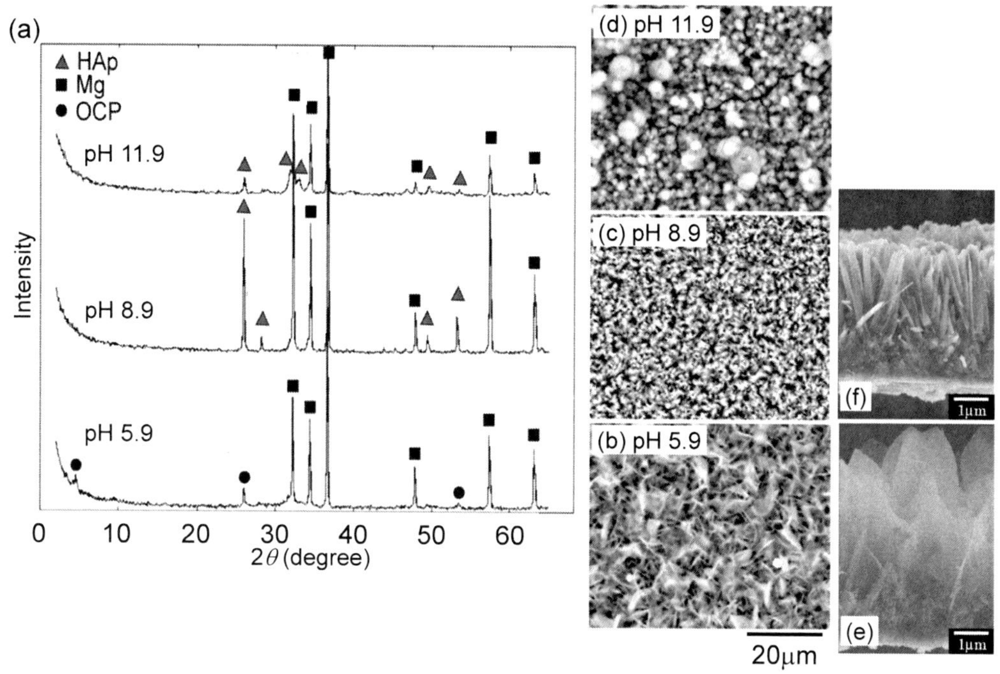

図3
(a)さまざまな pH の Ca-EDTA-KH_2PO_4 溶液中 90℃で 2 h で被覆処理した純 Mg の XRD パターン，(b)酸性，(c)中性付近および(d)アルカリ性で被覆処理した純 Mg の表面 SEM 像。(e)酸性および(f)中性付近で作製した被膜の断面 SEM 像。(e)および(f)では被膜を基材から削り落として観察した。

(AZ91）合金では，第2相の表面には HAp が析出せず，HAp は表面を均一に覆うことができなかった[23]。HAp および OCP 被膜は処理 10 min 未満で形成されており，処理時間に伴い厚さが増加した[24]。開発した Ca-EDTA を用いた方法では，第2相のサイズが大きい Mg 合金を除き，Mg 合金の組成に関わらず pH 制御により HAp と OCP 被膜を作り分けられ，被膜の厚さを制御できる。

基材 Mg／Mg 合金の組成に関わらず，OCP および HAp 被膜は，連続層である内層と，板状もしくは棒状結晶からなる多孔質の外層の2層構造であった（図3(e)，(f)）[25]。断面 SEM 観察で OCP 被膜の内層にはナノ孔が観察されたが，HAp 被膜の内層は緻密だった[25]。この内層の緻密さは，後述の HAp 被膜の OCP 被膜よりも高い耐食性の要因と考えられる。外層の板状および棒状結晶はそれぞれ内層から（002)$_{OCP}$ 軸および（002)$_{HAp}$ 軸が優先的に成長した結晶であった[25]。この外層の形態は，後述のように細胞接着に影響を及ぼした。被膜と基材 Mg／Mg 合金の境界はリン酸カルシウムから $Mg(OH)_2$ へ傾斜組成になっていた[25]。

4 HAp および OCP 被覆 Mg 合金の腐食挙動

4.1 細胞培養液中での腐食が強度に及ぼす影響

培養液中での腐食が HAp 被覆および未被覆 AZ31（厚さ 0.3 mm の薄板引張り試験片）の強度に及ぼす影響を検討した[26]。未被覆 AZ31 の引張り破断応力は浸漬直後から浸漬 14 日目まで急激に低下して約 40 MPa になり，ポリ乳酸の耐力（50〜60 MPa）を下回った（図 4(a)）。一方，HAp 被覆 AZ31 は元の強度を約 7 日間保持した。その後に緩やかに低下したが，浸漬 28 日以降は約 90 MPa のほぼ一定の強度を示した。浸漬 28 日目の引張り試験片平行部の凹凸像（図 4(b), (c)）より，未被覆 AZ31 では 0.3 mm の板を貫通する腐食が発生して孔が大きく広がっていったが，HAp 被覆 AZ31 では局部腐食の進展が抑制されていた。後述のように，あらかじめ HAp 被覆表面に付けたキズは培養液中で修復された[27,28]ことから，HAp 被覆試験片の局部腐食は修復されたため，大きく進展しなかったと考えられる。

上肢骨の骨折部位の融合には 3〜6 週[10]，機能回復には 6〜12 週かかる。上述の結果より，HAp 被覆により Mg 合金の強度を骨折部位の融合まで保持できることが期待される。

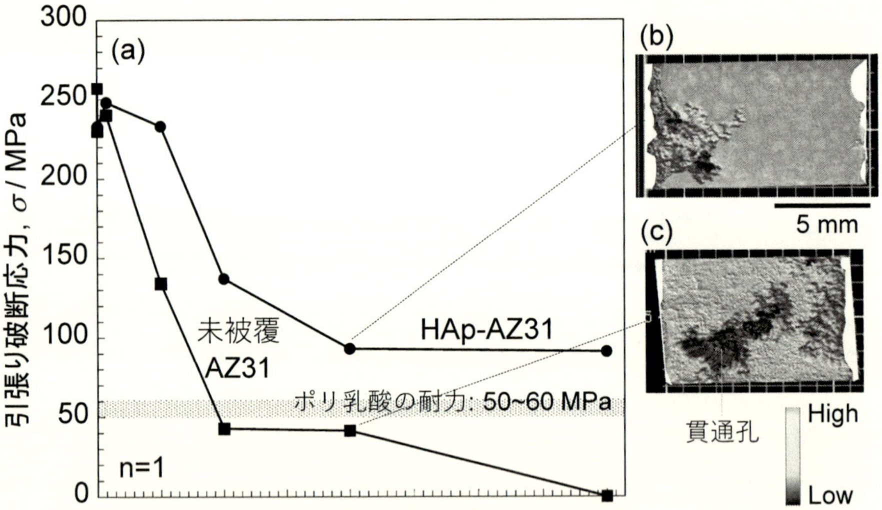

図 4
(a) HAp 被覆 AZ31 合金の細胞培養液浸漬期間と引張り破断応力の関係。
培養液に 4 週間浸漬した(b) HAp 被覆および(c)未被覆 AZ31 合金の引張り試験片平行部の凹凸像。

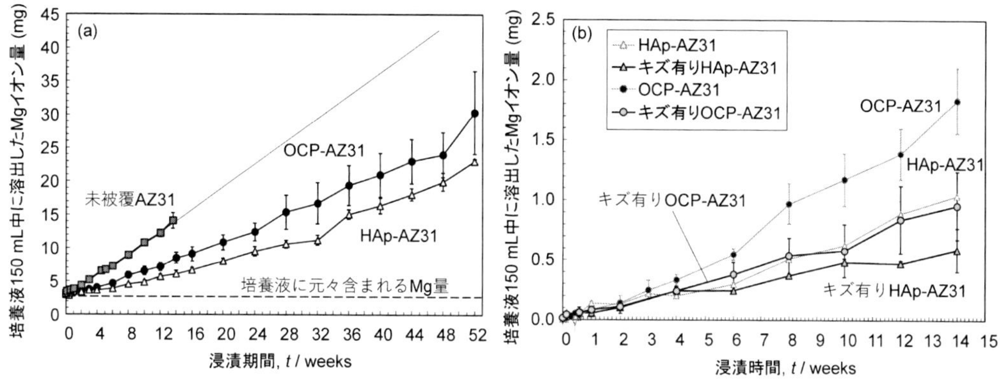

図5

(a)細胞培養液中におけるHApもしくはOCP被覆および未被覆AZ31合金からのMg^{2+}イオン溶出挙動。
(b)表面にあらかじめキズを付けた後に細胞培養液に浸漬した場合のHApおよびOCP被覆AZ31からのMg^{2+}イオン溶出挙動。参照のため，図(a)中のキズなしHApおよびOCP被覆AZ31のデータをプロット。

4.2 細胞培養液中での長期腐食挙動

HApもしくはOCP被覆および未被覆AZ31合金の細胞培養液へ長期浸漬試験を行った（図5(a)）。未被覆AZ31では浸漬直後よりMg^{2+}イオン溶出がみられた。HApおよびOCP被覆AZ31では，浸漬3〜4日間はMg^{2+}イオン溶出が抑制されたが，浸漬7日以降でMg^{2+}イオン溶出が明瞭になり，その後の1年間はほぼ一定の腐食速度を示した[29]。被覆AZ31は未被覆AZ31の1/2以下の腐食速度を示し，HAp被膜の方がOCP被膜よりも高い耐食性を示した。被覆AZ31表面には浸漬後の比較的早期に糸状腐食の発生がみられたが，試験後の観察で腐食孔内にはリン酸カルシウムと$Mg(OH)_2$が詰まっていたことがわかった。腐食孔の外側ではHApおよびOCP被膜はほぼ元の形状を保ち，被膜の下側に厚さ数μmの均一な腐食層がみられた。腐食速度がほぼ1年間一定だったのは，腐食孔が修復され，被膜が腐食を律速し続けたためと考えられる。

HApおよびOCP被覆AZ31表面にカッターで金属に達するキズを付けて，培養液に浸漬したところ，キズによる顕著な腐食促進はみられなかった（図5(b)）[28]。キズ内にリン酸カルシウムおよび$Mg(OH)_2$が析出して被膜が修復されていたことから，HApおよびOCP被膜は生体内で自己修復性を示すことが示唆された。この自己修復は，HAp被膜へのアニオン性ポリマーの修飾により促進された[27]。デバイスの埋入時には手術器具などで表面にキズが付く恐れがあることから，HAp被膜の自己修復性およびポリマー修飾による自己修復の促進は，生体用Mg合金の腐食抑制被膜にとって有益な性質である。

4.3 マウス皮下での腐食挙動

Mg合金の腐食ではOH^-イオン，水素ガスおよびMg^{2+}イオンが生成し，OH^-イオンによるpH上昇で体液からリン酸カルシウムが析出する。これらの腐食生成物が生体に及ぼす影響を検討するため，炎症の大きさに比例して発光するNF-κB／ルシフェラーゼ遺伝子改変マウスの皮

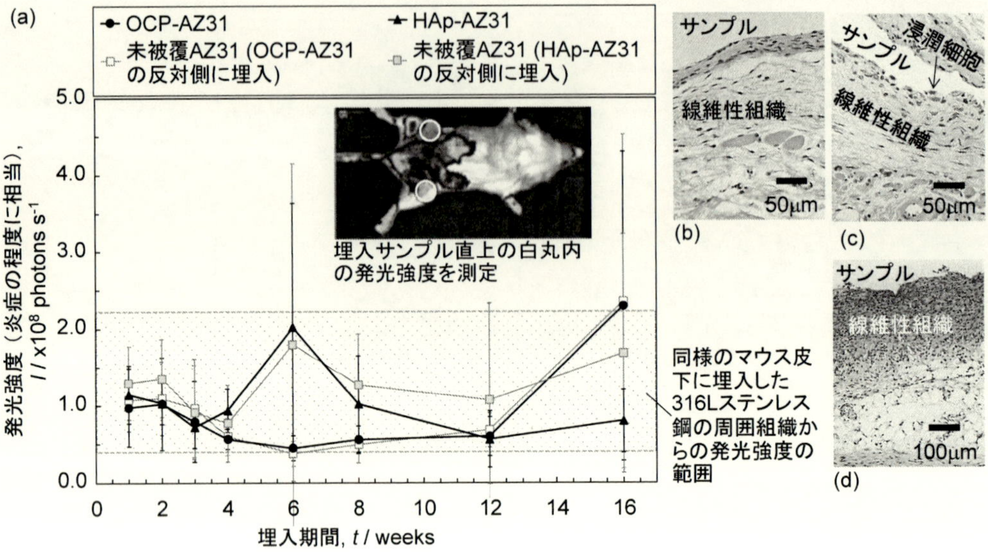

図6
(a)NF-κB／ルシフェラーゼ遺伝子改変マウスの皮下に埋入したHApもしくはOCP被覆および未被覆AZ31合金ディスク周囲の軟組織からの炎症に伴う発光強度と埋入期間の関係。16週目に抜去した。(b)HAp被覆，(c)OCP被覆および(d)未被覆AZ31周囲の軟組織の断面写真。

下に，HApまたはOCP被覆および未被覆AZ31ディスク（径8 mm×厚さ1 mm）を16週間埋入し，サンプルに接する軟組織からの発光強度を測定した（図6(a)）[29]。マウスの背の片側に被覆サンプルを，その反対側に未被覆サンプルを埋入した。未被覆サンプル周囲では，埋入2週目頃からガス溜まりがあるものが現れ始め，一旦形成されたガス溜まりは16週間の埋入期間では消失しなかった。被覆サンプル周囲にはガス溜まりは形成されなかった。ガス溜まり形成の抑制より，HApおよびOCP被覆でMg合金の軟組織中での腐食が抑制できることが明らかである。

埋入サンプルの周囲軟組織の炎症に伴う発光強度には，サンプルの種類による有意差はみられなかった（図6(a)）。被覆・未被覆AZ31周囲からの発光強度を，同様のマウス皮下に316Lステンレス鋼を埋入した場合（図中の網掛けの範囲）[30]と比較したところ，AZ31周囲からの発光強度は316L鋼周囲からの発光強度と同程度であった。被覆の有無に関わらず，AZ31およびその腐食生成物は，顕著な炎症を惹起しないことが示された。これにはMg^{2+}イオンの抗炎症作用[31]の影響も考えられる。

16週目に抜去した未被覆AZ31は被包化されており，カプセル内にはガスが溜まり，サンプル表面は体液で濡れていた。被覆AZ31では，目視では被包化はみられず，表面に軟組織が直接付着していた。抜去サンプル周囲の軟組織の断面観察（図6(b)〜(d)）より，被覆によりサンプル周囲の線維性組織が薄くなったことがわかる。HApおよびOCP被覆によって異物反応が抑制されたことが明らかである。

抜去した被覆AZ31表面には径数百μmの丸い腐食孔が形成されており，被膜の下側にMg

$(OH)_2$が詰まったマイクロピットが形成されていた。リン酸カルシウム被覆Mg合金は，軟組織中では培養液中の糸状腐食とは異なる腐食形態を示すことがわかった[29]。

被覆AZ31表面の腐食孔の外側ではほぼ元の形状の被膜が残っていた。HApおよびOCP被膜は患部の治癒後も長期間残存する懸念が示された。細胞培養液中でMg-Nd-Zn-Zr合金表面に作製した腐食生成物（リン酸カルシウムと$Mg(OH)_2$）を数μmから数十μmに砕いてマクロファージRAW264.7と培養したところ，マクロファージによる腐食生成物の貪食が起こり，腐食生成物が細分化すると炎症を惹起する可能性が示唆された[32]。被膜の長期残存が生体に及ぼす影響は未知ではあるが，生体内で吸収される被膜の検討[33]も必要と考えられる。

4.4　ラット大腿骨内での初期の腐食・骨形成挙動

HAp被膜が硬組織中での腐食挙動および骨形成に及ぼす影響を検討するため，ラット大腿骨にHAp被覆および未被覆Mg-Ca合金ロッド（径1.5 mm×長さ3 mm）を図7(a)に示すように埋入した[34]。埋入10日目の断面SEM像（図7(b)，(e)）に示すように，被覆の有無に関わらず，皮質骨に接した部分には腐食はほとんどみられなかったが，髄内および皮質骨の孔で軟組織に接している部分で腐食が発生していた。未被覆Mg-Caは，髄内のほぼ全面が厚さ約40μmの均一な腐食生成物層に覆われており，埋入早期から腐食が発生したことがわかる。HAp被覆Mg-Caでは，おそらく被膜の欠陥を起点とする局部腐食（図7(b)中矢印）が発生していたが，腐食孔の

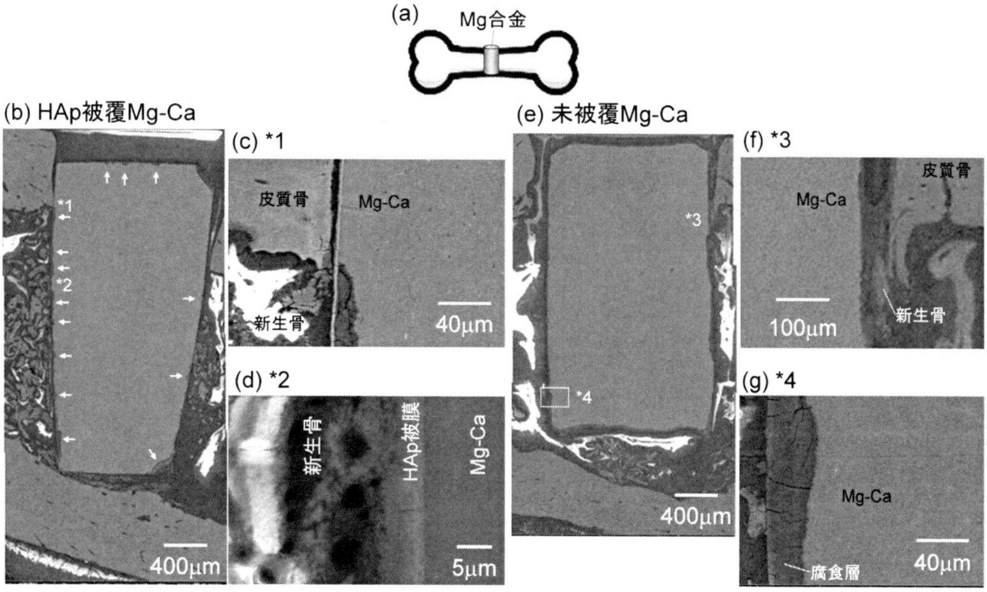

図7

(a)ラット大腿骨へのMg合金ロッド埋入の概略図。(b)〜(d) HAp被覆および(e)〜(g)未被覆Mg-Ca合金を10日間埋入したラット大腿骨の断面SEM像。(c)，(d)それぞれ図(b)中の*1および*2の部分の高倍率像。(f)，(g)それぞれ図(e)中の*3および*4の部分の高倍率像。図(b)中の矢印：局部腐食

深さは未被覆 Mg-Ca の腐食層の厚さよりも小さかった。HAp 被覆は骨内での Mg-Ca の腐食発生を抑制することが明らかである。

皮質骨と Mg-Ca 境界の髄内側では，被覆の有無に関わらず新生骨が形成され始めていた（図7(c), (f))。髄内では，未被覆表面では新生骨はほとんどみられなかった（図7(e), (g)）のに対し，HAp 被覆表面では表面およびその周囲に新生骨が形成されていた（図7(b), (d))。これは，HAp 被覆はその表面での骨形成を促進することを示している。HAp 被覆の骨形成促進効果は，AZ31 表面でのマウス骨芽細胞 MC3T3-E1 のアルカリフォスファターゼ（ALP）活性が HAp 被覆により増加したことからも示されている[35]。

5　水酸アパタイト・リン酸八カルシウム被覆上での細胞挙動

Mg 合金は Cl^- イオンが存在すると局部腐食を示す。ヒト由来骨芽細胞 MG-63 を HAp および OCP 被覆 AZ31 ディスク（径 15 mm）表面で 6 日間培養し，生・死細胞を蛍光染色し，ディスク表面全体の観察を行った[36]。図 8(a)の点線内や図 8(b), (d)の白丸の箇所のように，死細胞が偏

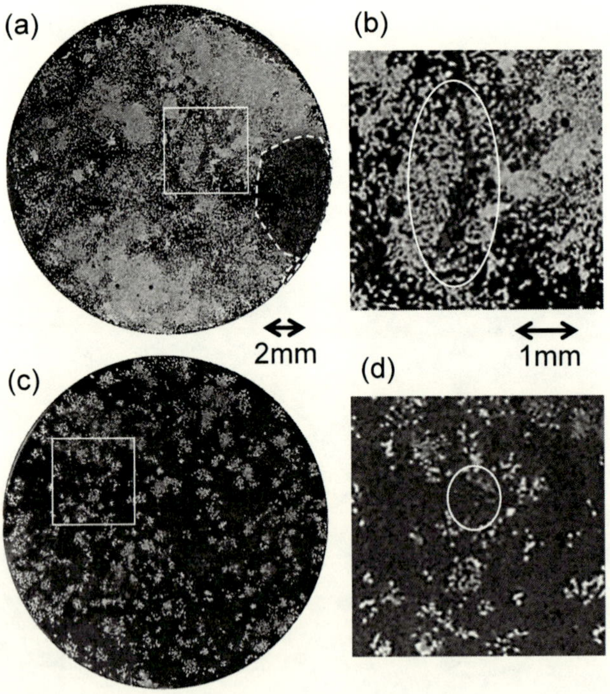

図 8　(a), (b) HAp 被覆および(c), (d) OCP 被覆 AZ31 表面で 6 日間培養したヒト骨芽細胞 MG-63 の蛍光顕微鏡像
(a), (c)径 15 mm ディスク表面全体像。(b), (d)それぞれ図(a), (c)中の白四角部分の高倍率像（calcein-propidium iodide 染色：生細胞，薄い灰色；死細胞，濃い灰色）。

在していた。図8(a)の点線内では水素ガスが多量に発生していた。被膜の欠陥部分でMg合金の局部腐食が発生すると，周囲の細胞が局所的に環境変化の影響を受けることが示唆された。細胞毒性試験の多くは，細胞の代謝産物の定量で細胞生存率を評価するため，局所的な細胞死を検知できない。Mg合金のように局部腐食を示す材料では，局所的な細胞死が生体安全性や生体適合性に及ぼす影響を検討する必要があると考えられる。

細胞の生死に関わらず分布状態を比較すると，HAp被覆表面では細胞はほぼ均一に密に分布していた（図8(a)）のに対し，OCP被覆表面での細胞密度は低く（図8(c)），細胞の接着・増殖が抑制されていた。細胞培養下でのHAp被覆とOCP被覆AZ31からのMg^{2+}イオン溶出量の差は小さかった。

そこで，細胞の接着斑を蛍光染色し，被膜形態と比較した（図9）[36]ところ，HAp被覆表面での接着斑は点状で細胞内にほぼ均一に分布していた（図9(a)）のに対し，OCP被覆表面での接着斑は板状結晶の縁に沿うように分布していた（図9(c)）。接着斑の分布の仕方と被膜形態の比較より，接着斑は被膜外層の結晶の先端部分に形成されたと考えられる。OCP被膜の板状結晶の先端間の距離は0.8～1.1 μmで，HAp被膜の棒結晶の先端間の距離は0.2～0.3 μmであった。OCP被覆表面では，接着斑を形成する足場間の距離が大きいため，細胞の接着・伸展・増殖が抑制されたと考えられる。リン酸カルシウム被膜の形態・形状は，細胞適合性（接着・伸展・増

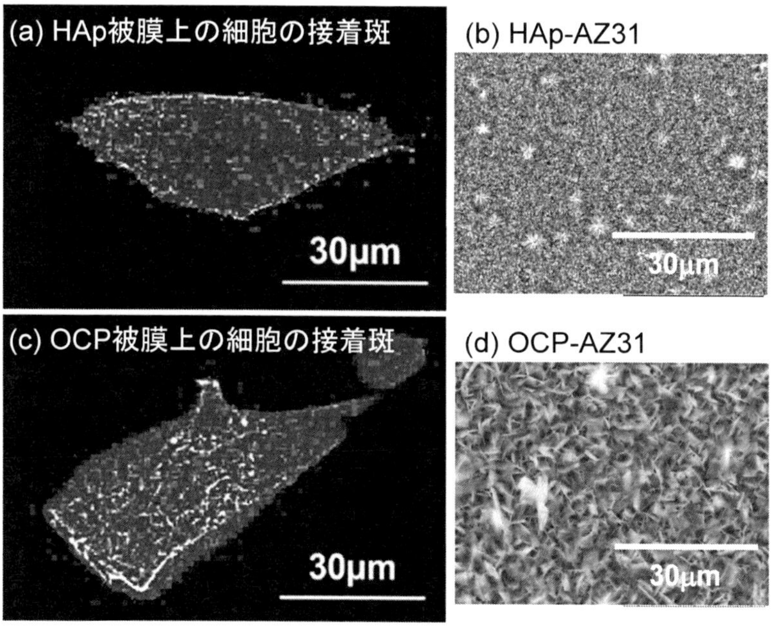

図9　(a) HAp被覆および(c) OCP被覆AZ31表面で培養し，接着斑を抗paxillin抗体で染色したヒト由来骨芽細胞MG-63細胞の蛍光顕微鏡像，(b) HApおよび(d) OCP被覆AZ31の表面SEM像
蛍光顕微鏡像とSEM像の倍率は同じ。

殖）に影響を及ぼすことに注意が必要である。

6　おわりに

骨固定材や人工骨の足場材料のように骨に接して使用される生体用 Mg／Mg 合金の被膜には，腐食抑制とともに骨適合性が求められる。このため，水酸アパタイト（HAp）をはじめとするリン酸カルシウム被膜が検討されている。本章では，Ca 錯体を用いた水溶液処理で作製した HAp およびリン酸八カルシウム（OCP）被膜の構造，HAp および OCP 被覆 Mg 合金の *in vitro* および *in vivo* での腐食挙動，骨形成能や細胞接着挙動を紹介した。HAp および OCP 被覆は，*in vitro* および *in vivo* で比較的長期間 Mg 合金の腐食を抑制すること，骨形成を促進すること，被膜の損傷部は培養液中からのリン酸カルシウムの析出で修復されること，被覆表面での細胞接着・増殖は HAp および OCP 被膜の形態に依存すること，そして HAp および OCP 被膜は生体内で長期間残存することが示唆された。

生体用 Mg 合金の被覆の目的は，生体埋入初期の強度保持である。今後は，表面被覆の有無に関わらず，Mg 合金の腐食挙動と強度低下との関係や，患部の治癒に適した腐食速度についての検討が必要と考えられる。

文　　献

1） B. Heublein *et al., Heart,* **89**, 651（2003）
2） M. P. Staiger *et al., Biomaterials,* **27**, 1728（2006）
3） F. Witte *et al., Curr. Opin. Solid State Mater. Sci.,* **12**, 63（2008）
4） F. Witte, *Acta Biomater.,* **6**, 1680（2010）
5） 真野隆充ほか，*J. J. Jaw Deform.,* **17**, 272（2007）
6） 塙隆夫，バイオマテリアル　材料と生体の相互作用，p.29，内田老鶴圃（2008）
7） C. Plaass *et al., J. Orthop. Res.,* **34**, 2207（2016）
8） R. Erbel *et al., Lancet,* **369**, 1869（2007）
9） H. Hornberger *et al., Acta Biomater.,* **8**, 2442（2012）
10） Y. F. Zheng *et al., Mater. Sci. Eng. R,* **77**, 1（2014）
11） M. P. Ferraz *et al., J. Appl. Biomater. Biomech.,* **2**, 74（2004）
12） 日野実ほか，表面技術，**64**（12），650（2013）
13） A. Bigi *et al., J. Inorg. Biochem.,* **49**, 947（1993）
14） F. Geng *et al., J. Mater. Sci.-Mater. Medic.,* **20**, 1149（2009）
15） Y. W. Song *et al., Mater. Lett.,* **62**, 3276（2008）
16） Y. Al-Abdullat *et al., Mater. Trans.,* **42**, 1777（2001）

17) H. Kuwahara *et al.*, *Mater. Trans.*, **42**, 1317 (2001)
18) Y. Fujishiro *et al.*, *J. Chem. Technol. Biotechnol.*, **57**, 349 (1993)
19) Y. Fujishiro *et al.*, *J. Mater. Sci.-Mater. Medic.*, **6**, 172 (1995)
20) S. Hiromoto, *Electrochim. Acta*, **54**, 7085 (2009)
21) S. Hiromoto and M. Tomozawa, *Surf. Coat. Tech.*, **205**, 4711 (2011)
22) M. Tomozawa *et al.*, *Surf. Coat. Tech.*, **204**, 3243 (2010)
23) S. Hiromoto, Surface modification of magnesium and its alloys for biomedical applications -modification and coating techniques-, p.59-80, Woodhead Pub. (2015)
24) M. Tomozawa and S. Hiromoto, *Appl. Surf. Sci.*, **257**, 8253 (2011)
25) M. Tomozawa and S. Hiromoto, *Acta Mater.*, **59**, 355 (2011)
26) 廣本祥子，表面技術，**69** (8), 323 (2018)
27) S. Hiromoto and K. Doi, *Corrosion*, **73**, 1461 (2017)
28) S. Hiromoto, *Corros. Sci.*, **100**, 284 (2015)
29) S. Hiromoto *et al.*, *Acta Biomater.*, **11**, 520 (2015)
30) M. Inoue *et al.*, *J. Biomed. Mater. Res. B, Appl. Biomater.*, **102B**, 68 (2013)
31) F. I. Bussiere *et al.*, *Br. J. Nutr.*, **87**, 107 (2002)
32) J. Zhang *et al.*, *Mater. Sci. Eng. C-Mater. Biolog. Appl.*, **75**, 1178 (2017)
33) 廣本祥子，伊藤清佳，片山英樹，特願 2017-007991 (2017)
34) 廣本祥子ほか，第 40 回 日本バイオマテリアル学会大会予稿集，p.127 (2018)
35) 廣本祥子ほか，第 39 回 日本バイオマテリアル学会大会予稿集，p.58 (2017)
36) S. Hiromoto and T. Yamazaki, *Sci. Tech. Adv. Mater.*, **18**, 96 (2017)

第Ⅲ編

高分子

第1章　分子間相互作用測定に基づいたリン脂質ポリマーブラシ表面のタンパク質非吸着特性解析

井上祐貴*

1　はじめに

生体内で使用される人工材料に求められる生体適合性とは，毒性がないことはもちろんのこと，血液凝固や免疫応答を制御すること，細胞や生体組織に好適な作用をほどこすことなど，使用する期間を通して生体とうまくなじむことを意味する。これは，異物である材料が生体環境に置かれた際に，その表面で誘起される好ましくない生体応答を完全に排除し，生体分子同士の特異的な相互作用を適切に誘起することにより達成される。生体応答はさまざまな生体分子が関与する複雑な反応であるが，タンパク質吸着から始まり細胞応答および生体組織の反応からなる階層構造を形成している。つまり，材料の生体適合性を議論するには，最も初期過程である材料表面でのタンパク質吸着挙動を理解することが重要である。

2-Methacryloyloxyethyl phosphorylcholine（MPC）は，細胞膜を構成するリン脂質分子の代表的な極性基であるホスホリルコリン基を側鎖に有するメタクリル酸エステルモノマーである。これまで，MPCユニットを一成分とするリン脂質ポリマーが高い生体適合性を有することが知られている[1)]。メタクリル酸基を有するMPCは，特性の異なる他のモノマーとの共重合反応やリビングラジカル重合などの新しい重合法の適用などにより多様の分子構造を持つポリマーとすることができる。これにより，種々の方法で基材の種類によらずその表面にMPCポリマー層を簡便に構築することができる。例えば，疎水性モノマーとの共重合により得られる非水溶性のMPCポリマーは，これを低沸点有機溶媒に溶解し，この溶液に基材を浸漬して溶媒を揮散するディップコーティング法により，表面に修飾でき[2)]，反応性官能基を側鎖に有するモノマーとの共重合体は，対応する化学反応を用いて，基材に化学的に固定できる[3)]。また，ポリオレフィンやポリジメチルシロキサンのような多くのメチレン基を含む基材でも，ベンゾフェノンのような感光性分子をあらかじめ塗布し，MPC水溶液中でUV照射することでラジカルを発生させると，比較的簡便にpoly(MPC）層を構築することができる[4, 5)]。これらの表面修飾方法を応用することで，人工心臓や人工関節などの人工臓器の表面から，化粧品やコンタクトレンズ関連商品などの生活必需品に至るまで，市販のさまざまな製品にMPCポリマーが修飾され，その性能向上に貢献している。

---

*　Yuuki Inoue　東京大学大学院　工学系研究科　マテリアル工学専攻　助教

MPCポリマー修飾により実現される高い生体適合性は，その優れたタンパク質吸着抑制能に由来する。MPCポリマー表面が有する高いタンパク質吸着抑制効果は，MPCポリマー近傍の水分子のネットワーク構造によって説明される[6]。ホスホリルコリン基に存在する正負の電荷は分子内での塩形成が主体となり，正負電荷間の6個の原子により安定な6員環類似構造が形成する。この際，トリメチルアンモニウム基に結合する3個のメチル基が水相側に配向し，周囲の水分子は疎水性水和構造を形成する。これはバルク中の水分子が取りうる水分子間での水素結合が優位なクラスター構造を，MPCポリマー表面で形成することを意味している。タンパク質の吸着は，タンパク質の持つ結合水とポリマー表面に水和している水の共有化反応を伴う疎水性相互作用が重要な役割を果たしていると考えられている[7]。MPCポリマーで修飾され，その表面にバルク水が多い場合には，共有する水分子が存在しないため，表面に接触したタンパク質が直ちに水相へと再拡散し，不可逆的吸着が起こりにくくなる。

本稿では，明確な構造を有するポリマー表面とナノニュートンオーダーの相互作用力測定法とを組み合わせた新しい手法により，タンパク質吸着挙動を分子間相互作用の観点から分析し，非特異的なタンパク質吸着を排除する材料表面に求められる特性を解説する。

2 タンパク質吸着における分子間相互作用の重要性

材料表面へのタンパク質吸着は一連の生体応答のごく初期段階で誘導され，形成された吸着タンパク質層の特性は，その後の細胞・組織レベルの生体応答を決定する重要な要素となる。このため，材料表面のタンパク質吸着挙動を正確に理解することが重要であり，特に，タンパク質吸着を著しく抑制する機構を明らかにすることは，高性能バイオメディカルデバイスの開発に向けた分子設計の基盤となる。これまで，さまざまな材料表面および分析手法によりタンパク質吸着挙動が解析され，親水性／疎水性，表面電位および表面分子の運動性などに代表される界面科学的な表面特性とタンパク質吸着挙動との間に一定の関係が存在すると考えられてきた[8]。しかしながら，このような表面特性はタンパク質吸着挙動を決定する直接的なパラメータではない。事実，ガラス表面は親水的であるが，タンパク質吸着が多い。一方において，アクリル樹脂やスチレン樹脂にも多くのタンパク質が吸着する。定量的な解析をすると，一般的なプラスチック材料や金属，ガラス，セラミックスへの血漿からのタンパク質吸着量は，ほぼ$1 \sim 3\,\mu g/cm^2$の範囲である。ソフトコンタクトレンズに利用されている含水ゲル材料であるpoly(2-hydroxyethyl methacrylate)ですら，$1\,\mu g/cm^2$程度のタンパク質吸着量を示し，その後の血栓形成や生体組織反応を引き起こす。

図1に時間に依存したタンパク質吸着の段階的変化を模式的に示す。タンパク質吸着は，ごく初期のタンパク質の接近・離脱過程，初期段階の吸着および変性過程，中期の重層化過程，後期の平衡吸着過程からなる。液中には分子量，荷電状態，親水－疎水バランスなどが異なる種々のタンパク質がさまざまな濃度で存在しているため，タンパク質吸着はその組成や分布が刻々と変

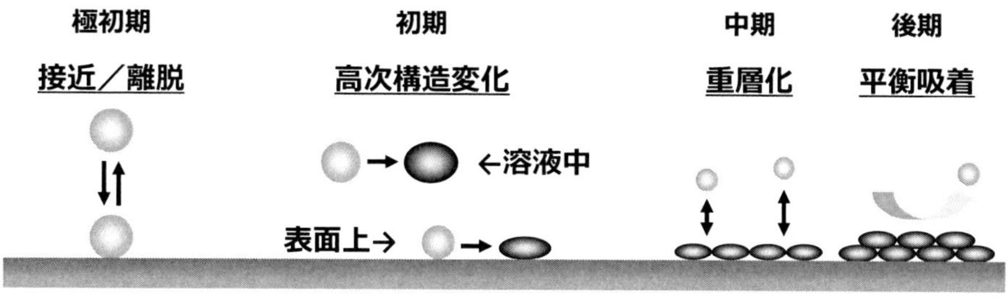

図1　タンパク質吸着挙動の動的変化

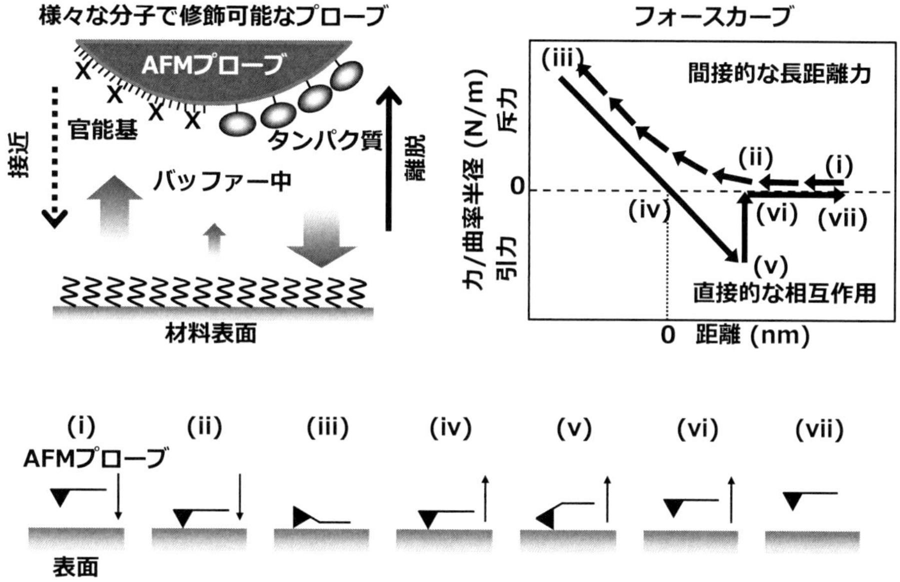

図2　原子間力顕微鏡（AFM）を利用した分子間相互作用解析の測定概念図
およびフォースカーブにおける表面とカンチレバーの位置関係

化する動的な現象である（Vroman効果[9]）。つまり，各段階における溶存タンパク質－表面間もしくは溶存タンパク質－吸着タンパク質間の相互作用が，タンパク質の種類に応じてタンパク質吸着挙動に関与し，その相互作用の大きさ，種類，及ぶ距離が，量，組成，分布，高次構造，配向などの吸着タンパク質層の特性に影響を与える。つまり，タンパク質吸着挙動を正確に理解するためには，タンパク質吸着過程における分子間相互作用の役割を明確にすることが重要である。

筆者は，原子間力顕微鏡（AFM）を用いたフォースカーブ測定により，分子間相互作用の解析を行った。フォースカーブ測定とは，AFMプローブ（カンチレバー）がサンプル表面に接近および離脱する際に働く力を距離の関数として取得する測定手法である（図2）。取得したフォースカーブから，試料表面とプローブとの間に直接働く相互作用力や間接的に働く長距離力を解析できる。試料およびプローブ表面をさまざまな分子で修飾できるので，多様な組み合わせで，そこに働く相互作用力や表面力を定量的に解析できる。

3 モデル表面としての高密度ポリマーブラシ構造

これまでのタンパク質吸着挙動の解析には，統計的に決定される曖昧な構造を有する高分子表面が用いられてきた。生体分子が厳密に規定された構造を元にその機能を発現することを考慮すれば，タンパク質吸着挙動の正確な理解には，明確な構造を有する高分子表面が必要不可欠である。つまり，表面で働く微小な相互作用を定量的に解析するためには，①表面におけるポリマー鎖の配置が明確であり，これを精密に規定できること，②表面構造がナノメートルオーダーで均一であること，③表面が単一ポリマー鎖で修飾され，その特性が表面特性に直接反映されること，④表面特性を広範囲にわたり制御できることの4つの条件を満たすモデル表面が必要である。コーティングなどの一般的な手法で作製される表面と比較して，表面から分子量の揃ったポリマー鎖が直接伸長した構造を有するポリマーブラシ表面は上述の条件を満たす。つまり，ポリマーブラシ構造は，表面に作用する微小な相互作用を定量的に解析するための有効な構造である。

筆者らはこれまで，表面開始型原子移動ラジカル重合（surface-initiated atom transfer radical polymerization：SI-ATRP）法により，さまざまな化学構造を有するポリマーブラシ表面を構築した[10~12]。具体的には，双性イオン性のpoly(MPC)ブラシ表面，カチオン性のpoly(2-trimethylammoniumethyl methacrylate hydrochloride(TMAEMA))ブラシ表面，アニオン性のpoly(potassium 3-sulfopropyl methacrylate(SPMA))ブラシ表面，非電解質親水性のpoly(oligo(ethylene glycol)methyl ether methacrylate(mOEGMA))ブラシ表面および疎水性のpoly(*n*-butyl methacrylate(BMA))ブラシ表面の5種類を作製した（図3）。作製されたポリマーブラシ表面の構造および特性を表1に示す。作製した全てのポリマーブラシ表面は，エリプソメトリーから乾燥膜厚が10 nm程度であり，原子間力顕微鏡（AFM）による高さ観察から表面粗さの指標である二乗平均平方根（RMS）値が1.0 nm以下であった。各ポリマーブラシ表面のグラフト密度はすべて0.10 chains/nm^{2}を超えており，作製されたポリマーブラシ層は高密度領域にあった。グラフト密度とポリマー鎖の断面積から表面被覆率を概算した結果，グラフト鎖で被覆されていない下地表面は1.0 nm以下のオーダーであり，数ナノメートルのオーダーを有するタンパク質と比べて十分小さかった。つまり，作製されたポリマーブラシ表面へのタンパク質の吸着において，タンパク質の下地表面への直接的な吸着（一次吸着）やグラフトポリマー鎖間への吸着（三次吸着）は回避され，ポリマーブラシ層最表面への吸着が支配的であることが示唆された[13]。大気中の水の接触角は，疎水性のpoly(BMA)ブラシ表面を除いて一様に小さい値となった。また，10 mmol/Lの塩化ナトリウム水溶液における表面電位は，ポリマー自体が有する荷電特性

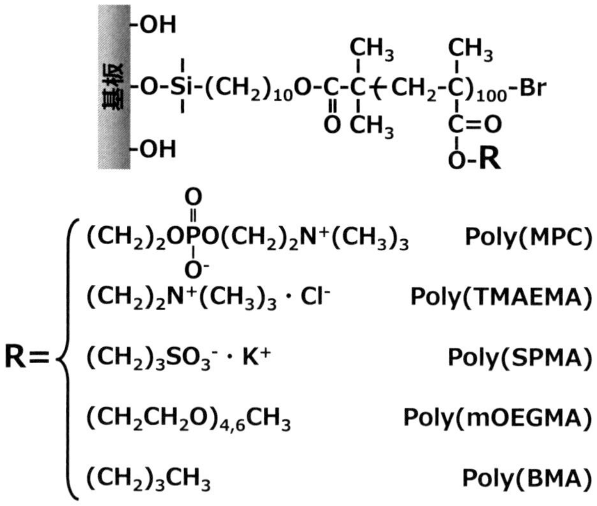

図3　ポリマーブラシ表面の化学構造

表1　ポリマーブラシ表面の構造と特性

Polymer	Graft density (chains/nm^2)	SCA[a] (°)	ξ-potential[b] (mV)	Fib adsorption[c] (ng/cm^2)
Poly(MPC)	0.26	17	−3.6	5
Poly(TMAEMA)	0.31	19	45	740
Poly(SPMA)	0.47	10	−74	190
Poly(mOEGMA)	0.36	37	−3.5	4
Poly(BMA)	0.75	70	−37	380

a) Static contact angle of water in air
b) Measured in NaCl solution (10 mmol/L)
c) Measured by surface plasmon resonance (SPR)
Fib: fibrinogen from Bovine plasma (pI = 5.5), Concentration: 1.0 mg/mL, Time: 30 min

と同様の傾向であった。このように，高密度ポリマーブラシ層により，均一な構造を有し，ポリマー鎖の配置がナノメートルオーダーで明確である表面を構築した。また，さまざまな化学構造を有するグラフト鎖を配置することで，濡れ性や表面電位などに代表される界面科学的な表面特性を広範囲に制御した。

表1には，各ポリマーブラシ表面に対するウシ血漿フィブリノーゲン（Fib）の吸着量も示した。測定は表面プラズモン共鳴（SPR）法を用いて行い，1.0 mg/mL の濃度に調製した Fib のリン酸緩衝生理食塩水（PBS, pH 7.4, 150 mM）を 37℃で 30 分間接触させた。表1に示すように，双性イオン性の poly(MPC) ブラシ表面および非電解質親水性の poly(mOEGMA) ブラシ表面は Fib の吸着を抑えた。また，カチオン性の poly(TMAEMA) ブラシ表面および疎水性の poly(BMA) ブラシ表面には，理論単層吸着量（Side-on 吸着時：180 ng/cm^2）以上の Fib が吸着し，

アニオン性のpoly(SPMA)ブラシ表面には，理論単層吸着量程度のFibが吸着した。このように，高密度ポリマーブラシ表面により，タンパク質吸着挙動が大きく異なる表面を構築することができた。

4　ポリマーブラシ表面に働く相互作用力

フォースカーブ測定において，カンチレバー先端と試料に同じポリマーブラシ層を構築することで，そのポリマーブラシ表面に固有に働く相互作用力を分析できる。ここでは，各ポリマーブラシ構造が構築された直径20 μmのシリカ粒子を固定化したカンチレバーを作製し，シリコン基板上に作製した同一ポリマーブラシ表面に対して，さまざまな液体中でフォースカーブ測定を行った[14]。

図4b, cに示したように，接近時のフォースカーブから，カチオン性のpoly(TMAEMA)およびアニオン性のpoly(SPMA)ブラシ表面では，塩強度の増加に伴い，相互作用の大きさが小さく，及ぶ距離が短くなることがわかった。一方，双性イオン性のpoly(MPC)ブラシ表面では，特別な相互作用が検出されなかった（図4a）。また，離脱時のフォースカーブには，poly(TMAEMA)，poly(SPMA)およびpoly(MPC)ブラシ表面では引力がほとんど検出されなかった。図5に，純水および70%エタノール水溶液におけるpoly(BMA)ブラシ表面および非電解質親水性のpoly(mOEGMA)ブラシ表面の離脱時のフォースカーブを示す。純水中では両ポリマーブラシ表面に引力が検出されたが，70%エタノール水溶液中では，poly(BMA)ブラシ表面にだけ引力が検出された。70%エタノール水溶液中では，水素結合性の相互作用が働かないことが知られている[15]。つまり，poly(mOEGMA)ブラシ表面には，水環境下にて水素結合性の相互作用が働いていることが明らかとなった。これらの結果から，poly(TMAEMA)およびpoly(SPMA)ブラシ表面には静電的相互作用が，poly(BMA)ブラシ表面には疎水性相互作用が，poly(mOEGMA)ブラシ表面には水素結合性の相互作用が働き，poly(MPC)ブラシ表面にはこのような相互作用が全く働いていないことが明らかとなった。

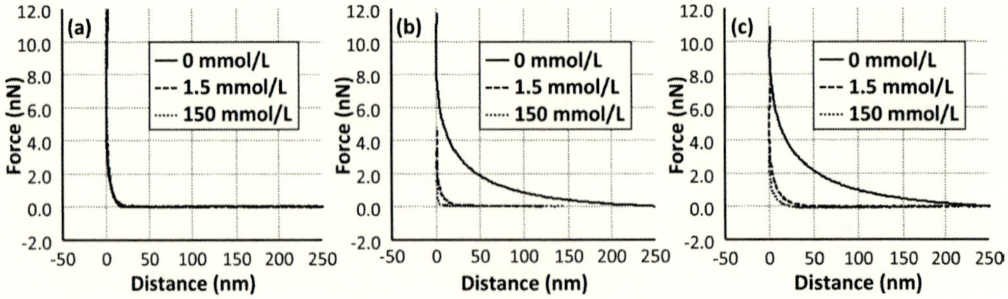

図4　同一ポリマーブラシ表面間の異なる塩濃度の水溶液における接近時のフォースカーブ
(a) Poly(MPC)ブラシ表面，(b) Poly(TMAEMA)ブラシ表面，(c) Poly(SPMA)ブラシ表面。

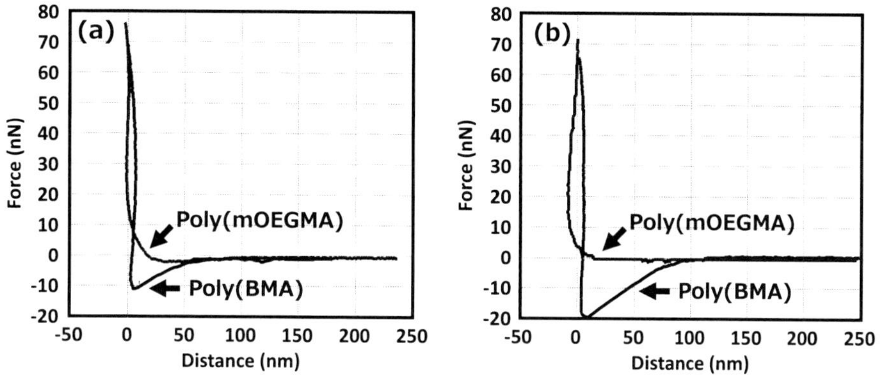

図5　Poly(BMA)およびpoly(mOEGMA)ブラシ表面同士の離脱時のフォースカーブ
(a) 純水中，(b) 70%エタノール水溶液中。

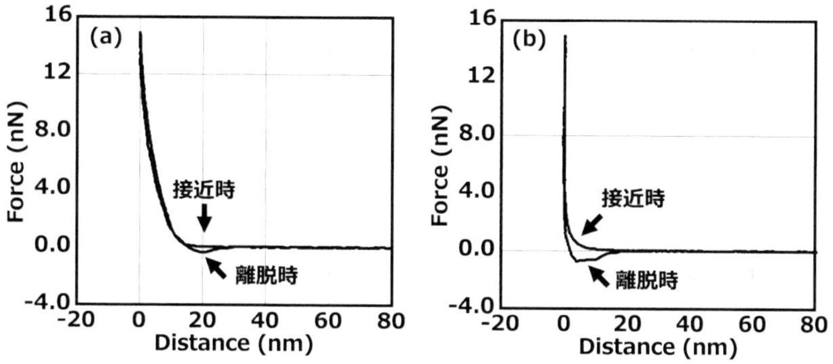

図6　ポリマーブラシ表面と尿素処理前のFibとの間のリン酸緩衝生理食塩水中のフォースカーブ
(a) Poly(mOEGMA)ブラシ表面，(b) Poly(TMAEMA)ブラシ表面。

5　タンパク質との直接的／間接的な相互作用評価

フォースカーブ測定により，各ポリマーブラシ表面に対するタンパク質の直接的／間接的な相互作用を室温のPBS中で評価した。タンパク質として，吸着量測定に使用したFibを用いた。分子間相互作用が吸着タンパク質の高次構造変化に与える影響を解析するため，Fibを化学的に固定したカンチレバーに加えて，これを尿素処理したカンチレバーを用いてフォースカーブを取得した。

図6に，代表的なポリマーブラシ表面と尿素処理を行う前のFibとのフォースカーブを示す。図6から，Fibとポリマーブラシ表面との間に，プローブの接近時の引力がほとんど作用しないことがわかった。このことは，分子間相互作用に由来する引力を駆動力として，溶液中のタンパク質が表面に引き付けられるのではないことを示す。図7に，離脱時のフォースカーブから解析

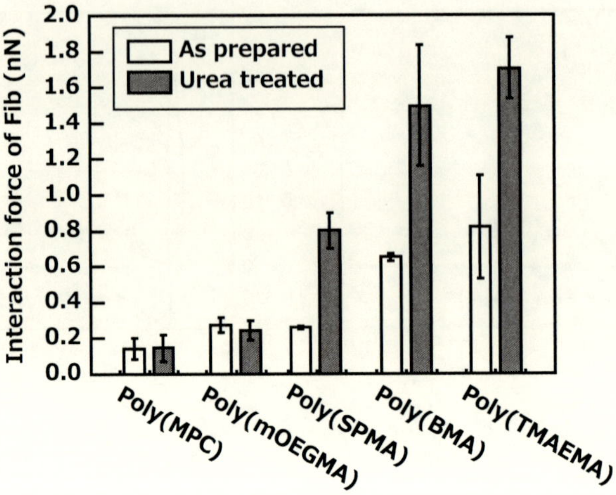

図7　各ポリマーブラシ表面に対するFibの直接的相互作用力

したFibとポリマーブラシ表面間の直接的な相互作用力を示す。尿素処理の有無に関わらず，poly(MPC)およびpoly(mOEGMA)ブラシ表面はFibとの相互作用力が小さいことに対して，poly(BMA)およびpoly(TMAEMA)ブラシ表面は，尿素処理前のFibとの相互作用力が大きく，その値は尿素処理により増大した。一方，poly(SPMA)ブラシ表面は，尿素処理前のFibとの相互作用力は小さかったが，尿素処理後に相互作用力が大きく増大した。表1に示したように，poly(MPC)およびpoly(mOEGMA)ブラシ表面にはほとんどFibが吸着せず，poly(BMA)，poly(TMAEMA)およびpoly(SPMA)ブラシ表面には単層以上のFibが吸着した。これらの結果から，タンパク質が材料表面と接触して初めて，タンパク質の離脱を妨げる力として分子間相互作用が働き，分子間相互作用の大きさ次第では，通常分子内に存在するアミノ酸残基が露出されることで高次構造変化が起き，相互作用がより高まることで不可逆吸着となり，結果として吸着量が増加することが示唆された。

6　おわりに

MPCポリマーを含むさまざまな化学構造のポリマーブラシ表面におけるタンパク質吸着挙動を，水中でその場で働く“力”を直接測定する手法に基づいて分析した。これにより，タンパク質－表面間の分子間相互作用が，タンパク質の吸脱着や高次構造変化に強く関与し，タンパク質吸着挙動を決定していることがわかった。それと同時に，特定の分子間相互作用が働いていないMPCポリマー表面は，接触したタンパク質が表面から離脱する過程を速やかに行えるため，タンパク質の高次構造を大きく変化させないことが示唆された。これはMPCポリマーの有する特徴的な水和構造に起因すると考えられる。このようにMPCポリマー表面の高いタンパク質非吸着性を分子間相互作用の観点から明らかとした。

文　　献

1) K. Ishihara, *Sci. Technol. Adv. Mater.*, **1**, 131 (2000)
2) Y. Iwasaki *et al.*, *Sci. Technol. Adv. Mater.*, **13**, 064101 (2012)
3) K. Fukazawa *et al.*, *ACS Appl. Mater. Interface*, **5**, 6832 (2013)
4) K. Ishihara *et al.*, *Polym. J.*, **47**, 585 (2015)
5) T. Goda *et al.*, *Colloid Surf. B-Biointerfaces*, **63**, 64 (2008)
6) K. Ishihara *et al.*, *J. Biomater. Sci. Polymer Edn.*, **28**, 884 (2017)
7) D. R. Lu *et al.*, *J. Biomater. Sci. Polymer Edn.*, **3**, 127 (1991)
8) 岩田博夫，バイオマテリアル，共立出版 (2005)
9) L. Vroman *et al.*, *J. Biomed. Mater. Res.*, **3**, 43 (1969)
10) Y. Inoue *et al.*, *React. Funct. Polym.*, **71**, 350 (2011)
11) Y. Inoue *et al.*, "Proteins at Interfaces III: State of the Art", p.605, American Chemical Society (2012)
12) S. Sakata *et al.*, *Langmuir*, **30**, 2745 (2014)
13) E. P. K. Currie *et al.*, *Adv. Colloid Interface Sci.*, **100-102**, 205 (2003)
14) S. Sakata *et al.*, *Langmuir*, **31**, 3108 (2015)
15) T. Hayashi *et al.*, *Phys. Chem. Chem. Phys.*, **14**, 10196 (2012)

第2章　PMEAおよび類似化合物による生体適合性付与

田中　賢*

1　はじめに

高齢者社会の指標ともいえる健康寿命を延ばすためには，安全で低コストで提供できる予防・診断・治療用の医療技術が必要である。このような医療技術向上のためには，医療製品の表面を構成する有機材料および無機材料の生体適合性向上が求められている。医療用の材料は，在宅や病院にて，体外・体外循環・体内などさまざまな環境で使用される。したがって，製品が使用される環境での材料物性の解析と機能発現の関係を明らかにすることが重要である。つまり，乾燥した状態のみならず実使用環境である水和状態での材料物性の制御技術が必要である。

2　水和による材料物性の変化

教科書や論文などに掲載されている高分子の基礎物性値のほとんどは，乾燥状態もしくは真空状態でのバルクの解析結果が掲載されている。これらの物性値は，製品化のための材料選定や工場における品質管理時には必要である。しかし，医療製品の使用現場では，滅菌された乾燥状態から生体環境である水和状態に変化する。これにより，材料の表面およびバルクの物性が大きく変化する場合がある。材料物性と材料機能の相関を考察する場合，乾燥状態のバルク物性のみならず，水和状態の表面物性の解析がポイントになる。とりわけ，複数のイオンと生体分子が高濃度で共存する分子が混みあった生体環境は，純水や緩衝溶液とは異なる。

本章では，製品化できた材料と水分子の相互作用に着目し，生体分子と特定の有機材料，無機材料に共通して観測される中間水とこれまで議論されてきた生体適合性との関係について述べる。

3　材料に水和した水の状態

材料と水の相互作用に関しては，これまでに多くの分野で重要性が指摘されている[1~4]。材料と水が相互作用することで，双方の物性が変化する。生体における水の状態に関しては，分子，細胞レベルから病気などの関係が議論されてきた[5~7]。材料が生体成分に接触すると，各種異物

＊　Masaru Tanaka　九州大学　先導物質化学研究所　ソフトマテリアル学際化学　教授

反応が引き起こされる。このバイオ界面で引き起こされる現象を各種階層レベルで制御できる材料が求められている[2,8]。細胞表面，タンパク質表面，製品に表面処理された合成高分子の界面には，バイオ界面水が存在する（図1）。しかし，その詳細については不明な点が多い。

材料に水和した水の状態に関して，中間水，結合水，束縛水，構造水，凍結可能な水，ガラス状の水，不凍水，バルク水，自由水など多くの専門用語が使用されている[2,9]。しかし，試料の調整方法，分析方法・装置，分析条件を含めた定義を確認する必要がある。本章では，高分子と相互作用している水を自由水，中間水，不凍水の3種類に分類した（表1）。また，高分子と相互作用していない水をバルク水と定義した。つまり，非水溶性の材料の場合，飽和含水は，自由水，中間水，不凍水の合計値となる。

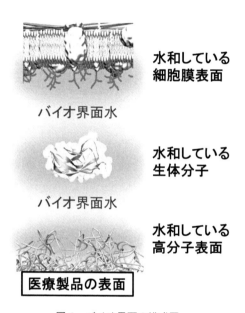

図1　バイオ界面の模式図

表1　材料に水和した水の構造と運動性の分類

水の種類	温度変化による相転移特性（冷却または昇温過程）	ATR-IR 測定による水分子のOH伸縮運動のピークトップ（cm^{-1}）	固体NMR測定による水分子の相関時間 τ_c(s)
自由水	0℃で融解する	3,200	10^{-12}～10^{-11}
中間水	0℃以下で凍結・融解する	3,400	10^{-10}～10^{-9}
不凍水	0℃以下で凍結しない	3,600	10^{-8}～10^{-6}

4 生体成分と材料の相互作用

生体成分が医療製品の表面に接触すると，3段階の現象が起こる。①生体組織液中の水分子やイオンが材料表面に吸着する。②タンパク質が材料表面に吸着する。③細胞が材料表面に接着する。このことから，バイオ界面現象の最初の現象は材料への水和である。

材料に吸着した水分子は，2種類に分けられる。①材料に強く結合し子運動性が低下した不凍水と②材料に弱く結合し分子運動性が高い自由水である。また，生体分子および生体適合性に優れた合成材料には，③自由水と不凍水の中間的な性質を示す中間水が形成される[2)]。さらに，中間水には，自由水に近い性質の中間水と，不凍水に近い性質の中間水が存在する。

材料と生体成分との相互作用を決定付ける因子として，材料の親水性・疎水性，弾性，粘性，電荷，ガラス転移温度，結晶・非晶性，表面のナノ・マイクロ形状，飽和含水量，分子運動性などが挙げられる[8)]。これらは全て材料と生体成分との相互作用に影響する因子である。しかし，一つの因子だけでは合成高分子と生体成分の相互作用は十分に説明できないことが多く，複数の因子が複合的に影響していると考えられる。

5 水和状態の分析方法

材料に水和した水の構造と運動性の分析手法として，示差走査熱量（DSC）法，振動分光（赤外分光，ラマン分光，和周波発生分光など）法，固体NMR法，誘電緩和法，X線回折・散乱法，中性子回折・散乱法，X線分光法，原子間力顕微鏡法などが知られている。例えば，水和状態の材料のDSC測定の結果，昇温もしくは降温過程において水の低温結晶形成に由来する発熱ピークおよび氷の低温融解に由来する吸熱ピークが観測される場合がある[2)]。これらのピークは，純水や緩衝溶液のみを測定した場合に観測されるピークとは転移温度が大きく異なった。材料の含水量と各転移における熱量の測定結果から，材料と相互作用している水を自由水，中間水，不凍水の3種類に分類した。サンプル調整方法および測定条件を一定にして分析した結果より，自由水は，昇温過程において0℃付近で融解する水（純水を測定した場合と類似），中間水は，低温結晶形成し，かつ昇温過程で低温融解する水，不凍水は，－100℃においても凍結しない水とそれぞれ定義した[2)]。

6 DSCによる中間水量の分析方法

水和時に中間水を形成する合成高分子の例としてポリ(2-メトキシエチルアクリレート)の飽和含水率（9 wt%）のDSC曲線の例を図2に示す。－100℃から50℃までの温度範囲を5℃/min.で降温（冷却）および昇温（加熱）し，吸発熱量を温度の関数として測定した。

降温過程では，自由水の過冷却による結晶化ピーク（①）が観測される。比較的疎水性の高い

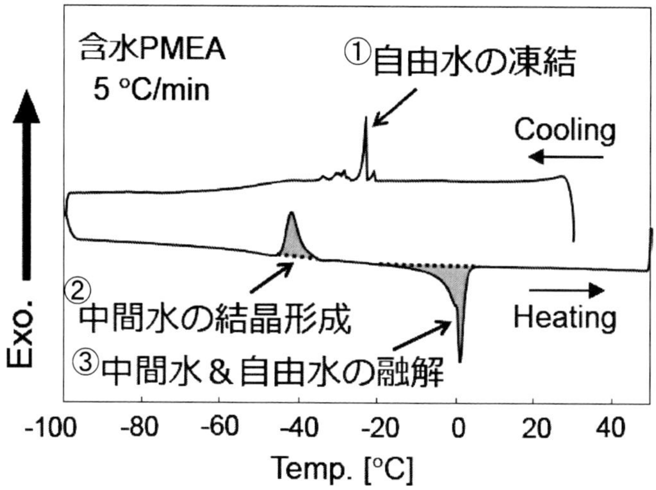

図2　PMEAの飽和含水状態のDSCカーブ

高分子によっては，さらに低温で低温結晶形成が観測される場合もある。これは，自由水の結晶化温度とは異なるので，中間水として定義できる。昇温過程では，降温過程で凍結できなかった水の低温結晶形成が観測される（②）。これも，自由水の結晶化温度とは異なるので，中間水として定義できる。さらに0℃よりも低温で融解ピークが観測される（③低温側）。これは，中間水が結晶化した氷（②）の融解であることがXRD-DSC同時測定により明らかになっている。最後に，0℃で融解するピークが観測される（③高温側）。これは，自由水が結晶化した氷（①）の融解である。

水和した高分子に含まれる中間水の量は，中間水の相転移（低温結晶形成）に起因する潜熱の移動量（エンタルピー変化量ΔH_{cc}）から算出することができる。次に，このΔH_{cc}を水の融解潜熱（C_p：334 J/g）で除することによって水和した高分子に含まれる中間水量を算出することができる。

水和した高分子に含まれる自由水量が，例えば降温過程における潜熱の放出量（①）から算出できる場合には，上記昇温過程における0℃以下の温度域における潜熱の吸収量（ΔH_m）から自由水に起因すると予想される吸収量を差し引くことで中間水が結晶化した氷の融解に起因する吸収量とし，これを水の融解潜熱（C_p）で除することによっても中間水の量を算出することができる。また，①+②≒③なので，③−②として自由水量を算出することができる。

また，水和した高分子に含まれる不凍水は上記の測定の範囲においては相転移を生じないため，不凍水の量を潜熱の移動量から算出することはできない。したがって，不凍水の量は，全含水量から中間水と自由水の量を差し引くことで算出できる。

図3に飽和含水状態のPMEA類似体のDSC昇温カーブの例を示した。生体適合性に特に優れた飽和含水状態のPMEAに②のピークが観測された。

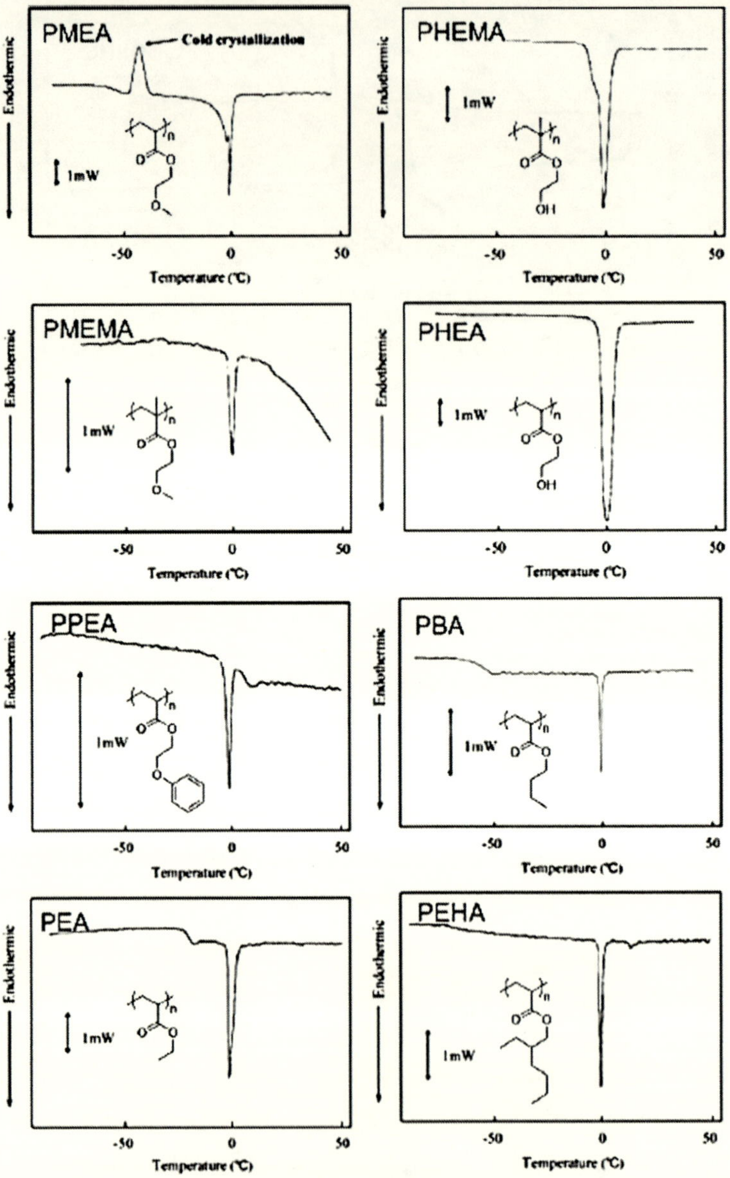

図３　PMEA および PMEA 類似体の飽和含水状態の DSC カーブ

PMEA：ポリ(2-メトキシエチルアクリレート)，PMEMA：ポリ(2-メトキシエチルメタリレート)，PPEA：ポリ(2-フェノキシエチルアクリレート)，PEA：ポリ(エチルアクリレート)，PHEMA：ポリ(2-ヒドロキシエチルメタクリレート)，PHEA：ポリ(2-ヒドロキシエチルアクリレート)，PBA：ポリ(n-ブチルアクリレート)，PHEA：ポリ(2-エチルヘキシルアクリレート)

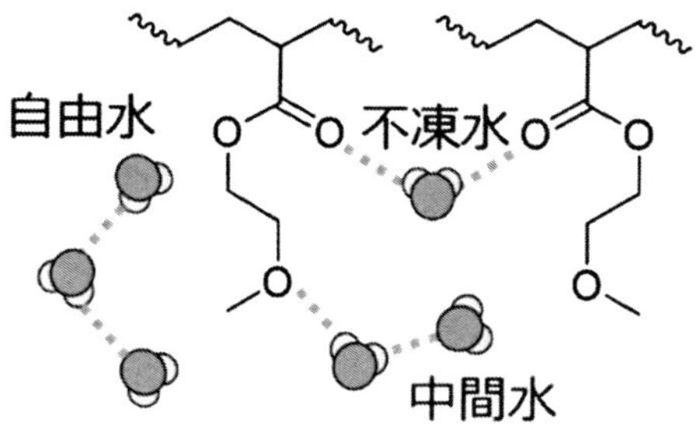

図4　PMEAに水素結合した水分子

7　その他の手法による中間水の分析方法

固体NMR（^{2}Hおよび^{13}C NMR）法により，水分子および高分子の運動性に相当する相関時間を計測した結果，3種類の水に分類できた[2]。生体適合性に優れた高分子および水素結合した水分子は，運動性が比較的高いことがわかった[2]。一方，生体適合性に劣る高分子および水分子は，運動性が含水率や温度に依存して大きく変化し，運動性が比較的低いことがわかった。また，ポリマーブレンドによる表面偏析技術を駆使し，中性子反射率測定による高分子表面の分子鎖凝集状態と熱運動特性も評価できるようになっている[10]。

時間分解*in-situ*赤外分光法により，高分子に水素結合した水分子由来のO-H伸縮振動領域には，3種類の水に帰属されるバンドが観察された[11]。また，指紋領域の解析の結果，官能基レベルでの水分子の相互作用が明らかになった（図4）。中間水は純水で含水させた材料のみならず，PBSや培地に接触させて含水させた高分子からも同様に検出されたことから，生体環境下においても中間水が存在することが明らかになった。中間水が形成される必要条件の一つは，含水時のガラス転移温度が所定の温度以下であることである。一方，乾燥時のガラス転移温度は中間水の形成に依存しないことがわかっている。

また，原子間力顕微鏡によるフォースカーブ測定の結果，中間水が形成される表面同士には，PBS中において斥力（反発力）が観測された[12]。イオン濃度を変化させても中間水は表面に安定に存在し，生体成分と材料の界面におけるバリアとしての役割を果たしていると考えられる[12]。最近，中間水を有する表面には，水分子と高分子による数十ナノメートルの面内相分離構造が形成されていることがわかった[13,14]。この微細構造と水和およびタンパク質吸着の状態との関連が研究されている。

8　中間水が観測される材料：生体分子および生体適合性材料

中間水は，生体高分子であるタンパク質，核酸，多糖，それぞれのオリゴマーやモノマー，アデノシン三リン酸（ATP）などの生体分子，生体適合性合成高分子であるポリエチレングリコール（PEG），ポリビニルピロリドン（PVP），ポリ(2-メトキシエチルアクリレート)(PMEA)，ポリメチルビニルエーテル（PMVE），ポリオキサゾリン（POZ），ホスホベタイン（PPB）・スルホベタイン（PSB）・カルボキシベタイン（PCB）などの双性イオン型の高分子[15,16)]，また，特定のイオン液体[17)]，さらに，無機化合物であるハイドロキシアパタイト[18)]にも観測された。一方，生体適合性に劣る合成高分子には，中間水はほとんど検出されなかった（図3)[19)]。つまり，生体を構成する生体分子と生体適合性材料に共通して形成される水が中間水である。水和状態の各種細胞にも中間水が存在することが確認されていることから，中間水を形成する合成高分子の表面は，生体組織の表面の状態を模倣するものであると考えられる。

9　バイオ界面に存在する中間水の役割

水和状態の生体分子と生体適合性材料に共通して形成される中間水の生命現象における役割については不明な点が多い。生体内で観測される特異的な分子認識能を有しつつ非特異的な分子認識を低減する能力に，中間水のような界面水が何らかの影響を与えていると考えられる。

バイオ界面における中間水は，生体成分と高分子表面の不凍水の間に存在するバリア層としての役割があると考えられる。高分子との相互作用が弱い自由水は，不凍水と高分子を被覆できない。自由水は生体組織液のような高イオン濃度溶液中では，高分子から脱離しやすいのに対して，中間水は安定に存在できることがわかっている。

高分子の主鎖・側鎖の化学構造，構成元素，水和時の高分子主鎖・側鎖の分子運動性および水分子との結合力を変えることで，中間水量および不凍水に対する比率の制御が可能である[19~24)]。各種高分子の中から生体適合性に優れた高分子をハイスループットにスクリーニングすることもできる。これまでに知られている生体適合性材料は，タンパク質の吸着・変性や血球細胞接着が引き起こされない性質を示すものであったが，浮遊系の血球細胞は接着しにくいが，接着系細胞などは接着しやすい材料が見出された[25~27)]。中間水の量に依存して対象となる細胞の接着性やタンパク質の吸着量や変性度が変化することがわかった。

10　材料の中間水量の変化によるがん細胞接着と分離

精密医療の一つとして推進されているがんゲノム診断のリキッドバイオプシーとして，原発腫瘍から血管内に浸潤した，血中循環がん細胞（CTC）が注目を集めている[28)]。このCTCを，血中から分離回収することにより，がんの早期診断として期待されており，乳がんや前立腺がんなど一部のがん診断については，米FDAで承認されている。

がんの診断に用いるには，対象がん患者からCTCを分離回収し，さらに分離回収したCTCを培養する必要がある。既存の分離回収技術の一つである生物的方法は，がん細胞表面に発現した上皮細胞接着分子（EpCAM）に対する抗体により回収する方法であるが，EpCAM未発現の

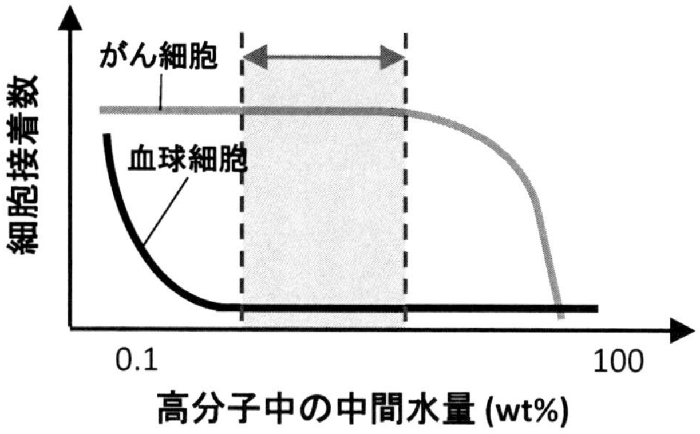

図5　材料の中間水量と細胞接着数との相関関係
血球細胞は接着せずにがん細胞が接着する材料が存在することがわかる。

がん細胞が存在し，CTCの回収漏れがある。また，本原理を応用した製品が上市されているが，統計解析に耐えうる数のCTCを捕集できず，高効率ではない。物理的方法は，フィルタなどにより分離回収する方法であるが，がん細胞に近いサイズの細胞を除くことができないため純度が低く，フィルタの目詰まりにより高効率とは言えない。

我々は，含水高分子に形成される中間水量を制御することで，血液成分の吸着や血球細胞の接着は起こらないものの，がん細胞が選択的に接着する現象を利用したCTCの分離回収技術を開発している[25]。細胞の種類によって，接着・非接着性を示す中間水の量が異なることがわかった（図5）。この結果は，材料の新しい側面を示しており，今後の機能性高分子開発における一つのヒントになると考えられる[29]。

文　　献

1） 上平恒，水とはなにか―ミクロに見たそのふるまい，ブルーバックス（2009）
2） Special issue on the occasion of the 90th birthday of Prof. T. Tsuruta, *J. Biomater. Sci. Polym. Ed.*, **21**, 1827 (2010)
3） C. Yan *et al.*, *J. Am. Chem. Soc.*, **140**, 9466 (2018)
4） N. J. V. Zee *et al.*, *Nature*, **558**, 100 (2018)
5） P. Ball, *Proc. Natl. Acad. Sci. USA*, **14**, 13327 (2017)
6） D. Laage *et al.*, *Chem. Rev.*, **117**, 10694 (2017)
7） E. Dolgin, *Nature*, **555**, 300 (2018)
8） 古薗勉，岡田正弘，ヴィジュアルでわかるバイオマテリアル 改訂第3版，学研メディカル秀潤社（2018）

9) T. Tran *et al., J. Membr. Sci.*, **574**, 299 (2019)
10) T. Hirata *et al., Langmuir*, **31**, 3661 (2015)
11) S. Morita and M. Tanaka, *Langmuir*, **30**, 10698 (2014)
12) R. Chang *et al., Polym. J.*, **50**, 563 (2018)
13) D. Murakami *et al., ACS Biomater. Sci. Eng.*, **4**, 1591 (2018)
14) D. Murakami *et al., Langmuir*, **35**, 2808 (2019)
15) A. Laschewsky and A. Rosenhahn, *Langmuir*, **35**, 1056 (2019)
16) K. Ishihara, *J. Biomed. Mater. Res. A.* (in press)
17) Y. Nikawa, S. Tsuzuki, H. Ohno, and K. Fujita, *Austral. J. Chem.* (in press)
18) M. Okada *et al., ACS Appl. Bio Mater.*, **3**, 981 (2019)
19) M. Tanaka *et al., Polym. J.*, **47**, 114 (2015)
20) S. Kobayashi *et al., Macromolecules*, **49**, 2493 (2016)
21) K. Osawa *et al., Macromolecules*, **49**, 8154 (2016)
22) K. Sato *et al., Biomacromolecules*, **18**, 1609 (2017)
23) K. Fukushima *et al., Biomacromolecules*, **18**, 3834 (2017)
24) S. Kobayashi *et al., Biomacromolecules*, **18**, 4214 (2017)
25) 田中賢ほか，特許第 6474540 (2019)
26) T. Hoshiba *et al., ACS Appl. Mater. Interfaces*, **7**, 18096 (2015)
27) T. Hoshiba *et al., Biomacromolecules*, **17**, 3808 (2016)
28) M. Sun *et al., Biomaterials*, **197**, 161 (2019)
29) W. Lee *et al., Sci. Adv.*, **4**, eaau2426 (2018)

第3章　星型ポリマーによる血液適合性および抗菌性表面の構築

安藤　剛*

1　はじめに

ポリエチレンテレフタレート（PET），ポリテトラフルオロエチレン（PTFE），シリコーン，ポリプロピレン（PP），ポリエチレン（PE）をはじめとしてさまざまな合成高分子が人工臓器，カテーテル，診断機器，輸液バッグなど幅広い医療用デバイスに用いられている。これらのデバイスにタンパク質，細胞，バクテリアなどが接触することにより，デバイスの機能低下，二次感染のような不具合を引き起こす恐れがある[1~3]。そのため，合成高分子と生体分子の界面に生じる異物反応を抑制する材料開発が求められている。これまでに人工材料へ血液適合性，抗菌性を付与する研究が数多くなされており[4~22]，前章に挙げられたMPCポリマーに代表される双性イオンを有するポリマーや非イオン性のポリエチレングリコール（PEG），ポリ(アクリル酸メトキシエチル)(PMEA）などの親水性合成高分子およびそれらを含む共重合体の被覆による表面改質が行われている。

上記のように適切なモノマーユニットからなる高分子を利用する方法に加え，親水性ポリマーの一端を基材表面に物理的もしくは化学的に結合させたグラフト表面も材料表面に血液適合性，抗菌性を付与する手段として有効である[15~22]。次章に挙げるPEGブラシの他，ポリ(メタクリル酸ヒドロキシエチル)(PHEMA)，MPCポリマー，カルボキシベタインポリマー（CMB）など，種々の親水性高分子のグラフト表面が報告されており，グラフト化された親水性ポリマーの水中における運動性と排除体積効果によりタンパク質吸着抑制とそれに続く細胞，菌の付着抑制が発現するとされている。低付着性表面の作製にはグラフト密度が重要であり，グラフト密度が低い場合，グラフト鎖の間隔よりも小さなタンパク質は表面に吸着し，付着抑制能を低下させる。したがって，どのようにして親水性鎖を密に表面にグラフトするかということが重要となる。

2　星型ポリマーの設計および製造

2.1　基材表面に対するポリマーのグラフト方法

一般に基材表面へのポリマー鎖のグラフト方法として，あらかじめ合成したポリマー鎖を基材に結合する方法（grafting-to 法）と，重合開始基をあらかじめ基材に結合した後にそこからポ

＊　Tsuyoshi Ando　奈良先端科学技術大学院大学　先端科学技術研究科　准教授

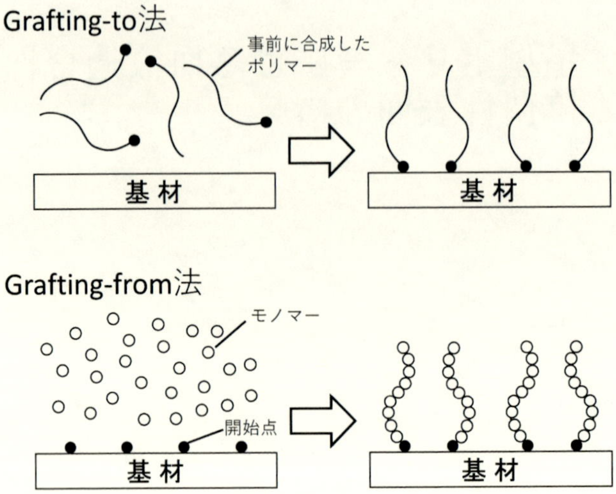

図1　基材表面に対するポリマーのグラフト法

リマー鎖を成長させる方法（grafting-from 法）がある（図 1）[23]。Grafting-to 法は，ポリマーを用意すれば，あとは表面と反応させれば修飾できるという容易さがあるが，先に結合したポリマー鎖の広がり（立体反発）により未反応のポリマー鎖が基材表面に接近することができなくなるため，グラフト密度に限界がある。一方，grafting-from 法では重合開始基の表面修飾，重合とステップ数は多いものの，高密度なグラフト表面（高密度ブラシ表面）を作製できる。特に，リビング重合系と組み合わせた表面開始リビングラジカル重合により得られる表面は極めて高密度でありながらグラフト鎖の長さが揃った表面を作製することができる。

2. 2　ポリマーグラフト表面代替としての星型ポリマーの設計

星型ポリマーは多数の直鎖状のポリマー鎖が一点に結合した特殊構造ポリマーであり，中心付近ではポリマー鎖が濃縮された構造を取っているとみなすことができる。著者らは，このような星型ポリマーを基材表面に結合させることができれば，比較的単純な方法で高密度ブラシに類似した構造を表面に作製することができると考えた[24, 25]。このような星型ポリマーを結合した表面が水中に置かれると親水性鎖は水により伸長するが，単純に親水性ポリマー鎖のみからなる星型ポリマーを用いた場合，時間の経過とともにポリマーが溶解する恐れがある。そのため著者らは低付着性と基材への接着性の役割を切り分け，親水性ポリマー，疎水性ポリマーがそれぞれの役割を担うポリマー，すなわちヘテロアーム星型ポリマーを設計した（図 2）。

2. 3　星型ポリマーの製造

星型ポリマーはリビング重合で製造できる特殊構造ポリマーの一つであり，多数の枝ポリマーが核に結合している[26〜34]。製造方法は主として，①多官能性開始剤を用いたリビング重合，②

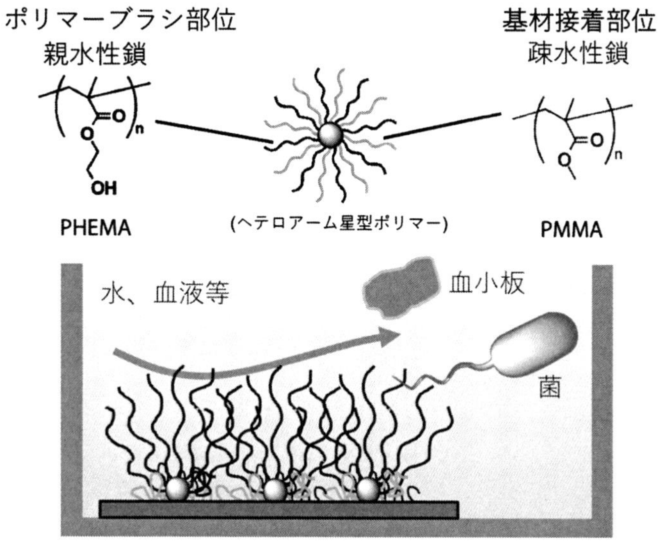

図2　高密度ブラシ類似表面を形成する星型ポリマーの概念と分子設計

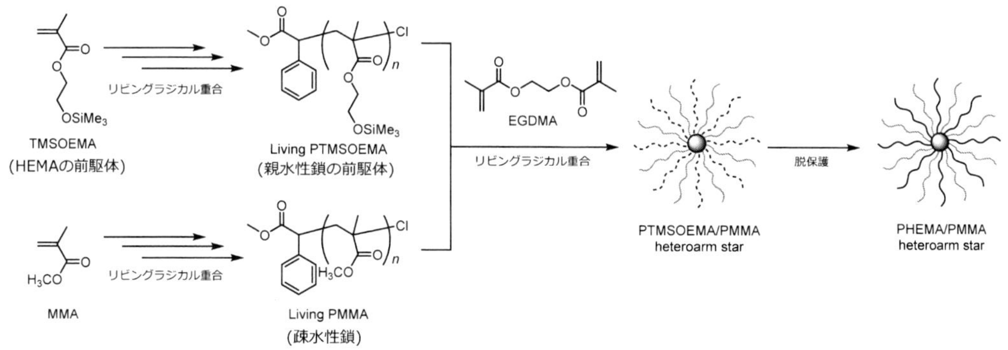

図3　ヘテロアーム星型ポリマーの製造法

リビングポリマー鎖と多官能性停止剤のカップリング，③リビングポリマー鎖と多官能性モノマーの反応によるミクロゲル化，④多官能性モノマーの反応による多官能ミクロゲル開始点からの枝ポリマー成長，に分類される。特に③の手法は特殊な多官能性開始剤，停止剤の合成を必要とせず，比較的入手容易な多官能性モノマーとの反応で星型ポリマーを得ることができ，リビングポリマー鎖と二官能性モノマーの比を適切に選ぶことで数十本の多数の枝ポリマーを有する星型ポリマーを簡便に得ることができる。

ヘテロアーム星型ポリマーの製造には，性質の異なる2種類のポリマー鎖を核に結合した構造を作る必要があるため，それぞれのポリマー鎖を混合して結合できる③の方法を用いた。親水性鎖としてPHEMA，疎水性鎖としてポリ(メタクリル酸メチル)(PMMA）を有するヘテロアーム星型ポリマーの製造方法は以下の通りである（図3)。

表１　直鎖および星型ポリマーの分子量，枝数および接触角

Samples	Polymer structure	M_w (g/mol)	PHEMA/PMMA 枝比 (mol. ratio)	No. of Arms (PHEMA：PMMA)	Contact Angles (°)	
					Sessile drop	Captive bubble
lin-PHEMA 27 k	Linear	26,700	1.00/0.00	1 (1：0)	21 ± 4.2	153 ± 10
lin-PHEMA 290 k	Linear	286,000	1.00/0.00	1 (1：0)	43 ± 1.7	159 ± 5.1
star-PHEMA	Star	286,000	1.00/0.00	20 (20：0)	39 ± 0.6	気泡付着せず
star-H71M29	Star	227,000	0.71/0.29	14 (10：4)	45 ± 2.6	気泡付着せず
star-H47M53	Star	291,000	0.47/0.53	19 (9：10)	47 ± 1.5	気泡付着せず
star-H22M78	Star	250,000	0.22/0.78	18 (4：14)	53 ± 3.6	気泡付着せず
star-PMMA	Star	209,000	0.00/1.00	16 (0：16)	73 ± 1.8	137 ± 10
lin-PMMA 10 k	Linear	10,400	0.00/1.00	1 (0：1)	71 ± 2.4	125 ± 2.4
lin-Block	Linear	32,500	0.50/0.50	2 (1：1)	43 ± 5.1	155 ± 11
lin-Random	Linear	29,200	−	1	45 ± 3.4	126 ± 4.8

（文献 24 より引用）

PHEMA と PMMA の相溶性の低さを考慮し，親水性鎖の前駆体として HEMA の水酸基を保護したモノマーであるメタクリル酸トリメチルシリロキシエチル（TMSOEMA）をリビングラジカル重合により重合し，鎖長の揃った PHEMA 前駆体ポリマーPTMSOEMA を合成した。別途，PMMA も同様にリビングラジカル重合により合成した。これら 2 種のリビングポリマーをマクロ開始剤として，任意の割合で混合し，2 官能性モノマーであるエチレングリコールジメタクリレート（EGDMA）を重合させた。マクロ開始剤の末端に結合した EGDMA は側鎖に重合性基を含むため，ポリマーの成長反応と同時に成長ポリマー間の架橋反応が進行し，PTMSOEMA と PMMA をランダムに取り込んだヘテロアーム星型ポリマーが得られた。最後に保護基であるトリメチルシリル基を酸処理により除去し，PHEMA と PMMA からなる星型ポリマーを得た[24)]。星型ポリマー中の PHEMA と PMMA の割合は，架橋反応前に混合した PTMSOEMA と PMMA の割合にほぼ一致し，混合比を変えることで任意に親水／疎水の割合を変えることができる。また，星型ポリマー中の枝ポリマーの本数は 20 本程度であり，容易に多数の枝ポリマーを持つ星型ポリマーが製造できる（表 1）。

親水性鎖，疎水性鎖の異なる星型ポリマーも互いのポリマーの相溶性に注意しながら反応系を選ぶことで同様に製造できる。例えば，ポリエチレングリコールユニットを持つ親水性鎖や MMA よりも低極性な長鎖アルキル基含有モノマーからなる疎水性鎖なども導入できる。

3　星型ポリマーによる血液適合性および抗菌性の付与

3.1　星型ポリマーコート表面の作製

製造した星型ポリマーはアルコールなどの親水性有機溶媒に可溶であり，浸漬，ドロップキャスト，スピンコートなどさまざまな方法でコートできる。PET は人工血管や人工弁などの人工

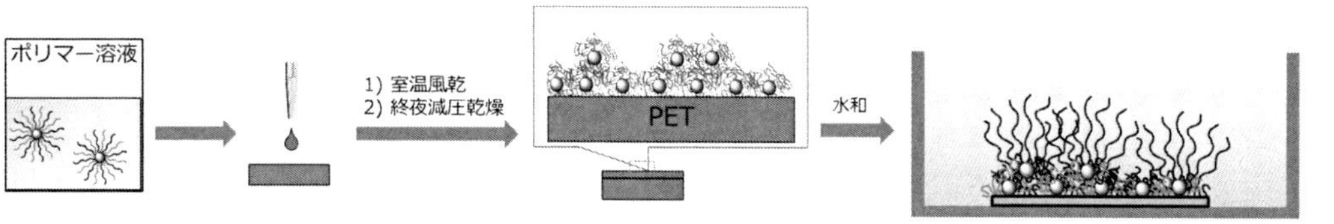

図4　星型ポリマーコート表面の作製

臓器用材料として広く用いられているが，PHEMA/PMMAからなるヘテロアーム星型ポリマーはPETに容易にコートできる。コートに用いた溶媒は風乾の後，減圧乾燥で十分に除去する。コート表面は使用前に水中に浸漬して十分に水和しておくことで親水性鎖が伸長する（図4）。

3.2　星型ポリマーコート表面の濡れ性

材料表面の濡れ性はタンパク質や細胞の接着において重要な役割を担っており，一般には親水性表面は生物付着における初期過程であるタンパク質の疎水的非特異吸着を抑制する。表面の濡れ性は，水の接触角や水中における気泡の接触角で評価できる。

乾燥したコート表面に対する水の接触角はヘテロアーム星型ポリマーでは40～50°程度で未コートのPET表面（65°）よりも小さく，PHEMA鎖の割合が増加するにつれて小さくなった（表1）[24]。星型のPHEMAホモポリマーおよびPHEMAを70％程度含むヘテロアーム星型ポリマーの接触角は同等の分子量をもつ直鎖状PHEMAの43°に近く，同程度の親水性を示した。

一方，より生体中に近い環境における濡れ性を評価するためにポリマーコートフィルムを一晩水中に浸漬し，この表面に対して水中で気泡の接触角を評価したところ，直鎖状PHEMAは気泡が付着し接触角は約155°で気泡が付着したのに対し，PHEMA星型ポリマーやヘテロアーム星型ポリマーは気泡が付着せず，接触角の測定はできなかった。水中における気泡接触角測定結果からPHEMA星型ポリマーおよびヘテロアーム星型ポリマーは，直鎖状のPHEMAとは異なり極めて高い親水性を示しており，星型ポリマーという特殊構造の特徴が表れている。このような超親水的な表面にはタンパク質，細胞，菌などの接着抑制効果が期待できる。

3.3　星型ポリマーコート表面のタンパク質吸着抑制

水晶振動子マイクロバランス（QCM）は表面に吸着するタンパク質の量を定量する方法の一つである。QCMセンサチップ上にPETをスピンコートし，さらにその上に星型ポリマーをコートする。この表面に対し，タンパク質溶液を接触させ，吸着タンパク質量を定量すると，PET表面と比べて星型ポリマーコート表面の吸着量は大幅に減少する。例えば，アルブミンはPET表面に約400 ng/cm^{2}吸着するのに対し，ヘテロアーム星型ポリマー表面に対する吸着量は<10 ng/cm^{2}であった（図5）[25]。タンパク質吸着量は試料のアルブミン濃度に依存するが，いずれにしろ，ヘテロアーム星型ポリマーは未コートのPET表面に比べて大幅にタンパク質吸着を抑制する。この大きなタンパク質吸着抑制能は，引き続く異物反応である血小板粘着や菌接着の抑

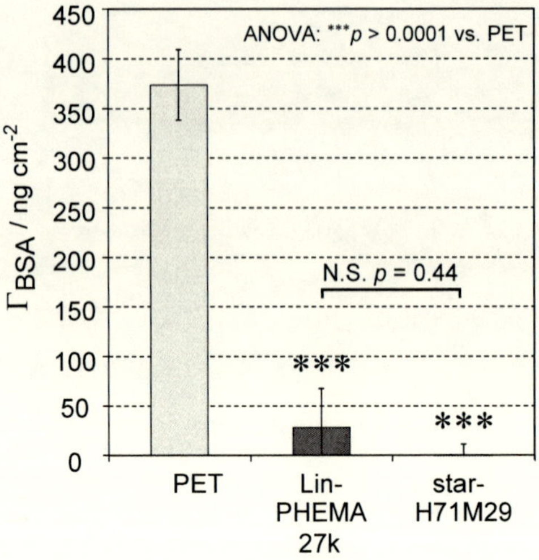

図５　星型ポリマーコート表面に対するタンパク質（アルブミン）吸着量

制につながる。

3.4　星型ポリマーコート表面の血液適合性および抗菌性

あらかじめ水中に浸漬しておいた星型ポリマーコートフィルムを多血小板血漿（PRP）と接触させ，表面に対する血液適合性を血小板粘着により評価すると，星型ポリマー未コートのPET表面では多数の血小板が粘着し，その多くは偽足を出した活性化された状態になっているのに対し，PHEMA星型ポリマーやヘテロアーム星型ポリマーコート表面は粘着している血小板の数が大幅に減少し，粘着した血小板も変形していなかった（図6）[24]。例えば，PHEMA星型ポリマー，ヘテロアーム星型ポリマー（PHEMA/PMMA＝71/29）をコートした表面は血小板の粘着をそれぞれ78±11％，88±1％抑制した。これに対し，直鎖状のPHEMAをコートした表面では血小板の変形はPETよりも小さいものの，多数の血小板が粘着し，粘着血小板数にPETとの有意差は認められなかった。このことからも，基材表面にコートする親水性ポリマーはモノマーユニットの種類，性質のみならず，ポリマーの形態が重要であることを示している。

この星型ポリマーコート表面は，血小板粘着抑制と同様に菌の接着も抑制する。星型ポリマーをコートしていないPETフィルムを大腸菌培養液に浸漬し培養を行うと，表面に大量の大腸菌が接着し，バイオフィルムを形成する。これに対し，星型ポリマーをコートした表面は大腸菌の接着量が大幅に減少していた（図7）。化学発光法による接着バクテリア量の定量を行うと，ヘテロアーム星型ポリマー表面では最大95％の大腸菌接着抑制を示した[24]。一方，培養液中の大腸菌数の尺度である濁度（光学濃度：OD）は星型ポリマー未コート表面，コート表面ともに同程度であった。すなわちこの表面は菌の接着は抑制するが，殺菌性は有していないことを示している。

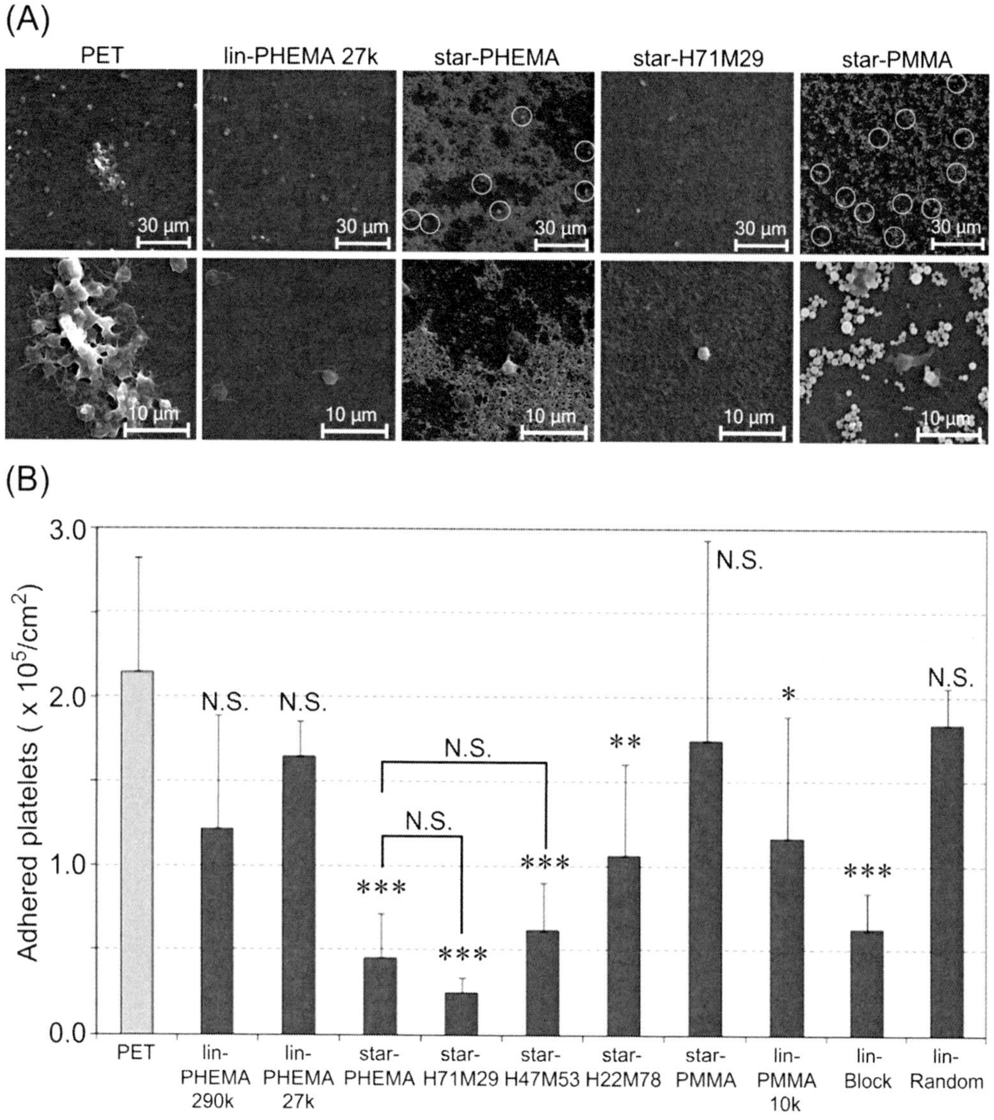

図6　ポリマーコート表面に粘着した血小板の形態（A）および数（B）
（文献24より引用）

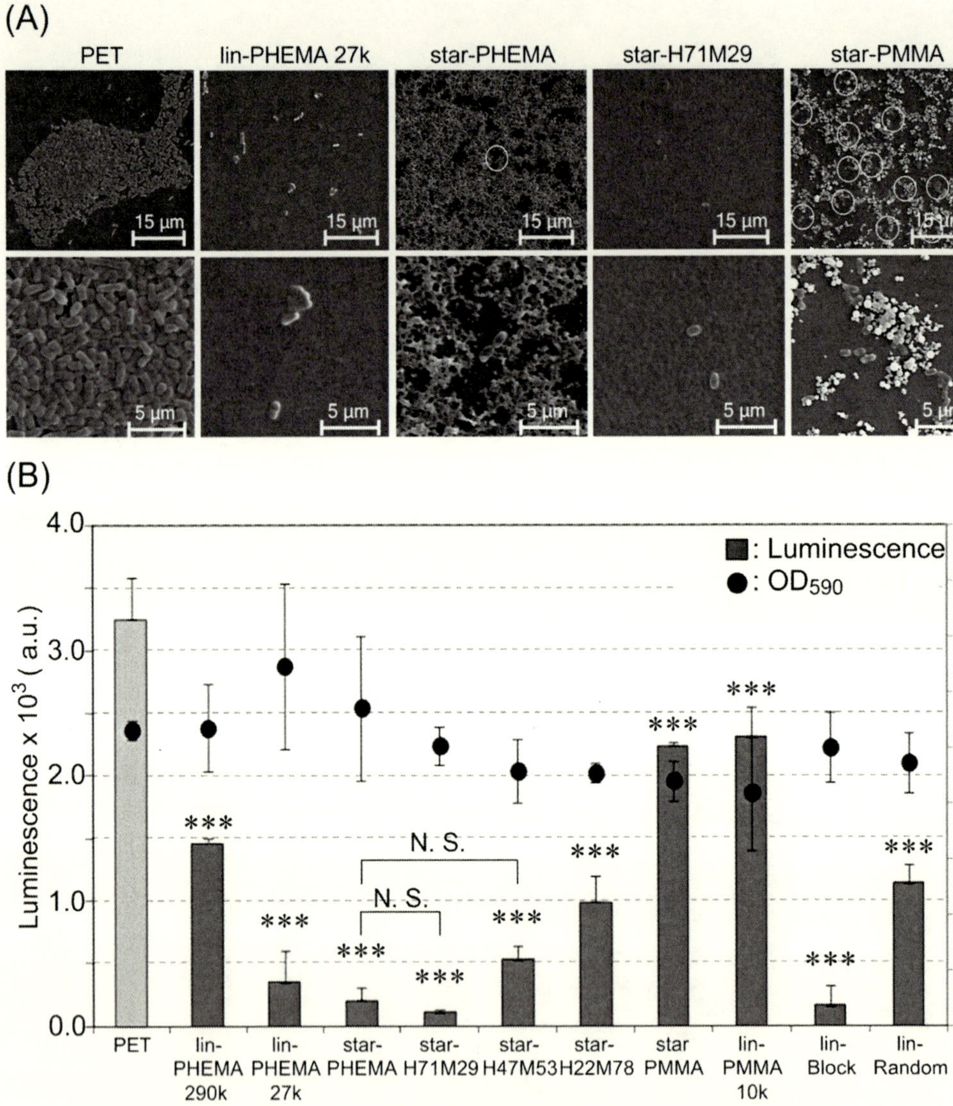

図７　ポリマーコート表面に接着した大腸菌（A）およびその数（B）
（文献 24 より引用）

4 おわりに

以上のように，鎖状ポリマーと同じモノマーユニットからなる星型ポリマーは鎖状ポリマーよりも高い生物付着抑制能を発揮し，塗布などの単純な方法により表面に血液適合性，抗菌性を付与することができ，有望な素材として期待できる。しかしながら，星型ポリマーの基材への接着は安定な化学結合ではなく物理吸着であるため，表面からの重合によりポリマー鎖を成長させた高密度ブラシに比べると物理的安定性は劣る。今後は，生体適合性・抗付着性の向上，適用可能な基材の拡大，物理的安定性の向上のために，親水性鎖，疎水性鎖のさらなる開発が求められる。また，高密度ブラシ，星型ポリマーそれぞれの特徴を活かした展開が期待される。

文　　献

1) P. Didisheim, *ASAIO J.*, **40**, 230 (1994)
2) R. O. Darouiche, *N. Engl. J. Med.*, **350**, 422 (2004)
3) D. Mack *et al.*, *Anal. Bioanal. Chem.*, **387**, 399 (2007)
4) Z. Zhang *et al.*, *Colloid. Surf. B*, **88**, 85 (2011)
5) S. Nagaoka and A. Nakao, *Biomaterials*, **11**, 119 (1990)
6) I. Banerjee *et al.*, *Adv. Mater.*, **23**, 690 (2011)
7) M. Shimada *et al.*, *Eur. Polym. J.*, **19**, 929 (1983)
8) M. Tanaka *et al.*, *Biomaterials*, **21**, 1471 (2000)
9) J. H. Lee *et al.*, *Biomaterials*, **21**, 683 (2000)
10) M. R. Nejadnik *et al.*, *Biomaterials*, **29**, 4117 (2008)
11) Y. Iwasaki and K. Ishihara, *Anal. Bioanal. Chem.*, **381**, 534 (2005)
12) J. H. Seo *et al.*, *Biomaterials*, **34**, 3206 (2013)
13) G. Cheng *et al.*, *Biomaterials*, **28**, 4192 (2007)
14) G. Cheng *et al.*, *Biomaterials*, **30**, 5234 (2009)
15) N. Ayres, *Polym. Chem.*, **1**, 769 (2010)
16) S. Chen *et al.*, *Polymer*, **51**, 5283 (2010)
17) W. Feng *et al.*, *Biomaterials*, **27**, 847 (2006)
18) C. Yoshikawa *et al.*, *Macromolecules*, **39**, 2284 (2006)
19) C. Yoshikawa *et al.*, *Macrom. Symp.*, **248**, 189 (2007)
20) C. Yoshikawa *et al.*, *Chem. Lett.*, **29**, 142 (2010)
21) R. Iwata *et al.*, *Biomacromolecules*, **62**, 288 (2008)
22) G. R. Llanos and M. V. Sefton, *J. Biomater. Sci. Polym. Ed.*, **4**, 381 (1993)
23) 辻井敬亘，大野工司，榊原圭太，ポリマーブラシ，高分子学会編，共立出版 (2017)
24) M. Totani *et al.*, *Biomater. Sci.*, **2**, 1172 (2014)

25）戸谷匡康ほか，第36回バイオマテリアル学会大会予稿集，**36**, 85（2014）
26）B. J. Bauer and L. J. Fetters, *J. Rubber Chem. Technol.*, **51**, 406（1978）
27）S. Bywater, *Adv. Polym. Sci.*, **30**, 90（1979）
28）N. Hadjichristidis, *J. Polym. Sci. A Polym. Chem.*, **37**, 857（1999）
29）A. Hirao *et al.*, *Prog. Polym. Sci.*, **30**, 111（2005）
30）A. Blencowe *et al.*, *Polymer*, **50**, 5（2009）
31）H. Gao and K. Matyjaszewski, *Prog. Polym. Sci.*, **34**, 317（2009）
32）H. Gao, *Macromol. Rapid Commun.*, **33**, 722（2012）
33）O. Altintas *et al.*, *Polym. Chem.*, **3**, 34（2012）
34）T. Terashima and M. Sawamoto, in "Progress in Controlled Radical Polymerization: Materials and Applications", ACS Symposium Series, **1101**, 65, American Chemical Society（2012）

第4章　アミノ酸からつくる機能性ポリマーによる生体適合性表面の設計

西村慎之介[*1]，東　信行[*2]，古賀智之[*3]

1　はじめに

温度やpH，光，イオン強度などの外部環境の変化に応答してその化学的・物理的性質を変化させる刺激応答型高分子は，薬物送達，細胞足場材料，アクチュエータ，組織工学，バイオセンサー／セパレーションなど，幅広い分野で応用が進められている。我々は，機能性モノマーとしてアミノ酸のもつ高いポテンシャルに着目し，さまざまな高分子材料の開発を進めてきた。天然に約20種類存在しているアミノ酸は側鎖の構造に基づいて，疎水性，親水性，カチオン性，アニオン性，水素結合性などの多様な性質を示す（構造多様性）。一方で基本骨格が同じため（構造類似性），同一の化学合成戦略を適用しやすい。この「構造多様性」と「構造類似性」というアミノ酸のもつ一見相反するような特徴は，高分子材料を設計する上で大変都合が良い。本質的に生分解性を有した環境調和型分子であることも大きな魅力である。

図1にはアミノ酸から機能性ポリマーを設計する代表的な合成戦略を示した。一つはα-アミノ酸を縮合重合させてポリペプチドにする方法である。Merrifieldによって固相合成法[1)]が確立されて以来，任意の一次構造を有するペプチドを容易に化学合成できるようになった。アミノ酸種の選択（組み合わせ）により，α-ヘリックス構造やβ-シート構造などの二次構造（高次構造）に加えて，自己集合性や生理機能などを精密に設計可能である。二つ目は，アミノ酸をビニルモノマーに変換した後に連鎖重合する方法である。カルボン酸ハロゲン化物などを用いることで，（メタ）アクリロイル基などの重合性官能基をアミノ酸の種類を問わずその骨格内に導入することができ，これらのビニルモノマーを単独または組み合わせて重合することでさまざまな刺激応答型アミノ酸由来ビニルポリマーを得ることができる。さらに，近年のリビングラジカル重合技術の発展に伴い，配列制御ペプチドとビニルポリマーのハイブリッド型高分子の設計・精密合成も可能になりつつある。ビニルポリマーの材料特性（合成スケール，力学特性，化学的安定性，加工性など）とペプチドの特異的機能を組み合わせたユニークな材料設計が実現できる。本稿では，このようなアミノ酸からつくる種々の刺激応答型スマート高分子に焦点をあて，特に，機能性バイオインターフェイスの創製を目指した我々の研究を紹介したい。

＊1　Shin-nosuke Nishimura　同志社大学　理工学部　機能分子・生命化学科
＊2　Nobuyuki Higashi　同志社大学　理工学部　機能分子・生命化学科　教授
＊3　Tomoyuki Koga　同志社大学　理工学部　機能分子・生命化学科　教授

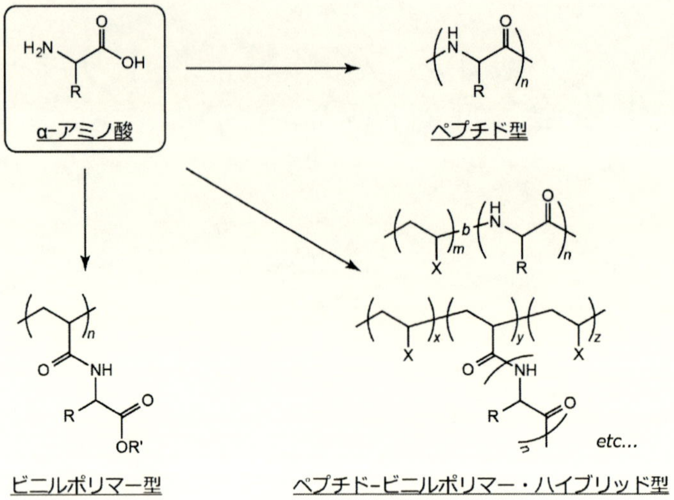

図1　アミノ酸からつくる機能性ポリマー

2　温度応答性ペプチドの極性スイッチングを利用した細胞接着性表面の設計

温度応答性高分子は，温度変化によって水中で相転移を起こすポリマーであり，下限臨界溶液温度（Lower critical solution temperature：LCST）型と上限臨界溶液温度（Upper critical solution temperature：UCST）型に大別される。温度は外部から容易に変化させることが可能であり，系をクリーンに保つことができる点も好ましい。

肺や血管壁に多く存在するエラスチンやその特異なアミノ酸配列を模倣したエラスチン類似ペプチド（ELP）は水中でLCST挙動を示す。アミノ酸配列を変えることでLCSTを自在に制御することができ，生体材料として応用する上で好都合である[2~4]。筆者らは固相合成法で簡便に調製でき，その後の化学修飾も容易な比較的低分子量のオリゴELP（Val-Pro-Gly-Val-Gly繰り返し配列）に着目した[5~8]。*N*末端にリポ酸を導入したSS-ELPを合成し，このオリゴペプチドで表面修飾した金ナノ粒子（ELP@Au；金ナノ粒子径8±2 nm）を調製した（図2a）[6]。CDスペクトルから希薄濃度におけるELPセグメントの二次構造特性を検討したところ，低温（10℃）ではランダムコイル構造（水和した親水性）を形成し，温度の上昇に伴ってII型の*β*-ターン構造（脱水和した疎水性）に徐々に折りたたまれることがわかった。このコンフォメーション変化は完全に熱可逆的である。このようなELPの親-疎水性スイッチングを利用して，金ナノ粒子を疎水性表面上へ集積化することが可能であった。基板の半分をオクタデシルトリエトキシシランでコートして疎水性領域（対水接触角：100°）と親水性領域（20°）をもつガラス基板を調製した後，ELP@Au水溶液（5℃）に浸漬した。5℃でインキュベートした場合はいずれの表面にもELP@Auの吸着はほとんど起らなかったが，*β*-ターン構造を形成する温度まで上昇させると，ELP@Auは疎水性領域に優先的に自己吸着した。図2bはMIMIC（Micromolding

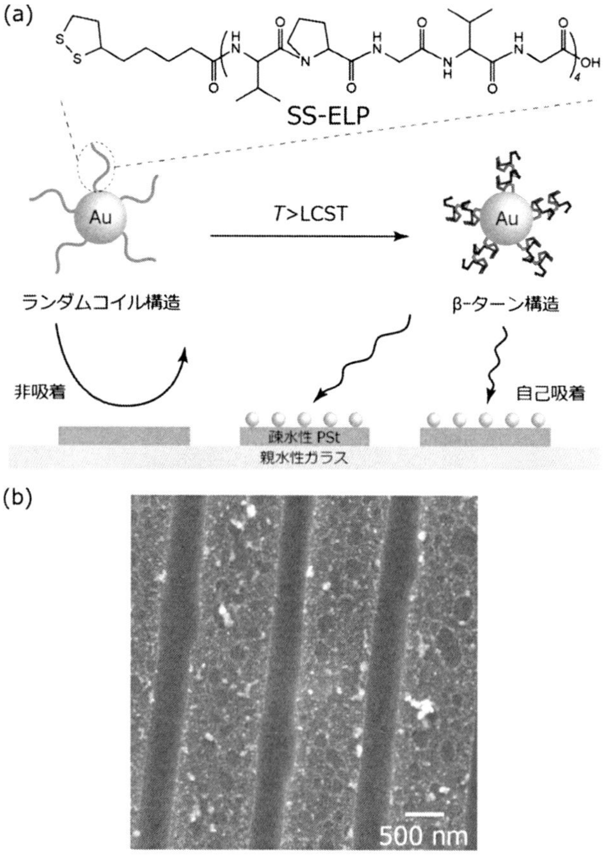

図2　(a)温度応答性 ELP の極性スイッチングを利用した金ナノ粒子の疎水性表面への自己集積化，(b)疎水性の PSt パターン上に選択的に吸着した ELP 修飾金ナノ粒子の SEM 像
（文献6より改変）

in capillaries）法を用いてポリスチレン（PSt）をナノパターン化したガラス基板を ELP@Au 水溶液（10℃）に浸漬した後，37℃に上昇させた場合の SEM 像である。疎水的な PSt 領域に自発的かつ選択的に吸着していることがわかる。すなわち，温度を適切に調節することで，ELP が機能性分子（金ナノ粒子）を本来親和性のない材料表面に配列させるための“分子ガイド”として機能していることになる。

このような ELP の極性スイッチングを利用すれば，さまざまな疎水性基材の表面に生体機能分子を提示することができ，温度応答性の細胞接着性表面を簡便に調製できる[8]。ペプチドエピトープとして Arg-Gly-Asp-Ser（RGDS）配列を N 末端に導入した ELP を調製した（図3a）。RGD 配列は，細胞接着性タンパク質の一つであるフィブロネクチン（FN）中の接着活性に関与している最小単位であることが Pierschbacher と Ruoslahti によって報告された[9]。細胞内の $\alpha_5\beta_1$ と $\alpha_{\mathrm{IIb}}\beta_3$ レセプターを含むインテグリンレセプターと結合する。この RGDS-ELP は先ほど

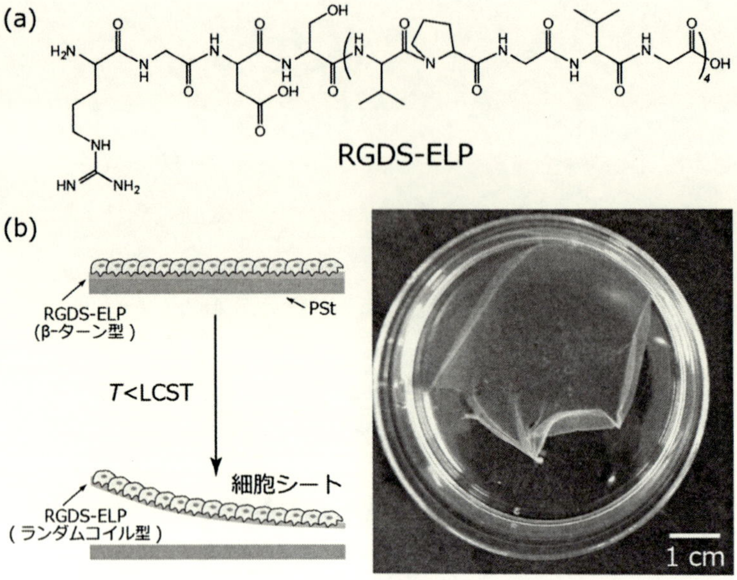

図３　(a)RGDS-ELPの化学構造式，(b)温度応答性ELPの極性スイッチングを利用した細胞（NIH-3T3）シートの回収
（文献８より改変）

と同様に，温度変化による二次構造変化をトリガーに，疎水性表面（PSt）に自発的に吸着して分子膜を形成する。この分子膜表面は未修飾のPStやRGDエピトープを持たないELP分子膜に比べてマウス胎児由来繊維芽細胞（NIH-3T3）の接着性・伸展性が高く，RGDSペプチドが細胞足場材料としてうまく機能することが明らかとなった。興味深いことに，RGDS-ELP分子膜上で細胞がコンフルエントに達するまで培養を行い，その後，ELPセグメントがランダムコイル構造へ変化する20℃まで冷却したところ，ELP-基材間の相互作用の解消により細胞シートを傷つけることなく回収できることがわかった（図3b）。

3　ペプチド-ビニルポリマー・ハイブリッドからなる光応答型細胞足場材料の開発

可逆的付加-開裂連鎖移動（RAFT）重合や原子移動ラジカル重合（ATRP），ニトロキシド介在重合（NMP）などのリビングラジカル重合とペプチド固相合成法を組み合わせることによって，ジ／トリブロック型[10,11]やマルチブロック型[12~14]，グラフト型[7,15,16]などさまざまな配列制御ペプチド－ビニルポリマー・ハイブリッドを設計することができる。ビニルポリマーとして高い生体親和性と成膜性を有するポリ(メタクリル酸2-ヒドロキシエチル)(PHEMA）にグラフト鎖として光分解性の3-アミノ-3-(2-ニトロフェニル)プロパン酸（*ANP*）リンカーを介して上述のRGDSペプチドを導入したハイブリッドポリマー（図4a）を設計した[15]。末端に重合性メタ

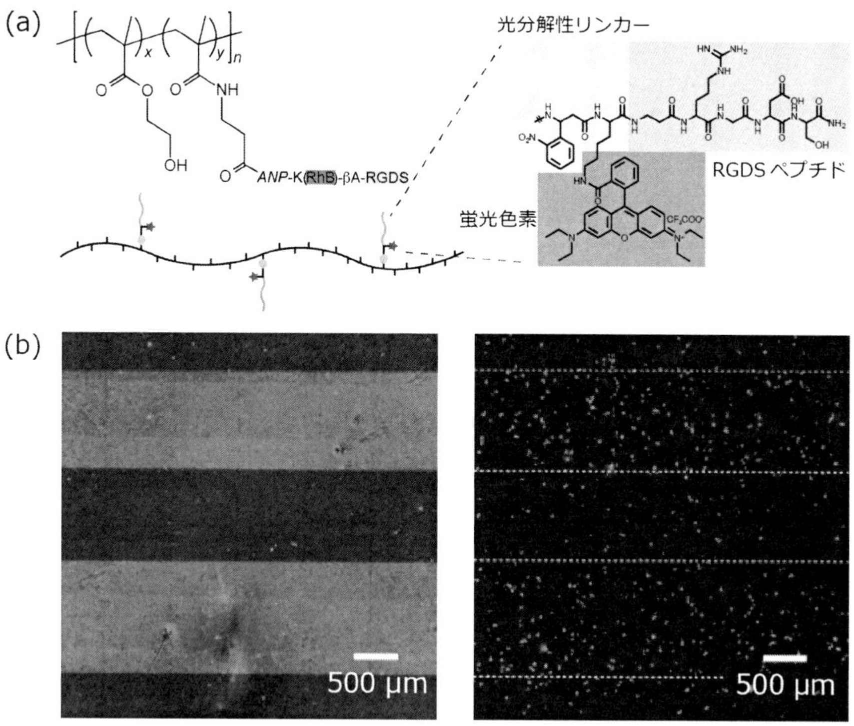

図4　(a)光分解性ANPリンカーを介してRGDSペプチドをグラフト鎖に導入したPHEMAの化学構造式，(b)光によるRGDSペプチドの二次元パターン化とその表面における細胞接着（NIH-3T3）の様子（文献15より改変）

クリロイル基を導入したペプチド・マクロモノマーをHEMAと共重合することで合成でき，グラフト率（G_r）は仕込み比を変えることで容易に調節できる。このハイブリッドポリマーは，種々の固体基材上に安定にスピンコートすることができ，良好な細胞接着性を付与することができる。その細胞接着性は，G_rに強く依存することもわかった。また，RGDSグラフト鎖は365 nmの光を30分間照射することでPHEMA主骨格から切断することが可能であり，フォトマスクを用いることでRGDSペプチドのさまざまなマイクロパターンを得ることができる。図4bは一例として$G_r = 2.5\%$のハイブリッドポリマーをストライプ状にマイクロパターン化したフィルムとその表面の細胞接着性を評価した共焦点顕微鏡像である。RGDSペプチドが多く存在する領域（ペプチドがRhBで蛍光ラベル化されているため明るく見える領域）に2倍以上多くの細胞が接着しており，細胞の二次元パターン化が可能である。

マクロモノマー法による共重合だけでなく，クリック反応を利用した重合後修飾法によってもグラフト型ハイブリッドポリマーを合成でき，ポリマーフィルム表面に細胞接着性を付与することができる。*N*末端に*ANP*部位を介してアジド基を有するRGDSペプチドおよびメタクリル酸メチルとアクリル酸プロパルギルからなるランダム共重合体（P(MMA-*co*-PgA)）を調製した。RAFT重合を用いることで，ラジカルとの反応性が高いアルキンをPMMA鎖に組み込むことが

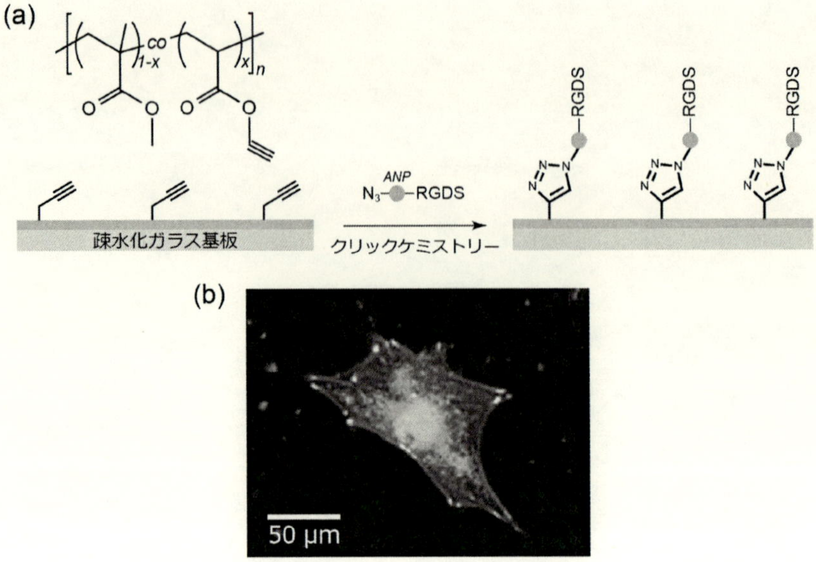

図５ (a)クリックケミストリーによるアルキン含有 PMMA フィルム表面への RGDS ペプチドの導入，(b)その表面に接着した MC3T3-E1 細胞の免疫蛍光染色画像（青：細胞核，赤：アクチン，緑：ビンキュリン）
（文献 16 より改変）

できる。この P(MMA-*co*-PgA) フィルム表面にはクリック反応により RGDS ペプチドを容易に導入することができる（図 5a）[16]。図 5b はこのフィルム表面に接着した骨芽細胞様細胞（MC3T3-E1）のビンキュリン免疫蛍光染色像である。RGDS ペプチドと結合したインテグリンと相互作用するビンキュリンの発現が明確に認められ，このフィルム表面において RGDS ペプチドを介した細胞接着が生じていることがわかる。また，この系においても UV 光の照射によりフィルム表面からペプチドを除去することができる。光照射量を調節して表面の RGDS ペプチド量を変化させたところ，接着細胞数および接着斑数と RGDS ペプチド量に相関性が認められた。光応答性ペプチド－ビニルポリマー・ハイブリッドを用いた本手法は，スピンコートやディップコート法により細胞接着性が十分でない二次元／三次元材料などの表面改質に適用でき，バイオ界面の精密制御に基づいて細胞と人工材料との相互作用や細胞機能の制御が期待される。

4 アミノ酸由来ビニルポリマーによる温度応答性表面の設計と細胞足場材料への展開

アミノ酸をビニルモノマー型にすることで，ラジカル重合（共重合）により高分子化できる（図1）。ペプチドのように一次構造を完全に制御することはできないが，アミノ酸の種類に応じてポリマーの特性は大きく変化する。特に，水溶性のものは多くの場合で温度応答性を示す[17~22]。カルボキシ末端をメチルエステル化した種々のアミノ酸由来ビニルポリマーは水中でLCST挙動を示し，またその転移温度はアミノ酸種により変化する[20,21]。例えば，グリシン（G），β-アラニン（βA），アラニン（A）を採用したポリ(*N*-アクリロイル-アミノ酸(X)*O*-メチルエステル)(PNAXMe）のLCSTは，PNAGMeで72℃，PNAβAMeで42℃，PNAAMeで18℃と，アミノ酸種の疎水性度が高くなるに従って低下していくことがわかった。興味深いことに，共重合によりLCSTは系統的に変化する。P(NAGMe-*co*-NAAMe)は組成比を変えることで18～72℃の範囲でテーラーメイドにLCSTをチューニング可能である。また，末端のメチルエステルをフリーのカルボン酸型にすると，水中での温度応答挙動が反転する。例えばポリ(*N*-アクリロイル-L-アラニン)(PNAA）はカルボキシ基がプロトン化する酸性条件下（pH 2）においてUCST型の温度応答性を示し，グリシン／アラニン共重合体とすることでLCST型の場合と同様にUSCTをチューニングできる[20]。アミノ酸の種類や末端基構造を変えるだけで，容易かつ精密に温度応答挙動をコントロールできるのが魅力である。

アミノ酸由来ビニルモノマーは通常の共役モノマーと同様に，RAFT重合やATRPなどのリビング重合にも適用できる[21~23]。表面開始ATRPにより，アミノ酸由来ビニルポリマーブラシをさまざまな固体表面に簡便に調製でき，アミノ酸種に応じた温度応答性を付与できる[23]。ガラス表面にシランカップリング剤を用いてアミノ基を導入し，次いで2-ブロモ-2-メチルプロパン酸ブロミドと反応させることで，ATRP開始部位を有するガラス基板を作製した。表面開始ATRPにより，NAAMeを単独重合またはNAGMeと共重合（NAAMe組成0.66）させることで，多分散度$Đ \leq 1.3$と鎖長の揃ったポリマーブラシ（フリーの開始剤で同時合成したポリマーからブラシ構造を評価）を得ることができた（図6a)。図6bは得られたポリマーブラシ表面の対水接触角（液中気泡法）の温度依存性を検討した結果である。気泡は疎水的なため，接触角が小さいほど表面が疎水的であることを意味している。グリシンに比べてアラニンの方が疎水的なため，P(NAGMe-*co*-NAAMe)コポリマーよりもPNAAMeホモポリマーブラシの方が総じて低い接触角となっている。また，ポリマーブラシにおいても水溶液中のLCSTとほぼ同じ温度域で親水-疎水スイッチングが起こることがわかった（図6b)。これらのアミノ酸由来ビニルポリマーを基盤とする温度応答性表面は，PNIPAAm系ですでに実用化が進んでいる細胞シート工学に用いることができる。LCST以上である37℃においてNIH-3T3細胞の培養を行った。培養時間に伴い細胞接着数および伸展率が増加し（図6b挿入図は培養24時間後の位相差顕微鏡像)，細胞接着に適した疎水性表面として機能することがわかった。なお，疎水性のより高いPNAAMeブラシの方が良好な細胞接着性を示した。また，それぞれの表面で細胞が80%コンフルエントに達するまで培養を行い，その後，LCST以下まで冷却したところ，ポリマーブラシの相転移に基づき，いずれの場合も細胞シートとして基材から剥離させて回収できることがわかった。高い生体適合性や光学活性なアミノ酸種の多様性，幅広く表面物性を制御できる点など，その魅力的な特性を生かしたより高機能なバイオインターフェイスへの展開が期待される。

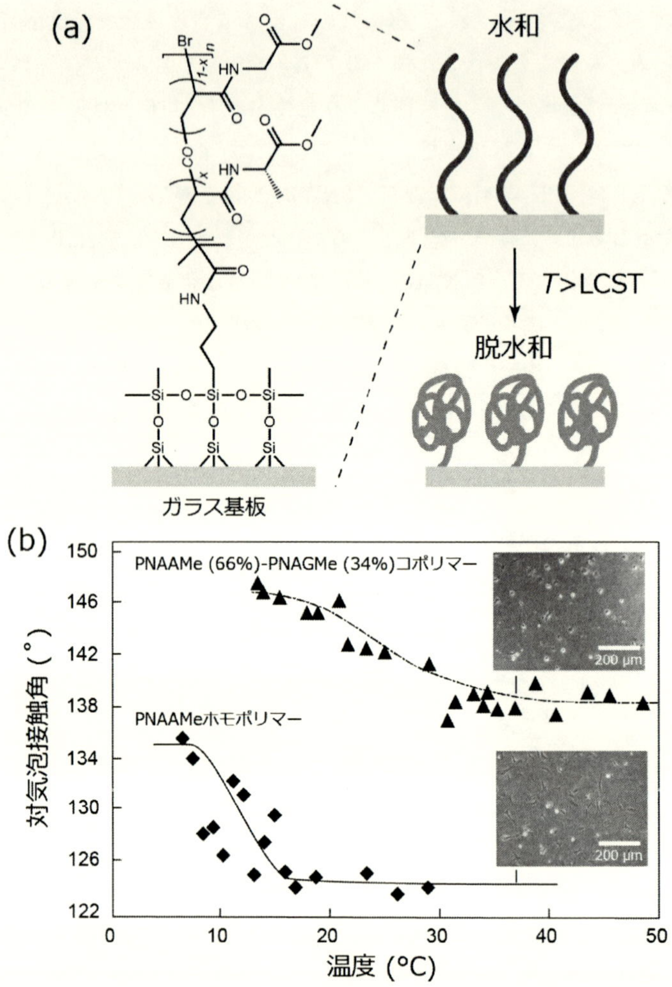

図6　(a)ガラス表面に調製したアミノ酸由来ビニルポリマーブラシの構造，(b)PNAAMe ホモポリマーおよび P(NAAMe-*co*-NAGMe) コポリマー（NAAMe 組成 0.66）ブラシ修飾基板の接触角（液中気泡法）の温度依存性と 37℃における NIH-3T3 細胞の接着

（文献 23 より改変）

5　おわりに

アミノ酸を出発原料とする刺激応答型高分子について述べた。単純に縮合重合でペプチド化するだけでなく，合成高分子（ビニルポリマー）とのハイブリッド化やアミノ酸由来のビニルポリマー化も可能であり，アミノ酸構造や配列に応じた特異な機能を設計できる。特に本稿では，スマート・バイオインターフェイス設計におけるこれらポリマーの有用性を中心に取り挙げた。本質的に生体親和性が高く，さまざまな高分子構造／機能設計が可能であることから，生体材料の

ベースポリマーとして最適である。最近我々は配列制御ペプチドとアミノ酸由来ビニルポリマーとのマルチブロック型ハイブリッドがペプチドブロックの特異的相互作用を介して明確な立体構造に単鎖フォールディングされることも見出した[14)]。タンパク質のように1本の高分子鎖による高度な機能発現が期待でき，ナノテクノロジー分野の推進にも大きく貢献できるだろう。もちろんこれらは，アミノ酸系ポリマーの秘められたポテンシャルの一部にすぎず，今後の研究展開が期待される。

文　献

1) R. B. Merrifield, *J. Am. Chem. Soc.*, **85**, 2149 (1963)
2) D. W. Urry, *Angew. Chem. Int. Ed.*, **32**, 819 (1993)
3) S. R. MacEwan & A. Chilkoti, *J. Control. Release*, **190**, 314 (2014)
4) J. C. Liu *et al.*, *Biomacromolecules*, **5**, 497 (2004)
5) T. Koga *et al.*, *Macromol. Biosci.*, **12**, 1043 (2012)
6) N. Higashi *et al.*, *Polymer J.*, **45**, 523 (2013)
7) N. Higashi *et al.*, *Colloid Interface Sci. Commun.*, **1**, 50 (2014)
8) T. Koga *et al.*, *Polymers*, **7**, 134 (2015)
9) M. D. Pierschbacher & E. Ruoslahti, *Nature*, **309**, 30 (1984)
10) T. Koga *et al.*, *Langmuir*, **29**, 15477 (2013)
11) T. Koga *et al.*, *Langmuir*, **32**, 12378 (2016)
12) S. Nishimura *et al.*, *Chem. Eur. J.*, **23**, 15050 (2017)
13) S. Nishimura *et al.*, *Polym. Chem.*, **10**, 71 (2019)
14) S. Nishimura *et al.*, *Chem. Commun.*, **55**, 1498 (2019)
15) S. Nishimura *et al.*, *Chem. Lett.*, **47**, 555 (2018)
16) 瀧由貴子ほか，臨床バイオメカニクス，**39**, 321 (2018)
17) H. Mori *et al.*, *Chem. Commun.*, 4872 (2005)
18) Y. Zhu *et al.*, *Polymer*, **55**, 4425 (2014)
19) Y. Shen *et al.*, *Soft Matter*, **11**, 7502 (2015)
20) N. Higashi *et al.*, *RSC. Adv.*, **5**, 67652 (2015)
21) N. Higashi *et al.*, *J. Colloid Interface Sci.*, **500**, 341 (2017)
22) N. Higashi, *et al.*, *Materials*, **11**, 424 (2018)
23) N. Higashi *et al.*, *Colloids Surf. B Biointerfaces*, **159**, 39 (2017)

第5章　糖鎖薄膜の界面ナノ構造と細胞応答

畠山真由美[*1]，北岡卓也[*2]

1　はじめに

糖鎖は，核酸・タンパク質に次ぐ第三の生命鎖として，生体システムにおいて極めて重要な役割を担っている情報機能分子であり，細胞膜表面は糖脂質・糖タンパク質の糖鎖で覆われている。糖鎖生命科学の進展にともない，細胞の表面糖鎖と糖鎖レセプターを介した相互作用が，細胞の接着・分化・感染・免疫・がん化などの多くの生体反応に直接関与していることが明らかになっているが[1)]，この相互作用界面，いわゆるバイオインターフェースで起こるイベントを材料機能として利用する研究は遅れている。近年，薬物や各種生理活性因子ではなく，細胞や生体組織と直に接するマテリアル界面が積極的に生命機能に働きかける仕組みが注目されており，糖鎖材料にも従来の保水性や生体適合性を超えた新機能が希求されている。本稿では，再生医療や細胞組織工学に必須の細胞培養技術に，糖鎖界面のナノ構造に起因する機能の導入を目指し，培養細胞が接する基材表面に種々の糖鎖ナノ構造を構築することで，細胞接着や生体機能に直接働きかける新規なバイオインターフェース材料の開発を試みた我々の研究成果を紹介する。

2　糖鎖の非還元末端の界面集積による細胞応答の変化

2.1　糖鎖の還元末端固定化膜の調製

一般に，生体組織は細胞と細胞外マトリックス（Extracellular matrix：ECM）から構成されており，細胞はECMを足場（Scaffold）として接着している[2)]。ECMには，ヒアルロン酸やコンドロイチン硫酸などのグリコサミノグリカンと総称される多糖類が広く存在していることから，これらの多糖類を基材とする細胞培養基材の研究例は極めて多い[3)]。それらの研究では，水溶性の多糖類を架橋剤やゲル化剤などを用いて不溶化することで，培地中での利用を可能にしている。例えば，ヒアルロン酸のC6位のカルボキシ基をリンカーで化学架橋することで膜成型する研究[4, 5)]では，正確にはヒアルロン酸の化学構造は保たれていない。

そこで我々は，多糖類の還元末端のみに存在するアルデヒド基に着目し，位置選択的にチオセミカルバジド（TSC）でS誘導体化する技術により，多糖分子の化学構造（とおそらく機能）を保持したまま，還元末端のみを金基板上に固定する手法で多糖基材の調製を行った（図1）。

＊1　Mayumi Hatakeyama　九州大学　大学院農学研究院　環境農学部門　特任助教
＊2　Takuya Kitaoka　九州大学　大学院農学研究院　環境農学部門　教授

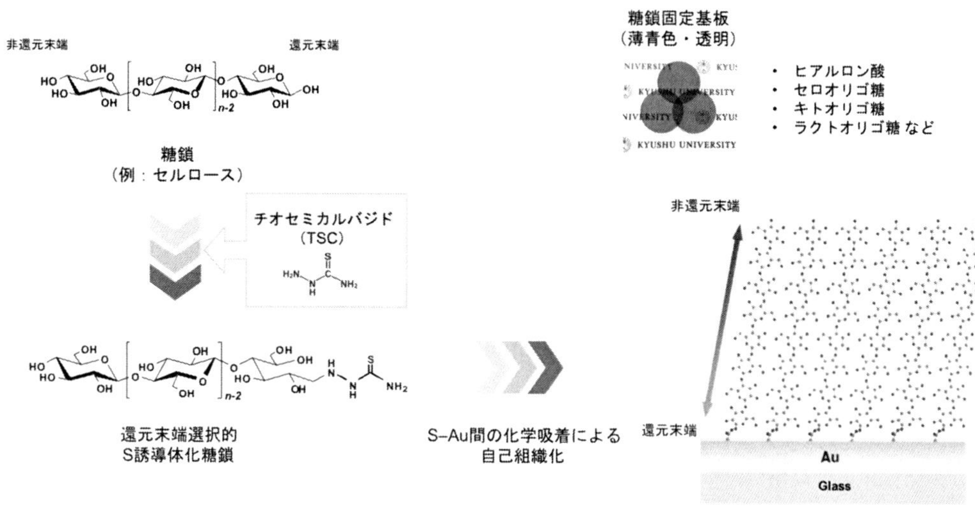

図1　糖鎖の還元末端固定化膜の調製と非還元末端の界面集積の模式図

ガラス基板に約10 nm厚の金ナノ層をスパッタリングして薄青色の透明基板を調製し，還元末端基をS誘導体化したヒアルロン酸水溶液に浸漬させることで，S–Au間の化学吸着でヒアルロン酸層を自己組織化させた[6]。ヒアルロン酸レセプターを持つマウス線維芽細胞（NIH/3T3）を用いて細胞アッセイを行ったところ，未修飾の基材と比較して明瞭な接着誘導と伸展成長が見られ，TSC化なしのヒアルロン酸スピンコート膜では，培養中に徐々に溶出して基材として機能しなかったことから，還元末端特異的固定化法の有用性が示された。本手法を用いて，構造多糖であるセルロース分子の還元末端を金基板上に固定することで，熱力学的に最安定ではない天然セルロースの平行鎖の配向および結晶構造を膜状で再現することにも成功している[7]。次項では，この技術を利用した糖鎖非還元末端の界面集積について紹介する。

2.2　糖鎖ハイブリッド膜上での細胞応答の変化

前述の通り，細胞膜表面は糖鎖で覆われており，細胞接着を含む生体反応全般に深く関わっている。より厳密に捉えると，糖鎖の還元末端は脂質あるいはタンパク質と結合しているため，作用部位は糖鎖の非還元末端の数残基である。また，糖鎖を介したタンパク質などとの相互作用は非常に弱く，それを補うために細胞膜表面に種々の糖鎖集密化構造を形成して作用を増幅させることが知られており，これは糖鎖クラスター化効果[8]と呼ばれている。ところで，前項の手法で糖鎖の還元末端を金基板に固定したセルロース分子は，見方を変えると糖鎖の非還元末端基が表面に剥き出しになっており，かつ結晶化するほど密な構造を取っている（図1）。この特異的なナノ構造が細胞応答に何かしらの影響を与えると考え，糖鎖の非還元末端基の密度制御による細胞接着・機能制御の検討を試みた。

具体的には，バイオイナートなセルロースと生理機能糖であるキチンの強い分子間相互作用に

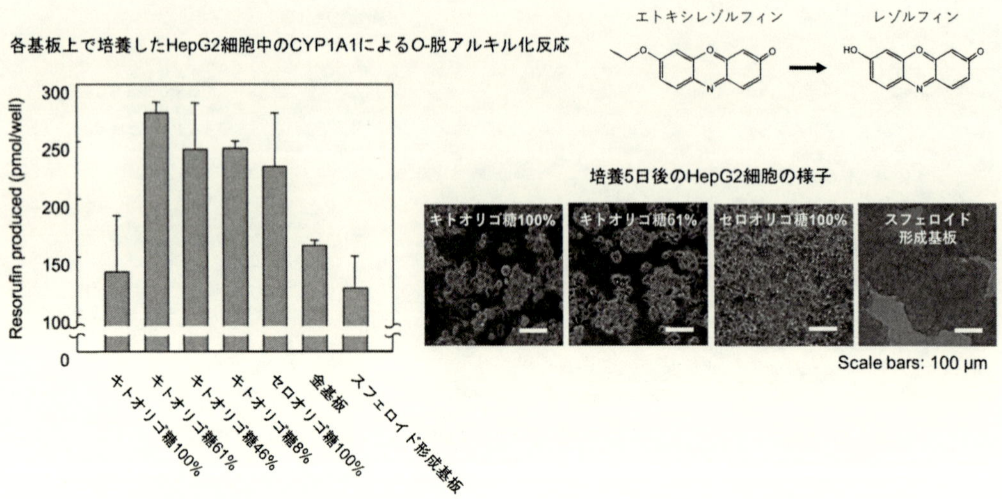

図２　セロオリゴ糖とキトオリゴ糖のハイブリッド膜上での HepG2 細胞の培養と肝機能発現

着目し，構造が明確なセロヘキサオース（スペーサー分子）とキトヘキサオース（生理活性分子）からなるハイブリッド膜を調製することで，膜表面の詳細な糖鎖比率を精密制御することに成功した[9]。キトオリゴ糖 61%／セロオリゴ糖 39%の膜（糖鎖密度 0.425/0.277 chains nm^{-2}）において，ヒト肝がん細胞（HepG2）がスフェロイドを形成し，薬物代謝酵素であるシトクロム P450 1A1（CYP1A1）の活性が向上することを見出した（図 2）。糖鎖ハイブリッド膜上の HepG2 スフェロイドは，市販のスフェロイド形成基板を用いて培養した HepG2 細胞をはるかに上回る肝機能を発現しており，糖鎖分子ではなく糖鎖ナノ構造界面が，接触している細胞の生体機能に直接働きかける現象を初めて確認した。また，ラクトオリゴ糖とセロビオースのハイブリッド膜についても，糖鎖認識レクチンとの親和性や代謝酵素活性が，膜の糖鎖配合比に強く依存することも判明している[10]。

2. 3　糖鎖ハイブリッド膜上の糖鎖認識によるシグナル伝達

糖鎖ハイブリッド膜上の糖鎖が細胞に直接働きかけていることを明確にするため，細胞表面に自然免疫受容体の一種である Toll-like receptor 2（TLR2）を発現させたヒト胎児腎細胞（HEK293）形質転換細胞株を用いて，キトオリゴ糖とセロオリゴ糖のハイブリッド膜上での免疫応答を検討した。TLR2 は，リポタンパク質やペプチドグリカンなどの病原体の構成分子を認識して自然免疫応答を活性化させる受容体であり，キチンに対してもシグナル伝達が活性化されることが知られている[11]。TSC 化したキトオリゴ糖およびセロオリゴ糖の混合比率を変化させて自己集積化膜を作製し，それぞれの膜上で培養した細胞の炎症度を測定したところ，キトヘキサオース 22%／セロヘキサオース 78%の膜（糖鎖密度 0.146/0.513 chains nm^{-2}）において顕著な炎症反応が起こり，糖鎖ハイブリッド膜による直接的な細胞への刺激が認められた（図 3）[12]。

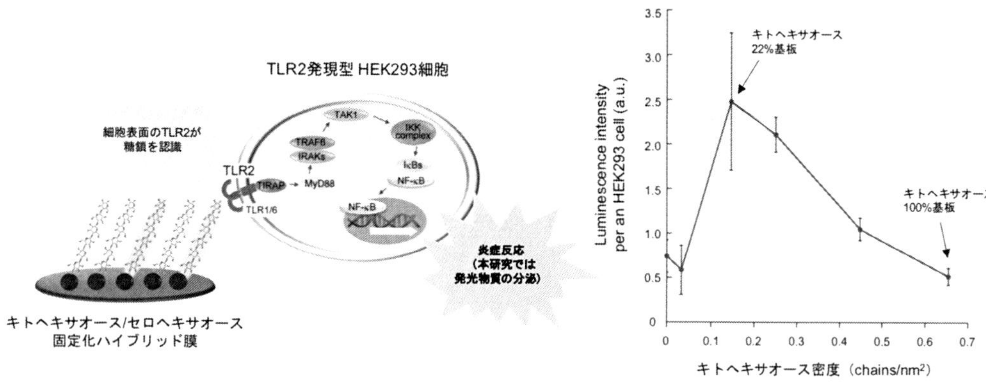

図３　キチン認識能を持つHEK293細胞の培養における界面糖鎖密度と細胞炎症度の相関

また，バイオイナートなセロオリゴ糖100％の基板だけでなく，キトオリゴ糖100％の基板においても炎症反応が誘導されないことから，TLR2のリガンド認識における最適糖鎖密度の存在が示唆された。レクチンなどの糖鎖を認識するタンパク質において，糖鎖認識には最適な密度が存在すると言われており，糖鎖をペプチドやデンドリマーに結合させることで密度を制御する研究が多く行われている[13]。我々の糖鎖固定化技術は，スペーサーであるセロオリゴ糖と生理機能糖をTSC化し，混合比率を変えた糖鎖溶液に金コートした基板を浸漬させるだけで密度の異なる糖鎖薄膜が設計可能であるため，さまざまな生理機能糖を用いる応用展開に期待が持たれる。

3　糖鎖界面のマイクロパターニングによる細胞応答の変化

細胞の形態と機能には密接な関係があることが知られている。そこで，TSC化糖鎖を固定する金基板をあらかじめマイクロパターニングすることで，細胞接着に空間的な制約を加えた（図4）。マウス筋芽細胞（C2C12）を，100～1,000 μm幅のマイクロレール上に自己組織化させたキトヘキサオース界面で培養したところ，細胞の伸長方向の制御に成功した[14]。C2C12の細胞サイズ（浮遊時）は10～20 μm程度であり，マイクロパターン化した糖鎖レールの幅より十分に小さいが，マージ部分（糖鎖集積表面と糖鎖フリー表面）で細胞遊走や伸展方向に制約が加わることで，パターン化基板全体で接着細胞の挙動に影響が及んだと考えられる。

次に，マイクロパターン化糖鎖薄膜での培養細胞の筋形成について，Myosin heavy chain（MyHC）アイソフォームの遺伝子発現に着目したところ，培養3～5日後に*MyHC-2a*の発現量依存的な細胞融合の開始が認められた。培養7日後には筋芽細胞同士の融合が起こり，筋管様細胞への分化に成功した[15]。この現象は，“分化誘導血清を含まない”培養条件においても観察された。すなわち，キトヘキサオース集積薄膜が筋芽細胞の融合に直接働きかける，極めてユニークなバイオ界面効果を見出した。続いて，筋形成関連遺伝子と細胞接着性タンパク質のアクチンフィラメントの発現挙動を検証したところ，糖鎖集積パターン上では筋組織特異的遺伝子*MyoD*

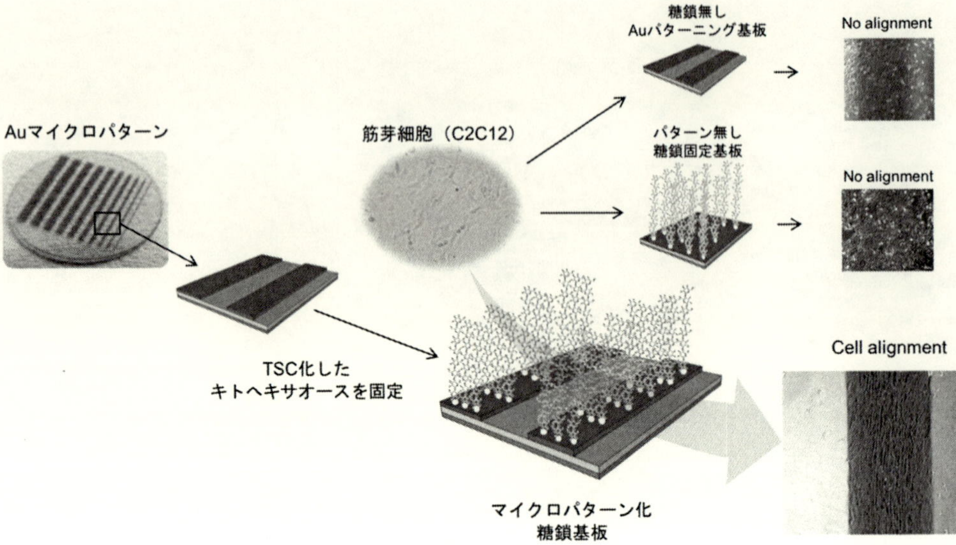

図４　マイクロパターン化糖鎖基板上での C2C12 細胞の培養と細胞配列

の発現が培養初期に上昇し，増殖後は低下した。同時に *Myogenin* の発現が上昇し，アクチンフィラメントの明瞭な配列が起こり，グルコースの取り込みに関与する *GLUT4* の発現も上昇したことから，筋収縮が活発になっていることが認められた。これらの結果から，分化誘導血清を含まない培養条件でも，基板上に集積した糖鎖が筋芽細胞の筋組織への分化誘導と筋管細胞の成熟に直接寄与できる可能性が示された。再生医療分野では，種々の薬剤や FBS など他生物種由来の血清の使用自体が臨床応用を阻んでいるが，培養細胞が接触する基材表面の糖鎖ナノ界面の構造制御で細胞接着や生体応答の制御が可能になれば，無血清培養に向けた展開も期待されることから，従来の多糖膜とは一線を画する新規なバイオインターフェース材料と言える。

4　ナノファイバー形状の糖鎖界面による細胞接着挙動の変化

さて，前節までの糖鎖の還元末端固定化技術から話題は変わるが，近年，バイオマスからのナノマテリアル創出研究が脚光を浴びている。その機運を決定付けたのが，セルロースナノファイバー（ナノセルロース）である。我が国の成長戦略「日本再興戦略」に特記されたセルロースナノファイバー（超微細植物結晶繊維）は，カーボンナノファイバーに匹敵する極細サイズ（3～20 nm 幅）で高アスペクト比（200～1,000 以上）の天然ナノマテリアルであり，精密に構造制御された単一の化合物である。しかも，植物の生合成により毎年 1,000 億トン（内，セルロースは約 500 億トン）のバイオマスが再生産されており，森林資源として 1 兆 8,000 億トンが賦存し，その内約 8,000 億トンがナノセルロースである。このナノセルロースに特徴的な構造特性を理解して利用することで，新しいマテリアル機能を見出す研究開発が急速に進展している[16]。

ナノセルロースの新たな機能開拓に向けて，生体内におけるECMの物理的構造（剛直なナノファイバー構造）と化学的構造（ヒアルロン酸などに見られる酸性官能基の繰り返し構造）の双方を模倣した膜の設計を試みた。TEMPO酸化セルロースナノファイバー（TEMPO-oxidized cellulose nanofiber：TOCN）は，結晶表面の一級水酸基のみがカルボキシ基に酸化された規則的な繰り返し構造を特徴とするナノセルロースである。さまざまなカルボキシ基密度を持つTOCNを作製し，ガラス基板上に塗布・乾燥することで造膜し，NIH/3T3細胞を用いた細胞培養試験に供した。カルボキシ基を持たないナノセルロース基板では細胞接着が見られず，スフェロイドを形成した。同様に，カルボキシ基密度が0.39 mmol/gのTOCN基板においても細胞が凝集した。しかし，カルボキシ基量の増加にともない細胞が接着・伸展する様子が観察され，カルボキシ基量が0.84～0.94 mmol/gの基板においては72時間でコンフルエント状態まで増殖し，細胞培養用ポリスチレン（TCPS）よりも細胞が増殖した（図5）。一方，カルボキシ基量をさらに増やすと再び細胞が凝集する様子が見られたことから，細胞の接着に最適なカルボキシ基密度の存在が示唆された。また，各TOCN基板の水の接触角は30°前後と大きな差はなく，細胞接着には不利な親水性表面であった。TOCN基板がもたらす細胞の接着・増殖における詳細な作用機序は現段階では不明であるが，ナノファイバーの物理的特性と界面の化学的特性の双方が，NIH/3T3細胞の接着・増殖に重要であると考えており，細胞培養の基材設計におけるバイオミメティクスの面からも，興味深い結果である。

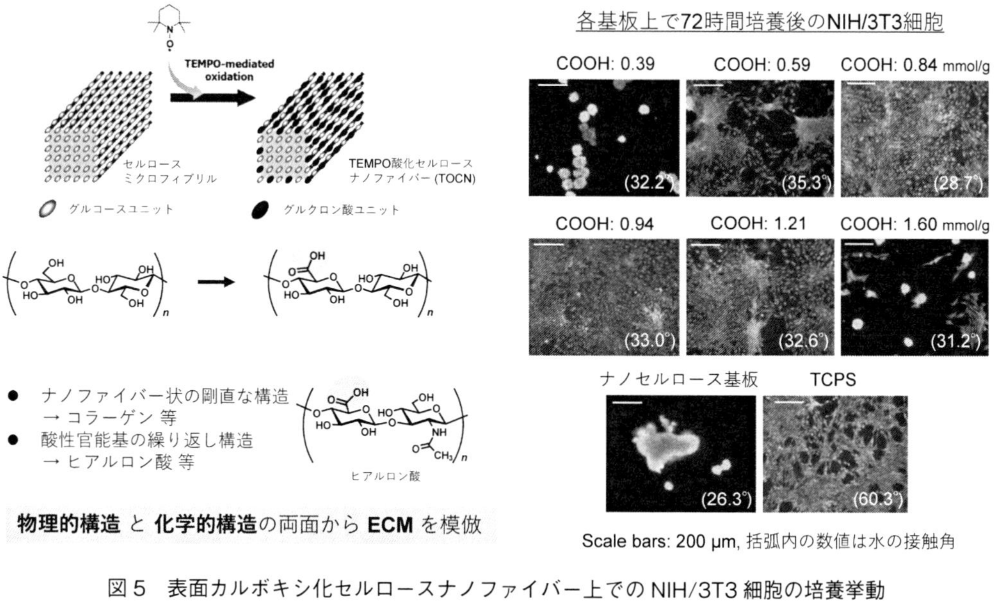

図５　表面カルボキシ化セルロースナノファイバー上でのNIH/3T3細胞の培養挙動

5　おわりに

本稿では，糖鎖の還元末端を固定化することで基板表面に糖鎖の非還元末端を集積し，細胞が糖鎖を単に分子として認識するのではなく，ナノ構造界面として細胞と直接作用することで，生理活性の変化や細胞の分化・増殖を誘導できるかもしれない新コンセプトを提案した。生命現象は糖鎖を言語とする会話のようなものであり，この生体コミュニケーションの制御因子として糖鎖を利用する試みは，iPS 細胞をはじめとする再生医療分野において今後ますます発展すると思われる。また，セルロースやキチンは，天然資源で生分解性の「環境にやさしい素材」として，これまで主にバルクで大量・安価に利用されてきたが，その単純な一次構造からは想像できない特異なナノ構造特性を秘めている。天然の構造多糖の特徴である剛直なナノファイバー構造が，物理特性と化学特性の両面で生体内の ECM を機能模倣できる可能性があり，今後の展開に期待が持たれる。天然多糖の未知の属性を見出し，ナノ形状やナノ物性，界面機能化で積極的に活用する“グライコナノアーキテクトニクス”とでも呼ぶべき新たな研究領域の開拓に夢が広がる。

文　　献

1) M. E. Taylor & K. Drickamer, Introduction to Glycobiology, Oxford University Press (2003)
2) R. P. Mecham, The Extracellular Matrix: an Overview, Springer (2011)
3) M. N. Collins & C. Birkinshaw, *Carbohydr. Polym.*, **92**, 1262 (2013)
4) S. Oerther *et al.*, *Biotechnol. Bioeng.*, **63**, 206 (1999)
5) D. Pasqui *et al.*, *Biomacromolecules*, **8**, 3531 (2007)
6) N. Tanaka *et al.*, *Carbohydr. Polym.*, **82**, 100 (2010)
7) S. Yokota *et al.*, *Adv. Mater.*, **19**, 3368 (2007)
8) Y. C. Lee & R. T. Lee, *Acc. Chem. Res.*, **28**, 321 (1995)
9) Y. Yoshiike & T. Kitaoka, *J. Mater. Chem.*, **21**, 11150 (2011)
10) T. Kitaoka *et al.*, *Carbohydr. Polym.*, **92**, 374 (2013)
11) C. A. Da Silva *et al.*, *J. Immunol.*, **181**, 4279 (2008)
12) M. Hatakeyama *et al.*, *Colloids Surf. B Biointerfaces*, **175**, 517 (2019)
13) J. L. J. Blanco *et al.*, *Chem. Soc. Rev.*, **42**, 4518 (2013)
14) P. Poosala & T. Kitaoka, *Biomolecules*, **6**, 12 (2016)
15) P. Poosala *et al.*, *Int. J. Mol. Sci.*, **17**, 686 (2016)
16) ナノセルロースフォーラム 編，図解よくわかるナノセルロース，日刊工業新聞社 (2015)

第6章　高分子材料への細胞選択的ペプチド修飾による生体適合性付与

栗本理央[*1]，蟹江　慧[*2]，
荏原充宏[*3]，加藤竜司[*4]

1　はじめに

ヒトのような高等動物の体は，巧妙かつ秩序だった仕組みで制御されており，その構成単位には，小さいものから細胞，組織，臓器，器官などがある。臓器は一見複雑な構成であるが，さまざまな単位の構成が美しく整列することにより形成されている。したがって，怪我や疾患の治療に用いられる医療機器では，ヒトの体内と接触する材料表面において，組織内の秩序を乱さないような工夫が必要となる。その一例として，自家もしくは他家細胞を用いて欠損部位を再構成させるという再生医療的なコンセプトがある。このコンセプトのもと，これまでに数多の医療機器が開発されてきている。しかしながら，生体適合性の観点からまだ完璧ではなく，生体内の組織や臓器とかけ離れているために副作用を引き起こしてしまうケースもしばしば見受けられる。

本稿では，再生医療のコンセプトに基づいて高分子材料に生体適合性を付与しようとする上で，高分子からなる生体材料（バイオマテリアル）における細胞選択的な表面設計を生化学的・物理化学的な視点から最適化する手法について紹介する。

2　高分子材料に生体適合性を付与するアプローチ

2.1　表面修飾素材としての細胞外マトリックス模倣ペプチド

現在，生体内留置型の医療機器として，人工血管・人工骨・癒着防止シートなどのためのバイオマテリアルが広く研究されている。体内に長期間留置することで機能するこれらの医療機器の

＊1　Rio Kurimoto　帝人㈱　マテリアル技術本部　ソリューション開発センター；
物質・材料研究機構　国際ナノアーキテクトニクス研究拠点；
筑波大学大学院　数理物質科学研究科

＊2　Kei Kanie　名古屋大学大学院　創薬科学研究科　助教

＊3　Mitsuhiro Ebara　物質・材料研究機構　国際ナノアーキテクトニクス研究拠点
グループリーダー；筑波大学大学院　数理物質科学研究科
准教授；東京理科大学大学院　基礎工学研究科　准教授

＊4　Ryuji Kato　名古屋大学大学院　創薬科学研究科　准教授

ためのバイオマテリアルでは，生体適合性，組織再生能，細胞選択的制御，力学特性などの複合的な課題を解決しなくてはならない。この解決に向け，近年では高分子材料を，生物学，生化学，物理化学，情報科学などの他分野における知識や技術との融合によってさらに高機能化しようとする研究が増えつつある。

現在，医療現場で使用されている材料は，ポリエステルやフッ素樹脂などの合成高分子が主流で，コラーゲンやラミニンのような細胞外マトリックス（Extracellular matrix：ECM）タンパク質由来の生体高分子はほとんど使用されていない。この理由は，生体高分子の機能性（細胞接着性，増殖性）は有用であるものの，コスト・純度の面や，動物由来原料の場合における感染面などに課題が残るためである。

生体高分子の良さを合成高分子材料に付与することを目標としたとき，ECM の機能性部位を切り出した短鎖の ECM 模倣ペプチドを高分子材料の機能化に用いるアプローチは，医療材料として大量生産までを見据えると魅力的である。特に，埋め込み型バイオマテリアルの表面には，生体組織のような秩序だった構造が必要なため，細胞選択的な制御も重要であるためである。

そこで筆者らは，多種類のペプチドをセルロース膜上にアレイ状に固定化したペプチドアレイを用いてペプチドと細胞との相互作用を評価する技術を構築し[1]，これまでに線維芽細胞（Fibroblast：FB），血管内皮細胞（Endothelial cell：EC），平滑筋細胞（Smooth muscle cell：SMC）などの細胞を選択的に接着する細胞選択的接着ペプチドを発見している[2,3]。さらに，EC 選択的ペプチドが表面に付与されたポリカプロラクトン（PCL）不織布からなる人工血管では，*in vivo* 実験において内腔表面の早期内皮化を促進する様子を確認している[4]。

しかし一方で，得られた細胞選択的ペプチドを合成高分子材料へと修飾した際に，その選択性の効果が発揮されるケース（図 1a）だけでなく，減弱されてしまうようなケース（図 1b）もあ

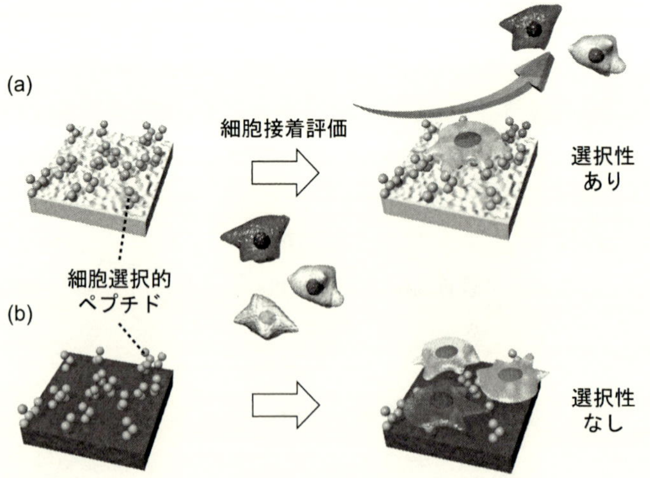

図 1　細胞選択的ペプチドを合成高分子材料に固定した際に，ペプチドの効果が発揮される組み合わせ(a)と効果が減弱される組み合わせ(b)の模式図

ることが分かってきた。この現象を踏まえて，筆者らは修飾先の合成高分子材料の物性の違いが影響しているという仮説を考え，物理化学的な側面からペプチドと高分子材料の相性について考えるようになった。

2.2　高分子材料の物理化学的性質による細胞の挙動制御

もともと細胞接着は培養基材の疎水度や電荷などに影響されることがよく知られており[5]，近年では，基材の硬さや流動性も細胞の接着性に影響することが報告されている[6,7]。

また，筆者らは刺激応答性の高分子材料（スマートポリマー）を用いて細胞挙動に対する動的な培養環境変化の影響について報告している[8]。マイクロスケールの凹凸パターン（幅2 μm，高さ300 nm，間隔9 μm）を有する架橋型PCLからなる温度応答性形状記憶フィルムを作製し，融点以上に加温した後，元々の凹凸パターンに対して垂直方向のパターンを一時的に記憶させた。一時記憶パターン表面にNIH3T3細胞を培養し，温度刺激により凹凸パターンの方向を90度変えたところ，36時間程度で細胞が新たな凹凸パターンの方向に配向することが分かった（図2)。この結果は，細胞は材料表面の物理的な動的変化を認識し，接着状態を新たな環境に適応させていくことができることを示している。

これらの結果を鑑みると，生体適合性付与のための細胞接着ペプチド固定には，やはり合成高分子材料の物性は無視できず，合成高分子材料の物性と細胞接着ペプチドとの関係を調べる必要性があることが窺えた。

2.3　高分子材料の性質と細胞接着ペプチドの関係性

基礎研究のレベルでは，細胞接着ペプチドとして有名なArg-Gly-Asp-Ser（RGDS）ペプチドにおいて，固定材料の物理化学的な性質（例：硬さの違いなど）によってそのペプチドの効果が変化することが報告されている[9]。具体的には，硬い基材（3,170 kPa）の上では，RGDSの接着促進効果が大きく見られるのに対し，柔らかい基材（130 kPa）においては，その効果が減弱してしまう。さらにRGDSの固定化密度が小さい条件では，硬い基材に比べて柔らかい基材の方が，細胞接着が促進されることも言及されている。つまり，リガンドの効果は，その固定先となる材料の力学的性質や表面組成によって大きな影響を受け得る。

こうした周辺環境がペプチドのような小分子のリガンド機能に影響を与える現象は，筆者らが

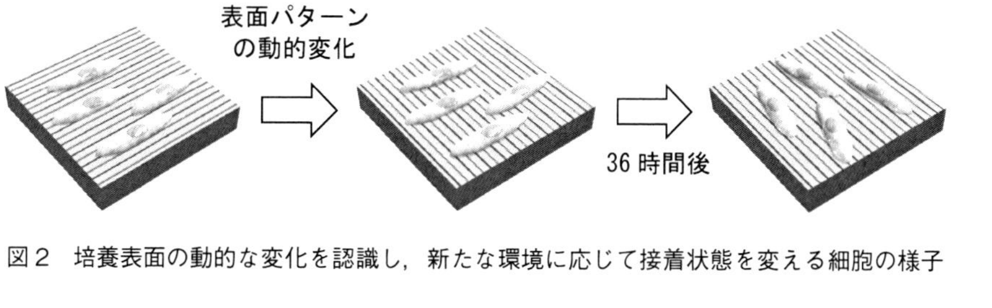

図2　培養表面の動的な変化を認識し，新たな環境に応じて接着状態を変える細胞の様子

取得してきた細胞選択的ペプチドにおいても確認されている。このため本来，スクリーニング時には確認されていた機能（“標的細胞と選択的に相互作用する効果”）が発揮されるように（図1a），ペプチドと高分子材料の組み合わせを最適化するようなアプローチが重要であると考えた。

3　高分子材料表面への細胞選択的ペプチド修飾の最適化アプローチ

3. 1　高分子材料の性質と細胞接着ペプチドの組み合わせの最適化コンセプト

ペプチドは，分子サイズ，疎水度，電荷などさまざまなアミノ酸特徴の集合体として記述することができる。また，ペプチドの修飾先となる高分子材料表面の性質も，硬さや電荷，濡れ性などの複数の特徴として計測・記述することができる。お互いのこれら物理化学的な特徴は，複合的に組み合った状態で「細胞接着」という最終結果へとつながる。このような複合的な多因子の影響を人間がデータから理解することは難しく，結果どのような特徴を最適化することが重要かを推定することは難しい。

そこで，筆者らはペプチドと高分子材料の性質を示す特徴量の組み合わせルールを客観的に理解するため，ペプチド・高分子両方の特徴をパラメータと考え，細胞接着性を記述する線形回帰分析による多変量解析を実施した。これは，機械学習などの考え方を導入したバイオマテリアルにおける新たな「パラメータ」の理解・分析法と言える[10]。

3. 2　細胞選択的ペプチドと合成高分子材料との組み合わせデータセットの構築

ペプチド・高分子材料の複合性能（細胞接着性）を情報解析的に最適化するプラットフォーム材料として，筆者らは医療機器材料としての利用例の多いカプロラクトン／*D,L*-ラクチドのランダム共重合体（P(CL-DLLA)）を用いた。

線形回帰分析に興じるためには，さまざまな特徴量のデータを取得する必要がある。筆者らは，検証に用いるペプチドとして，これまで細胞選択的な接着効果を報告している細胞選択的ペプチド（3残基）を4種類用いることとした（Cys-Ala-Gly(CAG)，Ile-Ile-Ile(III)：血管内皮細胞選択性，Ala-Thr-Lys(ATK)：平滑筋細胞選択性，Arg-Arg-Arg(RRR)：線維芽細胞選択性)。また，検証に用いる高分子材料側のバリエーションを作るため，P(CL-DLLA）におけるモノマーの組成比や重合度を変えることで，細胞培養環境（37℃）におけるさまざまな熱的性質や機械的性質，物理化学的性質，トポロジー的性質をもつ6種類の高分子材料基板を合成した（表1）。結果，4種類の細胞選択的ペプチドと6種類の高分子材料基板との24種類の組み合わせを網羅した検証プラットフォームを構築するに至った。

次に，4種類のペプチド配列の特徴は，アミノ酸インデックス[11]という13種類のアミノ酸物性で数値変換し，3残基×13種類＝39種類の数値としてデータ化した。また高分子材料基板の特徴は，9種類の計測項目（融点および融解熱，貯蔵弾性率，損失弾性率，ヤング率，損失正接，表面接触角，表面平均粗さ，表面元素組成）（表1）をデータとして用いた。

表1　6種類のP(CL-DLLA)基板の物性プロファイル

P(CL-DLLA)の組成			高分子材料基板の性質										
			熱的性質		力学的性質				物理化学的性質	トポロジー的性質	ペプチド導入ポテンシャル(表面組成)		
ラベル	CL:DLLA	1分岐中の分子量	融点(℃)	融解熱(mJ/mg)	貯蔵弾性率(Pa)	損失弾性率(Pa)	ヤング率(Pa)	損失正接(－)	表面接触角(°)	表面粗さ(nm)	硫黄/炭素元素比(－)	窒素/炭素元素比(－)	酸素/炭素元素比(－)
P1	60：40	100	33.8	5	9.07	1.09×10^{3}	3.02×10^{3}	120.18	90.2	2196	0.024	0.082	0.292
P2		500	39.1	26	3.12×10^{4}	4.13×10^{4}	1.43×10^{5}	1.32	94.9	133	0.009	0.032	0.264
P3	70：30	100	36.9	32	1.81	3.23×10^{2}	8.95×10^{2}	178.45	92.8	676	0.023	0.088	0.242
P4		500	40.5	32	1.06×10^{4}	2.45×10^{4}	7.39×10^{4}	2.31	90.3	433	0.010	0.048	0.228
P5	80：20	100	45.2	47	1.72×10^{6}	2.39×10^{5}	4.81×10^{6}	0.14	93.4	605	0.031	0.099	0.234
P6		500	45.7	38	1.60×10^{7}	1.48×10^{6}	4.45×10^{7}	0.09	95.4	156	0.024	0.089	0.204

3.3　ペプチド・高分子材料の組み合わせ効果がもたらす細胞接着選択性の評価

細胞選択的ペプチドを修飾した高分子材料基板に対して，線維芽細胞（FB），血管内皮細胞（EC），平滑筋細胞（SMC）の3種類を用いて接着性を評価した。細胞はCalceinにより蛍光染色をした後，調製した基板上に播種した。培養1日後，PBSにて洗浄し，蛍光顕微鏡にて写真撮影・細胞カウントを行った。そして，異なる細胞種間での細胞選択性を検証するために，まず，細胞ごとに接着量を標準化した後，細胞接着率を算出した。算出された各細胞の接着率を用いて，ペプチド-高分子材料基板の各組み合わせに対する細胞接着比率を比較した。

結果を図3に示す。前報において，CAGおよびIIIペプチドはEC選択的ペプチドとしてスクリーニングから取得されたが[2,3]，CAGにおいては，EC選択的な効果はP2およびP4との組み合わせにおいてのみ確認された（FB *vs.* EC *vs.* SMC：$p<0.05$）。一方，IIIにおいては，EC選択的な効果を有意に発揮する組み合わせは観察されなかった。また，RRRペプチドは本来FB選択的接着ペプチドとして取得されていたが[2]，FB選択的な効果はP6との組み合わせによってのみ発揮された（FB *vs.* EC *vs.* SMC：$p<0.05$）。さらに，ATKペプチドは，SMC選択的接着ペプチドとして定義されていたが，P1およびP3〜6の高分子基板との組み合わせでは，EC選択的な接着の傾向が確認された（FB *vs.* EC *vs.* SMC：$p<0.05$）。しかしながら，SMCの選択的な接着はP2との組み合わせにおいて僅かであるが，発揮されていた（FB *vs.* EC *vs.* SMC：$p<0.05$）。これらの結果から，修飾先となる高分子材料との組み合わせによって，細胞選択的接着ペプチドの効果は維持される場合や，阻害される場合があることが明確化した。したがって，細胞選択的接着ペプチドを用いて高分子材料表面に細胞選択性の性質を付与するためには，高分子とペプチドとの性質の最適な組み合わせ条件を探索することが重要であることが，改めて示唆された。

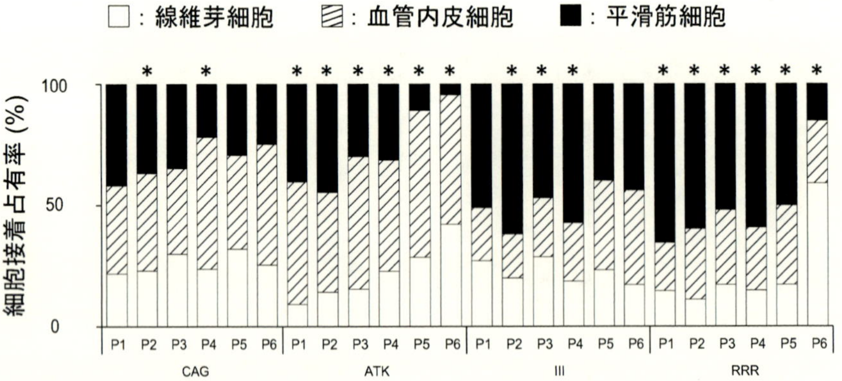

図3　線維芽細胞（白抜き），血管内皮細胞（斜線），平滑筋細胞（黒抜き）の細胞種間における細胞選択的接着の結果（＊：$p<0.05$）

3.4　細胞接着性に対するペプチドと高分子材料の組み合わせ効果のマップ化

細胞接着性に対する，ペプチドと高分子材料との組み合わせを最適化するためには，それぞれの性質同士の関係性を理解する必要があるが，性質を表す特徴指標は複数あるため単純ではない。筆者らは，ペプチドの性質を39指標の特徴量変数，高分子材料の性質を9種類の特徴量変量で記述し，前項で計測した各細胞の細胞接着性を教師データとして用いて多変量回帰分析（Lasso回帰）を行った。

回帰分析の結果，細胞接着性を最もよく説明する変数の組み合わせルールが，変数選択によって選ばれた（表2）。この結果より，各細胞種について細胞接着性を予測するには10の特徴量指標（ペプチド：4，高分子材料：6）が重要な特徴として組み合わされていることが示された。次に，10指標の関係性を視覚的に捉えやすくするため，主成分分析により次元圧縮を行ったところ，高分子材料の性質に関する合成次元（PC1）と，ペプチドの性質に関する合成次元（PC2）が見出され，細胞接着に影響する特徴が大きく二つの軸でマップ化できる可能性が示唆された（表2）。得られたPC1およびPC2の指標を横軸，縦軸にとったグラフ上に，各高分子材料とペプチドの組み合わせ（24種類）をプロットし，図3の各細胞接着選択性の結果を円グラフにより表現した（図4）。図4中の各円の大きさは細胞の接着しやすさを示しており，円グラフ中の割合はそれぞれの細胞種の接着選択性を表している。具体例を挙げると，EC選択的であるCAGペプチドは，P2もしくはP4に似た性質（損失弾性率が10^4 Paのオーダーで，ペプチドの固定化密度が比較的小さい性質）を持つ高分子材料との組み合わせにおいて，EC選択的な効果が期待できる。このように，細胞選択的ペプチドは，修飾する高分子材料の性質との組み合わせにより最適化され得ることがわかった。

これらの結果は，細胞選択的ペプチドを用いて高分子材料表面に生体適合性を付与する際には，スクリーニングから取得された候補ペプチドを単純に用いるのではなく，修飾する高分子材料との相性を事前に検証した上で用いるべきであるということを意味している。さらに，その相

表2　多変量回帰分析により選抜された，細胞接着性の予測に寄与する10の特徴量指標および主成分分析により分けられた二つの合成次元（PC1，PC2）に対する重み

指標			PC1	PC2
高分子材料の性質		融点	0.440	0.000
		融解熱	0.384	0.000
		損失弾性率	0.496	0.000
		表面接触角	0.444	0.000
		硫黄／炭素元素比	0.323	0.000
		窒素／炭素元素比	0.333	0.000
ペプチドの性質	1残基目	分子のサイズ	0.000	−0.575
	2残基目	α-helix領域での自由エネルギー	0.000	0.523
		コドンの多様性	0.000	0.129
	3残基目	タンパク構造でのα-helix配向性	0.000	0.616
		寄与率	31.6%	22.0%

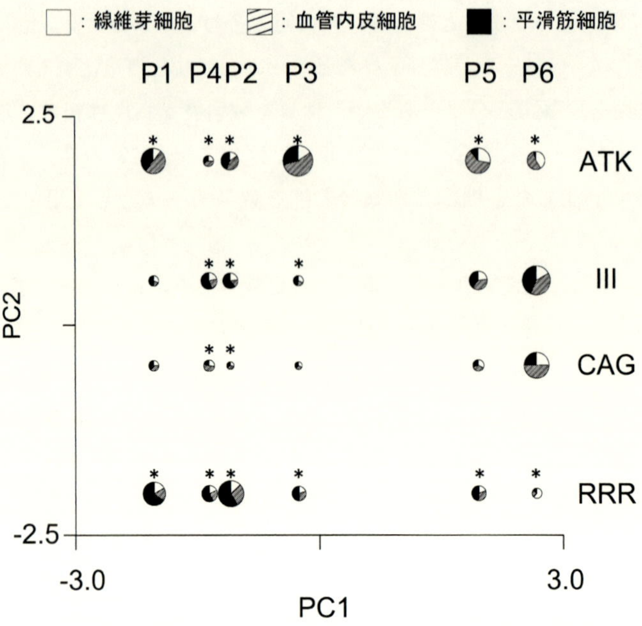

図４　高分子材料の性質に関する合成次元（PC1）と，ペプチドの性質に関する合成次元（PC2）からなるグラフ上にプロットされた細胞接着選択性（＊：$p<0.05$）

性は，ペプチドの性質と高分子材料の性質との組み合わせマップ（図４）を用いてあらかじめ予測できる可能性も示唆している。

4　おわりに

筆者らは，細胞選択的ペプチドを用いて高分子材料への生体適合性を付与する検討を進めてきた。その検討の中で，最終的に医療材料として開発するには，ペプチドをただ単に修飾するだけでなく，修飾後の性能を見据えた総合的な素材設計が重要となることが明らかとなってきた。つまり，ペプチドを含む生体由来分子を修飾した医療機器用高分子素材を設計する際には，初期検討の段階で組み合わせの相性をあらかじめ見極めておくことが必須であり，材料開発過程でのドロップアウトを防ぐことにも繋がる。しかしながら，実際の生体分子と高分子材料の組み合わせ候補は無限にあり，組み合わせを最適化するには膨大な検討が求められる。そうした膨大な最適化検討を行うために，ポリマーマイクロアレイなどの網羅的な探索ツールや，ポリマーインフォマティクスのような情報解析手法を利用した材料設計アプローチが開発されてきている[12)]。本稿にて紹介した，組み合わせの最適化アプローチは，まだ限られた候補にしか対応していないが，前述した網羅探索技術の発展とともにさまざまな生体分子および高分子材料の相性予測が可能となっていくと考えられる。そして，この組み合わせ効果の予測が，細胞選択的な制御が必要とされる埋め込み型バイオマテリアルの設計指針の一つとなることを期待している。

文　　献

1) R. Kato *et al.*, *J. Biosci. Bioeng.*, **101**, 485 (2006)
2) K. Kanie *et al.*, *J. Pept. Sci.*, **17**, 479 (2011)
3) K. Kanie *et al.*, *Biotechnol. Bioeng.*, **109**, 1808 (2012)
4) F. Kuwabara *et al.*, *Ann. Thorac. Surg.*, **93**, 156 (2012)
5) E. Chiellini *et al.*, "Polymers in Medicine II", p.101, Springer US (1986)
6) T. Yeung *et al.*, *Cell Motil. Cytoskeleton*, **60**, 24 (2005)
7) A. R. Cameron *et al.*, *Biomaterials*, **32**, 5979 (2011)
8) M. Ebara *et al.*, *Int. J. Nanomedicine*, **9** (Suppl. 1), 117 (2014)
9) K. Ye *et al.*, *Nano Lett.*, **15**, 4720 (2015)
10) R. Kurimoto *et al.*, *Anal. Sci.*, **32**, 1195 (2016)
11) S. Kawashima *et al.*, *Nucleic Acids Res.*, **36**, D202 (2008)
12) A. L. Hook *et al.*, *Nat. Biotechnol.*, **30**, 868 (2012)

第7章　多孔質スキャホールドへの成長因子固定化と活性評価

本田義知[*1]，橋本典也[*2]，山岡哲二[*3]

1　はじめに

医療機器に用いられる材料は，その表面性状の違いにより多様な生体応答を引き起こす。当然ながら，細胞毒性を起こすほど高い活性をもつ表面は医療への応用が困難なため使用されず，生体不活性の材料はその用途が限られる。一方，高度な再生医療などを視野に入れた場合には，細胞や組織を活性化させる表面への改質が求められる。本稿では，筆者らが近年取り組んでいる多孔質スキャホールド表面のヘパリン処理化に続く成長因子の固定化と，難治性の歯周炎である広汎型侵襲性歯周炎への応用に向けた取り組みについて簡単に紹介する。

2　組織再生に影響を与える種々の因子

組織や器官の再生を目指す際，細胞，成長因子，足場の三要素が重要な因子となることは周知の事実である[1)]。さらに，機械的応力などの環境も大きな影響を及ぼしその成功の鍵を握ることが知られている[2)]。全ての因子に関する詳細な説明は別章に譲るが，これらの因子は適当な条件での複合化では効果を発揮せず，調和のとれた微妙なバランスの上でその効果が発揮される。特に，難治疾患の治療を目指した場合，生体内外で引き起こすべき細胞挙動，タンパク質挙動などは，生理的環境と異なり極めて複雑となることから，各因子の条件や，相互作用などを綿密に考慮したデザインが求められると推測される。

本稿で主に取り扱う成長因子および多孔質スキャホールドの主立った条件を例示すると，成長因子においては，その種類，濃度，由来，キャリアーに加え，送達システム[3)]が考えられ，さらに多種類の成長因子を混合したカクテルとして使用する場合は，上記条件の組み合わせの最適化が求められる[4)]。一方，多孔質スキャホールドは，コンビネーション製品の場合，成長因子・小分子などのキャリアーとして利用されるとともに，スペースメーキング，細胞の足場としての役割を発揮し，組織再生に場を提供する重要な基盤となる[5)]。その種類としては，合成高分子（ポリ乳酸など）・生体由来高分子（コラーゲン・エラスチン・ゼラチンなど），セラミックス（ハイ

＊1　Yoshitomo Honda　大阪歯科大学　中央歯学研究所　准教授
＊2　Yoshiya Hashimoto　大阪歯科大学　歯科理工学講座　准教授
＊3　Tetsuji Yamaoka　国立循環器病研究センター研究所　生体医工学部　部長

ドロキシアパタイトやβ-リン酸三カルシウムなど)，金属（チタンなど）などに大別される[6)]。しかし，これらの材料の物理化学的性質や生物学的機能性を考慮せずに埋入しても望ましい生体応答は期待できない。

いずれの材料においても細胞・組織の進入を望む場合，緻密なバルク体に比べ適度な気孔率や孔径を持つ多孔体形状が好ましい。その気孔率や孔径の最適条件は，材料の持つ分解性などの材料特性により変化する。Marshallらは，孔径が30 μm程度の多孔質体においてカプセル化反応が抑制され多孔質体内部に毛細血管網が侵入しやすいことを報告している[7,8)]。そこで，最適とされる付近の孔径を有する異なる素材の多孔質体，すなわち，ポリエチレン，ポリ乳酸，および，本稿で主に検討するα型リン酸三カルシウム（$Ca_3(PO_4)_2$：α-TCP）からなるディスク状の多孔質体（直径6 mm，厚さ2 mm）をマウス皮下に所定期間埋入した後のさまざまな生体応答を検討した（図1）。いずれの多孔質体においても，埋入期間とともにカプセル化反応が進行し，移植後4週間経っても，外周からの細胞の浸潤は，100～300 μm程度にとどまった。さらに，ポリエチレン多孔質体の場合には，埋入2か月で，8例中4例のディスクが体外に露出した。つまり，人工の多孔質体を足場材料として*in situ*で組織を再生させる戦略は容易ではない。また，表面のぬれ性，表面粗さ，ゼータ電位など材料の表面性状の微妙な変化は，内在性，外因性のタンパク質（成長因子やサイトカインなど）・低分子・ホルモンなどの担持力や構造変化に影響を及ぼし，細胞の接着，増殖，免疫反応，分化誘導などを大きく変化させる[9,10)]。

このような状況から，多孔質スキャホールド材料に対する生体応答を積極的に制御するために，その表面をさまざまな分子で修飾する戦略が報告されている（表1）。多くの報告では，コラーゲンや細胞接着性ペプチドなどで表面を修飾するバイオアクティブな戦略を提案している。コラーゲンをはじめとする細胞外マトリックス（ECM）タンパク質は，細胞接着ドメインを有し

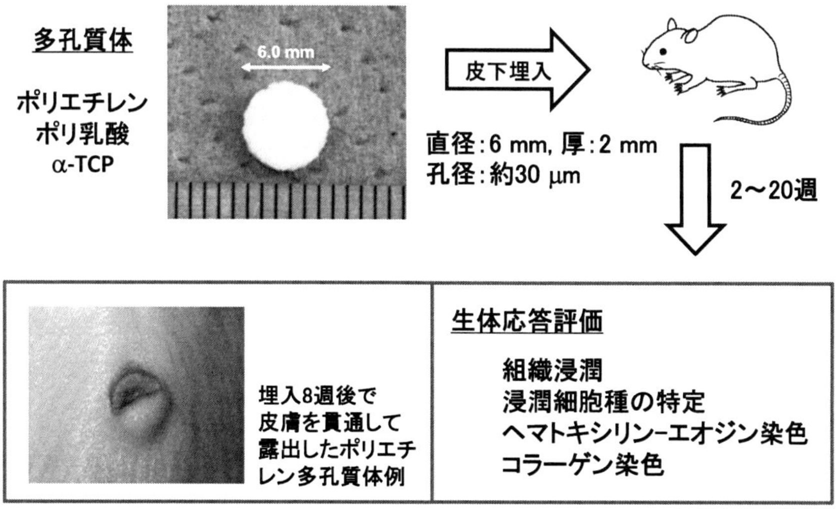

図1　多孔質体のマウス皮下埋入試験

表１　スキャホールドの表面修飾分子

<table>
<tr><th></th><th>表面修飾分子</th><th>期待されている機能</th></tr>
<tr><td rowspan="4">バイオアクティブ
（生体活性）</td><td>コラーゲンなど
ECM タンパク質</td><td>細胞接着
組織再生？</td></tr>
<tr><td>細胞接着ペプチド</td><td>細胞接着
組織再生？</td></tr>
<tr><td>成長因子</td><td>細胞増殖
組織再生</td></tr>
<tr><td>抗体</td><td>細胞捕捉
血管内膜再生</td></tr>
<tr><td rowspan="2">バイオイナート
（生体不活性）</td><td>PEG，PAAm など
高親水性分子</td><td>細胞低接着性
炎症抑制？</td></tr>
<tr><td>MPC</td><td>細胞低接着性
タンパク質低吸着性
抗血栓性
炎症抑制？</td></tr>
</table>

ていることから，組織再生スキャホールドの修飾分子として期待されている。このような戦略は，*in vitro* 評価では有望な効果を示すが，*in situ* での組織再生は上述のごとく容易ではない。表面修飾に利用する ECM タンパク質の変性は避けられず，変性したタンパク質に対する炎症反応が惹起される。実は，この炎症反応が組織再生に有利に働くか不利に働くかも多くの場合には不確定である。ECM タンパク質から同定されたさまざまな細胞接着ペプチド（インテグリンファミリーリガンド分子[11)]）や抗体分子などの固定化も魅力的であるが，細胞接着という現象と細胞増殖や組織再生に直接的な関連はなく注意深く戦略を組む必要がある。さらに，あるシグナル分子が，特定の細胞に対するアフィニティーを有していても，多くの場合には他の細胞を排除する効果はなく，複雑な *in situ* 環境で，望む細胞を効率良く誘導することは一般的に困難である。

上述したカプセル化などの生体反応は，組織再生を強く抑制することがあるので，バイオアクティブな戦略と同時に，望ましくない炎症反応を抑制することも極めて重要である。古くから，抗血栓性を最終ターゲットとしたバイオイナート分子による表面修飾が精力的に研究されてきた（表 1）。たとえば，ポリエチレングリコールやポリメタクリロイルオキシエチルフォスフォリルコリン（PMPC）などの親水性合成分子で表面を修飾することで，タンパク質吸着や細胞接着だけでなく炎症反応も抑制できる[12〜14)]。しかしながら，これらの相反する戦略をバランスよく組み合わせるという設計は困難である。多くの材料研究者はボトムアップ的な研究方針を好む傾向にあるが，対象疾患を早期に確定し，POC が取得できる複雑な *in situ* システムで有効性を検証する環境を整えなければ，“ボトム”を“アップ”できない。我々は，抗血栓性というバイオイナート性と血管内膜誘導性というバイオアクティブ性を併せ持つ新規なペプチドを探索し，*in vitro* において，それぞれの側面での優れた効果を認めており，現在 *in situ* での効果を検証している[15, 16)]。

3　成長因子の固定化

本章で紹介する研究では，成長因子の固定化を戦略として選んだが，生理活性物質の表面固定化においては注意すべきことがある。それは，細胞内取り込み（internalization）が必須かということである。細胞接着因子の固定化においては，細胞接着因子と結合した細胞表面インテグリン分子が，細胞膜を透過することなく outside-in シグナル伝達を誘導することが知られている。成長因子の場合には，成長因子レセプターの2量化により細胞内リン酸化シグナルが誘導されるために，成長因子の細胞内取り込みを介することなく細胞増殖活性を誘導することができる[17)]。したがって，材料表面に固定化した成長因子が細胞増殖活性を引き出すことが期待できる。我々は，臨床利用が可能な塩基性細胞増殖因子（b-FGF）を固定化分子として選択した。

これまでにさまざまな材料表面への生理活性分子の固定化反応を研究してきた[18~22)]。ポリアクリル酸などの官能基を有する水溶性高分子鎖をグラフト重合してその官能基と生理活性分子を結合させる反応は容易であるが[23)]，生体吸収性スキャホールドを検討する際に，非分解性の高分子鎖の導入は可能な限り避けてマイルドかつ自然界に存在する修飾反応を選択するのが得策であると考えている。2007年，Messersmith らは，イガイが岩などに接着する場合に利用している海洋性接着ペプチドをバイオマテリアル表面修飾に利用することを提案した[24)]。イガイが，岩だけでなく船底にもくっつくことから明らかなように，高分子材料，金属材料，無機材料などあらゆる材料を修飾することが可能である。その本質は，海洋性接着ペプチドが保有している3,4-ジヒドロキシフェニルアラニン（DOPA）分子の反応性に基づいている。DOPA の前駆体アミノ酸であるチロシンを結合分子として直接利用する新たな修飾方法もスキャホールドのペプチド修飾法としては有用である[22, 25)]。

しかしながら，成長因子の固定化においてさらに重要なポイントは，固定化反応中の成長因子の変性と失活を抑制することである。上述の化学的反応は少なからずタンパク質の変性につながる。そこで，b-FGF がヘパリンと静電的に結合することに注目して図2のような3ステップ b-FGF 固定化反応を考案した[9)]。第一層（図2①）は，海洋性ペプチドのN末端にグリシン3残基をリンカーとしてオリゴリジン（リジン残基5量体）を結合した修飾用ペプチド（Lys-Lys-Lys-Lys-Lys-Gly-Gly-Gly-Ala-Lys-Pro-Ser-Tyr-Hyp-Hyp-Thr-Dopa-Lys）で修飾する。上述したように，このペプチドは，高分子材料とも，金属材料とも，セラミックス材料とも，常温常圧というマイルドな条件で反応することが可能であり，反応後には多孔質スキャホールド表面は弱カチオン性を呈する。次に，臨床で使用されているヘパリン分子と結合させる（図2②）。硫酸基を豊富に有する高分子量ポリアニオンであるヘパリン分子は，カチオン性のオリゴリジン分子と静電的相互作用により結合する。最後に，材料表面の余剰のヘパリン分子と臨床で使用されている b-FGF 分子を結合させる（図2③）。ここでは，ヘパリンと b-FGF は生理的相互作用（根本的には静電的相互作用であるが）により結合する。

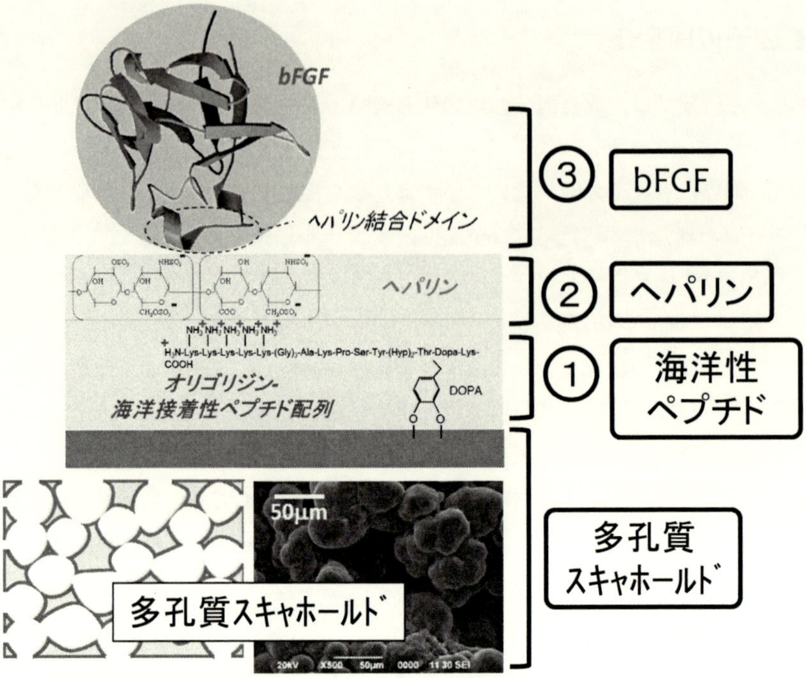

図２　多孔質スキャホールド内部への組織浸潤を誘導する３ステップ増殖因子固定化反応

4　表面修飾効率および表面組織誘導

材料表面修飾効率を定量的に検討するために，形状が安定しているポリエチレン多孔質体を用いて上記の修飾反応を施し，放射性同位元素トレーサー実験により各ステップにおいて固定化された分子を定量化した。その結果，図１に示したサイズのディスク１枚あたりに結合した修飾用ペプチドは 32 μg であった。多孔質体の正確な表面積を計測することは容易ではないが，この値は表面への単層固定化以上の密度であった。ペプチド修飾に続くヘパリンの結合量は１ディスクあたり 23 μg であり，これは，未修飾多孔質体に非特異的に吸着したヘパリン量を上回ったことから，第一段階のペプチド修飾が効果を発揮していることが示された。さらに，第③ステップで固定化された b-FGF 量の測定結果は意外なものであった。３ステップ固定化法で固定化した b-FGF 量は 0.62 μg，一方，未修飾の多孔質体に直接物理吸着させた b-FGF 量は 2.85 μg と逆転する結果であった。そこで，これらの試料をマウス皮下に１か月埋入して，組織浸潤挙動をヘマトキシリン-エオジン（H-E）染色により評価した（図３）。未処理多孔質体では，細胞浸潤活性は低く，b-FGF を物理吸着させた多孔質体では，組織浸潤の若干の亢進を認める。一方，ペプチド-ヘパリンを介して b-FGF を固定化した多孔質体では，b-FGF の固定化量が４分の１であるにもかかわらず，試料中心部まで細胞の浸潤が認められる。この結果は，ヘパリンを介して固定化する我々の戦略は b-FGF の失活を大きく抑制できることを示している。さらに，放射性同

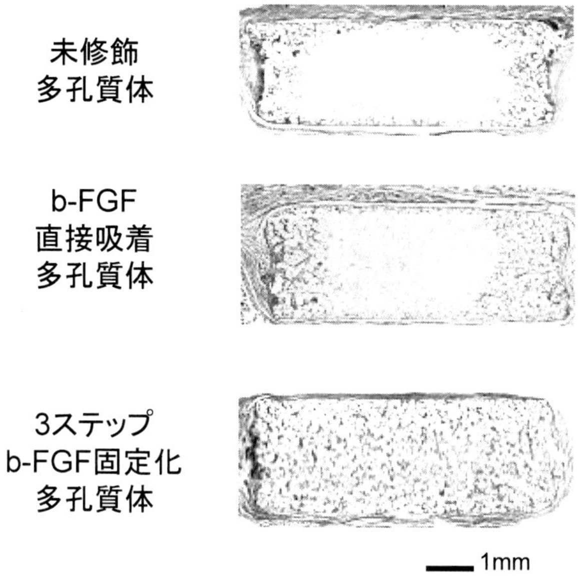

図3　マウス皮下に1か月埋入したポリエチレン多孔質体，b-FGF 物理吸着多孔質体，および，開発した3ステップ b-FGF 固定化多孔質体内部への組織侵入

位元素トレーサー実験により，この効果は固定化した b-FGF の徐放化によるものではなく，固定化 b-FGF 分子の直接作用によるものであることが明らかとなった[9]。

5　内在性成長因子を用いた骨再生への挑戦

外因性の成長因子は，その骨再生能力を劇的に向上しうるものの，最適濃度は組織に応じて変化し，その同定が困難である。筆者らは，「生体に存在する成長因子を効果的に捕捉可能な表面性状は，改質された材料の骨形成能を向上させる」との仮説の元，上記ヘパリン化技術を骨補填材に応用し，その骨再生能の評価を行った。本章では，外因性の成長因子を用いないヘパリン化材料の骨形成能を紹介する[9, 26]。

母材となる材料には，リン酸カルシウムの亜型である α-TCP 多孔体を選択した。α-TCP は，ハイドロキシアパタイトを一定の温度で焼結操作することにより作製可能であり，生体内吸収性に優れた物質である。一般的に，同じリン酸カルシウム系骨補填材である β型リン酸三カルシウムやハイドロキシアパタイトなどに比べ中性溶液や，生体内では吸収が早い。さらに，経時的に Bone-like アパタイトに転換するなど[27]，生体親和性が高い材料として知られている。α-TCP の顆粒サイズは，500～600 μm，細孔径 209 μm の顆粒を用いた。表面ヘパリン化処理は，上記手法を応用した。動物実験モデルとしては，Sprague-Dawley（SD）ラット雄8週齢の頭蓋冠に 9 mm の臨界骨欠損モデルを作製し，試料を埋入して評価した。試料としては，α-TCP とペプチド－ヘパリンによって修飾した α-TCP（以下ヘパリン化 α-TCP）をそれぞれ埋入し，埋入4

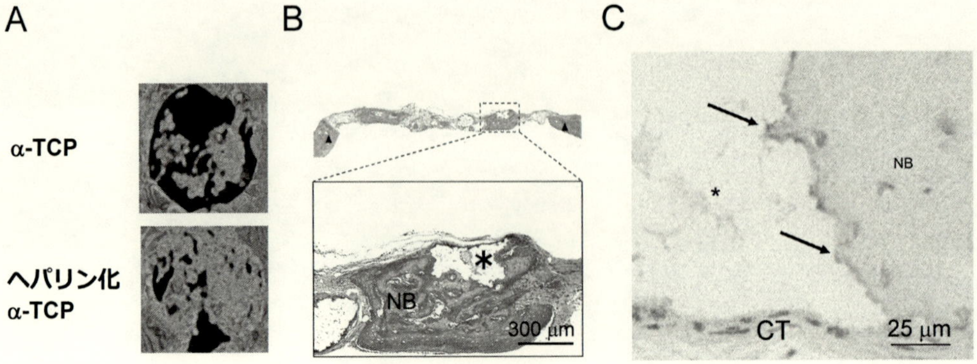

図4　ラット頭蓋冠骨欠損モデルを用いた骨再生評価

A：μCT 画像。B：ヘパリン化 α-TCP のヘマトキシリン-エオジン染色像（NB：新生骨）。C：ヘパリン化 α-TCP のアルシアンブルー染色像（矢印：アルシアンブルー好染部位，CT：結合組織，＊：α-TCP）。（Y. Takeda, *DMJ*（2018）より一部改変して転載）

週間後に初期骨形成能を評価した。骨形成能は，マイクロ CT（μCT）による骨形態計測と，H-E 染色を用いた組織学的評価から見積もった。μCT 画像を計測した結果，ヘパリン化 α-TCP は，ヘパリン化処理がなされてない α-TCP に比べ，不透過像の増加が認められた（図 4A）。また，H-E 染色の画像解析から，それらの不透過像は，新生骨（NB）であることが確認された（図 4B）。さらに，グリコサミノグリカンなどのムコ多糖を染色可能なアルシアンブルー染色を用いて顆粒表面の性状を調査した。その結果，埋入 4 週の時点では，骨に被覆されてない部位（CT）では，青色の染色が確認できなかった（図 4C）。新生骨は，青色で染色された顆粒表面から優位に形成されていることが確認された（図 4C：矢印）。ヘパリンはアルシアンブルー好性だが，埋入前のヘパリン化 α-TCP ではヘパリン量が少ないためか青色の染色像は確認されなかったことから，染色されたアルシアンブルー好性の物質は埋入後に吸着したと推測された。コンドロイチン硫酸などのグリコサミノグリカンはアルシアンブルー好性糖鎖であり，成長因子との相乗効果，相加効果により骨形成を促進することが報告されている。これらの結果を考慮すると，ヘパリン化 α-TCP は，試料周囲の細胞を活性させてアルシアンブルー好染性の物質を分泌させ，骨再生を促進させた可能性が考えられた。

6　イヌ歯周病モデルを用いた骨再生能評価

広汎型侵襲性歯周炎は，急速な歯周組織破壊，家族内発現を認めることを特徴とする歯周炎である。対症療法として，疾患のリスクファクターを早期に排除すること，歯周基本治療，歯周外科治療，メインテナンスが重要とされている。一方で，研究が進みつつある根治的歯周組織再生療法，あるいは，歯周外科との併用療法の有効性は必ずしも確立されていない。現在のところ，侵襲性歯周炎の細菌学的特徴は限定されていないが，歯周病原細菌の存在が，動脈硬化症の発症・進展に関わっているとの報告もあり，本疾患の有効な治療法の確立が待たれているところである。

本章では，我々が開発したヘパリン化多孔質スキャホールドの優れた硬組織再生効率のさらなる向上のために行った条件の最適化，および，その詳細なメカニズムの解明，さらに，広汎型侵襲性歯周炎患者に対する歯周組織再生療法の基礎的研究について紹介する[28,29]。

6.1　イヌ顎骨骨欠損モデルでの顎骨再生

ビーグル犬（雌，2歳）を用いて，麻酔奏効後に下顎小臼歯を抜去し，8週の治癒を経過後，インプラントドリルを用いて骨窩洞（直径4.5 mm，深さ6 mm）を形成した。実験群にはヘパリン化α-TCP/b-FGF複合体，対照群にはα-TCPを骨窩洞に填入し閉鎖創とした。術後2，4，8週後に安楽死させ，下顎骨を摘出，実験部位の顎骨再生評価を行った。図5に術後2週後の下顎骨の病理組織画像を示す。ヘパリン化α-TCP/b-FGF複合体では結合組織が残存α-TCP顆粒を取り囲むように形成され，多数の新生血管や破骨細胞を認めることから骨形成が活発に行われていた。対照群では多数の顆粒の残存が観察され，結合組織が大半を占め，骨形成は始まっていない。8週においてはヘパリン化α-TCP/b-FGF複合体群では新生血管や破骨細胞はほとんど認めず，大部分の部位では顆粒は分解され新生骨に置換されるのに対し，対照群では新生血管や破骨細胞が多数確認でき骨形成が続いていることが明らかとなった。

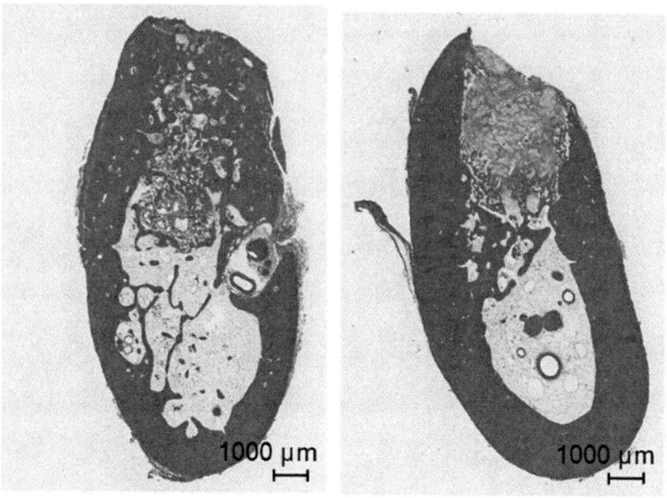

図5　埋植2週後のヘマトキシリン-エオジン染色による病理組織像
左：ヘパリン化α-TCP/b-FGF複合体群，右：α-TCP群。

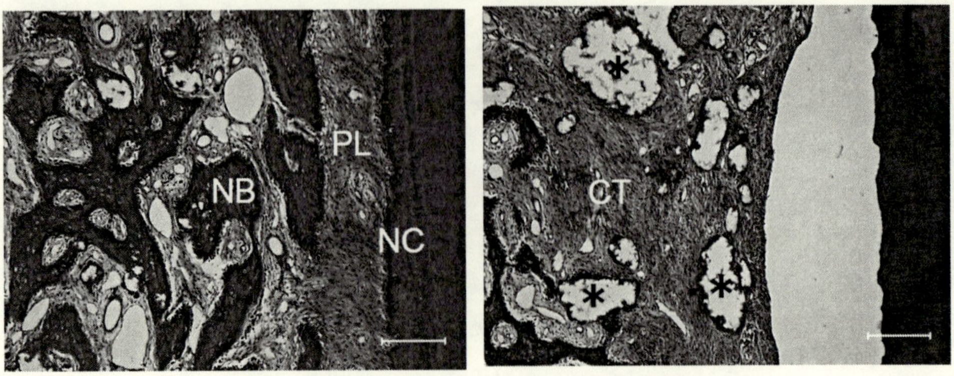

図６　埋植２週後のアザン染色による病理組織像
左：ヘパリン化 α-TCP/b-FGF 複合体群，右：対照群。NB：新生骨，PL：歯根膜，
NC：新生セメント質，CT：結合組織，＊：α-TCP 残存。スケール：200 μm。

6.2　イヌ歯周疾患モデルでの歯周組織再生

イヌ歯周疾患モデルで歯周組織再生を目的として，上下顎とも健全な永久歯列を有するビーグル犬を用いた。実験動物に全身麻酔を施し，第１大臼歯と第３小臼歯は抜歯した。下顎第２前臼歯遠心と第４前臼歯近心に頬舌幅 3.5 mm，近遠心幅 3.5 mm，深さ 5 mm の２壁性骨欠損を作製後，骨欠損部および露出歯根面の十分な掻把を行った。群分けとしては，ヘパリン化 α-TCP/b-FGF 複合体群，対照群には α-TCP を骨窩洞に填入し閉鎖創とした。実験期間は 2，4，8 週とした。埋植２週後のアザン染色による病理組織像を図６に示す。実験群では２週で材料の吸収と周囲の新生骨，新生セメント質，シャーピー線維を伴った歯根膜構造を認めた。一方で対照群ではいずれの歯周組織の形成も認められなかった。イヌ下顎骨２壁性骨欠損モデルにおいて，b-FGF 固定化 α-TCP は早期に歯周組織再生を促すことが示唆された。

b-FGF は，血管新生，創傷治癒，胚発生に関係する成長因子の一種であり，b-FGF 製剤は，最近，歯周組織再生医薬品として承認された。これらの結果は，b-FGF の幹細胞の増殖作用に加え，α-TCP がスペースメーキングとして骨再生の足場となったこと，さらに，b-FGF の強力な血管新生作用により，α-TCP の吸収と骨への置換が活発に行われたことによると考えられる。以上，α-TCP にヘパリン，b-FGF を固定化した薬物担持担体は，顎骨を含む歯周組織再生に有効であることが明らかであり，広汎型侵襲性歯周炎の根治的歯周組織再生療法の一つとなることが期待される。

7　まとめ

2014 年に再生医療新法（再生医療等安全性確保法）が施行され，再生医療が国策として進められている今，再生医療分野に参画する企業は増加の一途を辿っている。特に，再生医療の基盤インフラ開発（たとえば，細胞凍結溶液，成長因子，培養用装置・器具，足場など）への参入が多く見られ，再生医療のレベル向上に大きな貢献が図られている。経産省の試算によると2050年における再生医療の市場は2.5兆円と言われ，世界に目を向けると40兆円に近づくとされている。このように，再生医療の発展が推し進められているが，令和元年の今を見ると，未だ完全に満足のいく治療が行えない疾患が数多く存在する。本稿で取り上げた広汎性侵襲性歯周炎はその一つであるが，これらの難治疾患は，より複雑な生体内の現象の制御が求められ，十分にデザインされた表面が求められると予想される。筆者らは成長因子への親和性が高いヘパリンを有効的に活用し，組織誘導，骨再生，歯周組織再生を高める結果を得た。同知見が，難治性疾患への治療法開発に貢献しうることを期待している。

最後に，一般的に技術の向上に恒常的に伴うコストの高騰はさらなる挑戦を阻害し，また有機合成は，環境への負担が大きい。成長因子や有機合成を極力削減した表面修飾のデザイン設計は，改善の一助となろう。難治疾患の治療成績を向上させる革新的技術と，高機能を維持しつつ低環境・低コストを両立するような技術の開発は困難を伴うが，今こそこのような志向が求められているように感じられる。

文　　献

1） 澤芳樹，医療と社会，**28**, 93,（2018）
2） A. Matsui, T. Anada *et al.*, *Tissue Eng. Part A*, **16**, 139,（2010）
3） Z. Wang, Z. Wang *et al.*, *NPG Asia Mater.*, **9**, e435（2017）
4） Y. Honda, X. Ding *et al.*, *Sci. Rep.*, **3**, 3420（2013）
5） Y. Honda, Y. Takeda *et al.*, *Molecules*, **23**（4）（2018）, doi: 10.3390/molecules23040876.
6） 古薗勉，岡田正弘，ヴィジュアルでわかるバイオマテリアル　改訂第3版，学研メディカル秀潤社（2018）
7） A. J. Marshall & B. D. Ratner, *Aiche J.*, **51**, 1221（2005）
8） A. J. Marshall, C. A. Irvin *et al.*, *Abstr. Pap. Am. Chem. S*, **228**, U386（2004）
9） S. Kakinoki, Y. Sakai *et al.*, *J. Biomed. Mater. Res. A*, **103**, 3790（2015）
10） S. Kakinoki, Y. Sakai *et al.*, *J. Biomater. Sci. Polym. Ed.*, **25**, 1658（2014）
11） J. D. Humphries, A. Byron *et al.*, *J. Cell Sci.*, **119**, 3901（2006）
12） T. Yamaoka, E. Njatawidjaja *et al.*, *Polym. Degrad. Stab.*, **98**, 2168（2013）
13） T. Yamaoka, Y. Takahashi *et al.*, *J. Polym. Sci. Pol. Chem.*, **37**, 1513（1999）
14） T. Yamaoka, Y. Takahashi *et al.*, *J. Biomed. Mater. Res.*, **54**, 470（2001）
15） M. C. Munisso & T. Yamaoka, *J. Mater. Chem. B*, **5**, 9354（2017）
16） M. C. Munisso & T. Yamaoka, *Tissue Eng. Part C Methods*（2019）
17） D. M. Ornitz, A. Yayon *et al.*, *Mol. Cell. Biol.*, **12**, 240（1992）

18) T. Yamaoka, Y. Takebe *et al., Kobunshi Ronbunshu,* **55**, 328 (1998)
19) T. Yamaoka, Y. Hotta *et al., Int. J. Biol. Macromol.,* **25**, 265 (1999)
20) S. Kakinoki & T. Yamaoka, *Acta Biomater.,* **6**, 1925 (2010)
21) S. Kakinoki, J. H. Seo *et al., J. Biomater. Sci. Polym. Ed.,* **24**, 1320 (2013)
22) S. Kakinoki & T. Yamaoka, *Bioconjugate Chem.,* **26**, 639 (2015)
23) Y. Liu, M. C. Munisso *et al., Biomater. Sci.,* **6**, 1908 (2018)
24) H. Lee, S. Dellatore *et al., Science,* **318**, 426 (2007)
25) S. Kakinoki, K. Takahashi *et al., J. Biomed. Mater. Res. Part A,* **106**, 491 (2018)
26) Y. Takeda, Y. Honda *et al., Dent. Mater. J,* **37**, 575 (2018)
27) T. Tokuda, Y. Honda *et al., Nano Biomedicine,* **7**, 63 (2015)
28) N. Kobayashi, Y. Hashimoto *et al., Materials,* **9** (10) (2016)
29) K. Matsuse, Y. Hashimoto *et al., Med. Mol. Morphol.,* **51**, 48 (2018)

第8章　多孔質材料の構造制御や生理活性物質の複合化による細胞機能制御

川添直輝[*1]，陳　国平[*2]

1　はじめに

事故や病気などで損なわれた組織や臓器を再生し，身体機能を根本的に回復させる手段として，ティッシュエンジニアリング（生体組織工学）による再生医療の概念が1990年代に提唱された[1)]。ティッシュエンジニアリングでは，患者から細胞を採取し，足場材料（スキャフォールドともいう）とよばれる三次元的な担体で細胞を培養して組織を再生させ，患者に移植する（図1）。

足場材料には多孔質体やゲルがよく用いられるが，筆者らが主に研究を行ってきた多孔質の足場材料に焦点を当て，以下の話を進めることにする。細胞は，空孔を通じて多孔質足場材料に侵入し，空孔の内壁に接着する。接着した細胞は増殖し，細胞外マトリックスを産生する。その結

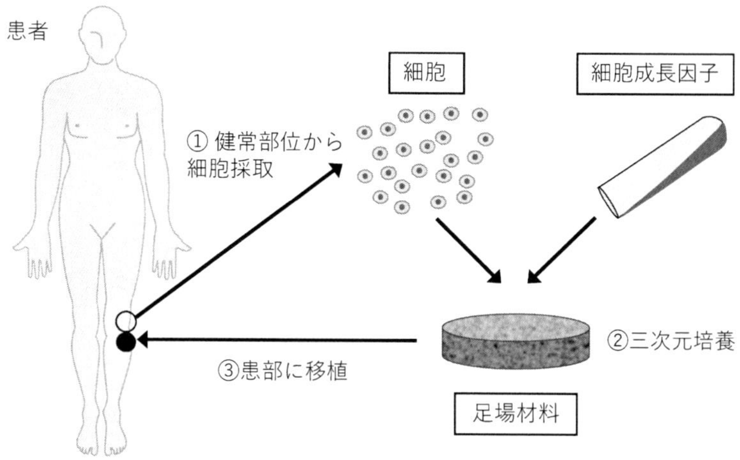

図1　ティッシュエンジニアリングの概念図
細胞，足場材料，細胞成長因子は患者よりも拡大している。

＊1　Naoki Kawazoe　物質・材料研究機構　機能性材料研究拠点
生体組織再生材料グループ　主幹研究員
＊2　Guoping Chen　物質・材料研究機構　機能性材料研究拠点
生体組織再生材料グループ　グループリーダー

果，増殖した細胞と細胞外マトリックスからなる組織が形成される。他方，足場材料は生体吸収性をもち，最終的には組織と置き換わる。

目的とする組織を再生するためには，生体吸収性の原料を単に多孔質体に加工するだけでは不十分で，原料の選択や組み合わせ，また空孔の構造を検討する必要がある。さらに，細胞の増殖や分化などの機能を制御するため，生理活性物質を導入する必要が生じる場合も多い。そこで本章では，多孔質足場材料のキーとなる技術として，空孔構造の制御，および生理活性物質との複合化について述べる。

2　多孔質足場材料の構造制御

2.1　氷微粒子を「鋳型」に用いた空孔径の制御と軟骨再生への空孔径の影響

多孔質足場材料を設計する際，空孔径を均一に制御すること，空孔径を最適化することが重要である。空孔径の均一性は，足場材料に播種した細胞の分布に影響を与える。また，空孔径が組織再生の効率に及ぼす影響について議論されている[2)]。筆者らは，コラーゲンの多孔質足場材料の空孔径を均一に制御する技術を独自に開発した。コラーゲンの多孔質足場材料は，コラーゲンの水溶液を凍結乾燥すれば得られるが，通常の凍結乾燥法では空孔径を自在に制御することは困難である。空孔径は，結晶成長した氷の粒径を反映しているので，材料全体にわたって氷の結晶成長を均一に制御することは難しいからである。そこで，筆者らは，氷の微粒子をあらかじめ作製し，これを空孔の「鋳型」として多孔質足場材料の原料溶液に加えることで，空孔径を制御する技術を開発した[3,4)]。

方法は以下の通りである。まず，純水を液体窒素中に噴霧することによって，水滴を凍結させた。生成した氷の微粒子をふるい分け，直径150〜250，250〜355，355〜425，425〜500 μm の4グループに分けた。次に，各グループの氷微粒子とI型コラーゲン水溶液を混合した。氷の鋳型が融解しないよう低温チャンバー内で混合操作を行った。この混合物を型に充てんして凍結させた後，凍結乾燥を行うことによって，空孔を形成させた。その後，コラーゲン分子を架橋し，つづいて活性基のブロッキング反応を行った。図2aに示すように，走査電子顕微鏡像から，氷微粒子の粒径と形状を反映した空孔が観察された。また，空孔は互いに連通していた。これは，凍結の過程で氷微粒子の結晶が成長し，互いにつながったことによると推察される。

本多孔質足場材料に軟骨細胞を播種し，生体外で1週間培養した後，ヌードマウスの背中皮下に8週間埋植した。移植8週間後，サフラニンO／ライトグリーン染色，抗コラーゲンII抗体，抗アグリカン抗体による免疫染色を行い，軟骨組織の再生を評価した。結果を図2bに示す。これらの結果から，150〜250 μm の空孔径をもつ足場材料を用いた場合に，軟骨組織が最も効率よく再生されることがわかった。軟骨分化マーカー遺伝子 *Col II*，*Aggrecan* の発現をリアルタイム PCR 法で解析した。

多孔質足場材料の作製で氷微粒子を用いる利点として，空孔の形状や孔径を制御することが容

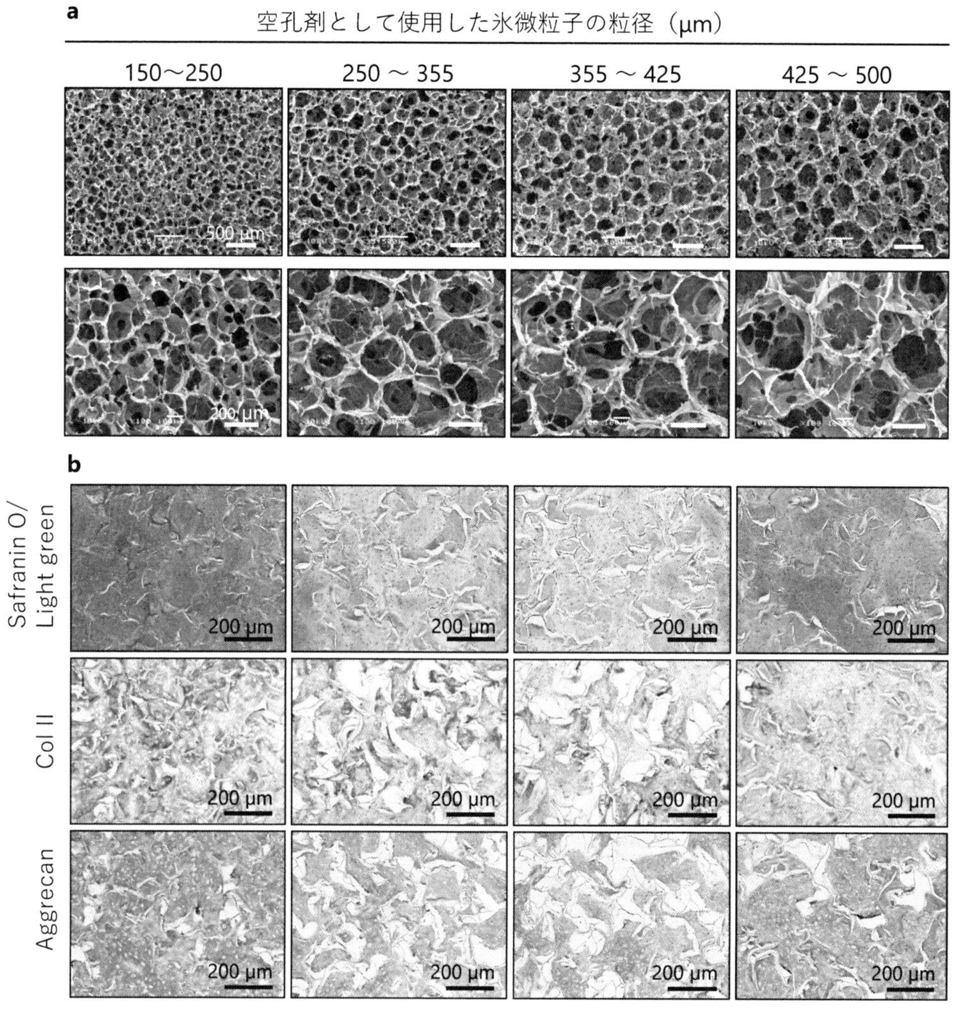

図2
(a)粒径を制御した氷微粒子を空孔の鋳型に用いて作製したコラーゲン多孔質足場材料の走査電子顕微鏡像。上段は低倍率像，下段は高倍率像。(b)再生組織のサフラニンO／ライトグリーンによる染色像（上段），抗体Ⅱ型コラーゲン抗体，抗アグリカン抗体による免疫染色像（中段，下段）。

易であることに加え，連通性をもった空孔が形成される，空孔形成剤を凍結乾燥のみで除去できることが挙げられる。次節では，さらに高度に空孔構造を制御した多孔質足場材料と細胞機能の制御について述べる。

2.2　パターン化多孔質足場材料と細胞の配向・集合の制御

骨格筋や心筋では，細胞が配向・集合して階層的な構造をもつ組織を形成している。このような組織を再生するためには，各細胞を配向させ，細胞集団の機能を高めることが非常に重要である。そこで筆者らは，マイクロ溝パターンをもつコラーゲン多孔質足場材料を作製し，筋芽細胞の培養を試みた[5]。マイクロ溝の寸法は各筋繊維を取り囲む筋肉基底膜と同程度になるよう設計した。

マイクロ溝パターンを作製するため，微量液体吐出装置を用いて一定量の純水を連続的に吐き出させ，撥水性基板表面に氷のストライプ状パターンを形成させた[6]。微量液体吐出装置のノズル口径と吐出圧力を調整することによって，氷のライン幅を120，200，380 μmになるように制御した。次に，上記3種類の氷のストライプ状パターンをそれぞれ型枠で囲み，低温チャンバー内で，Ⅰ型コラーゲン溶液を枠内に流し込んだ。これらを凍結し，凍結乾燥することにより空孔を形成させた。その後，架橋反応，ブロッキング反応を行い，さらに，純水で洗浄，凍結乾燥することにより，多孔質足場材料を得た。走査電子顕微鏡像からマイクロ溝パターンの形成を確認し，溝幅，溝の深さを計測した（図3a）。なお，対照サンプルとして，平坦な表面をもつコラーゲン多孔質足場材料を作製した。氷のストライプ状パターンを用いる代わりに，Ⅰ型コラーゲン水溶液のみで作製したコラーゲン多孔質足場材料には，平坦な表面が形成された。

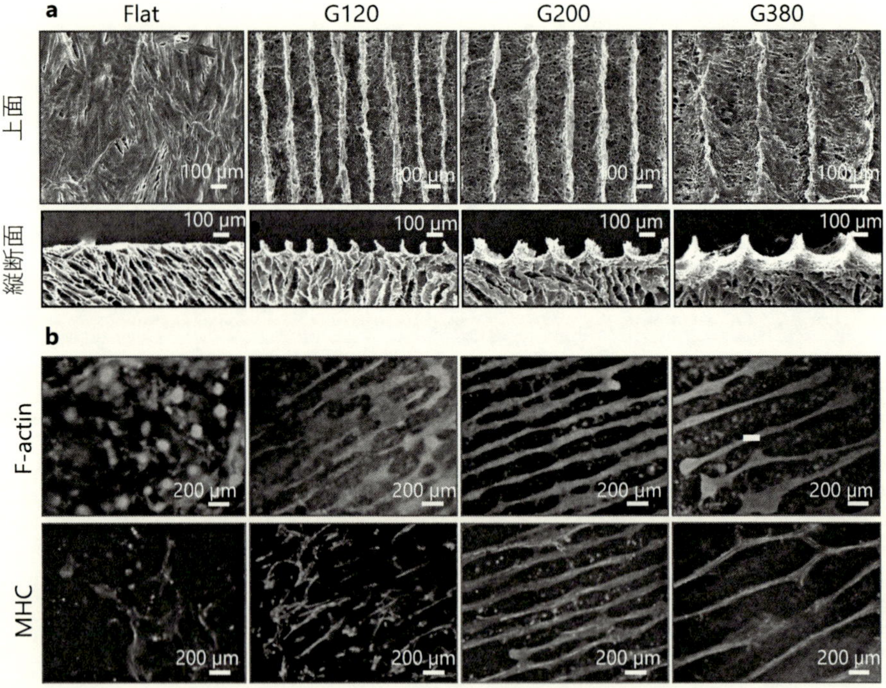

図3
(a)マイクロ溝パターンをもつコラーゲン多孔質足場材料の走査電子顕微鏡像。上段は上面，下段は横断面。図中G120：溝幅120±20 μm，溝の深さ65±8 μm，G200：溝幅200±18 μm，溝の深さ107±11 μm，G380：溝幅380±22 μm，溝の深さ188±15 μm。(b)本多孔質足場材料を用いて筋芽細胞を2週間培養し，細胞骨格F-アクチン（F-actin），ミオシン重鎖（MHC）を蛍光色素で染色した像。

上記の多孔質足場材料に骨格筋芽細胞を播種した。マイクロ溝パターンをもつコラーゲン多孔質足場材料では，大部分の細胞は，播種直後にはマイクロ溝の底部付近に局在したが，培養時間とともに，細胞間相互作用により多層をなした細胞からなるバンドル（束）構造が形成されていた。培養2週間後には，バンドル中の隣接する細胞どうしが融合して筋管を形成していた。筋管の形成度は溝幅によって異なり，溝幅120 μmよりも200，380 μmのコラーゲン多孔質足場材料を用いたほうが，より配向した筋管細胞が得られることがわかった。また，バンドルの厚みを共焦点レーザー顕微鏡像から計測したところ，116±14 μm（溝幅200 μmのとき），120±40 μm（同380 μmのとき）であった。再生した組織中の筋芽細胞はよく配向し，筋分化マーカーの一種ミオシン重鎖を高レベルで発現していた（図3b）。これに対して，溝パターンをもたないコラーゲン多孔質足場材料で培養した細胞はランダムに集合し，配向した細胞は観察されず，ミオシン重鎖の発現レベルも低かった。以上より，マイクロ溝パターンをもつコラーゲン多孔質足場材料は筋芽細胞の配向を制御し，筋芽細胞のバンドル構造の形成および筋芽細胞の分化を促進することがわかった。さらに筆者らは，本足場材料を用いて筋芽細胞と血管内皮細胞との共培養も行い，血管様の構造が形成されることも明らかにした[5)]。本節で示したパターン化多孔質材料が筋肉の再生医療に応用されることが期待される。

3　生理活性物質との複合化

3.1　骨形成タンパク質を複合化した多孔質足場材料と骨再生の促進

骨組織再生を促進する生理活性物質は，デキサメタゾンのような低分子や骨形成タンパク質BMPが知られている。本節ではBMP4を固定化した多孔質足場材料の作製とシート状の骨組織再生への応用について述べる。BMP4は生体内と生体外の両方で骨の形成を誘導するBMPファミリーの一種である。これらは遊離状態よりも，表面に固定化されているほうが細胞の生理活性をより促進することが知られている。ここでは，シート状の骨組織を再生するために，高い力学強度をもつ生体吸収性合成高分子PLGAメッシュの骨格に，高い細胞親和性をもつコラーゲンスポンジを複合化し，BMP4をさらに複合化した多孔質足場材料を設計した[7)]。

多孔質足場材料の作製手順を示す。まず，PLGAメッシュにコラーゲンスポンジを複合化した。PLGAのニットメッシュを0.5％のⅠ型コラーゲン水溶液に浸漬し，凍結させた後，凍結乾燥を行った。乾燥後，コラーゲン分子の架橋反応，活性基のブロッキング反応を行った。次に，BMP4を上記のPLGA／コラーゲン複合多孔質足場材料に固定化した。一般に，タンパク質分子は固定化によって立体構造が変化し，生理活性が失われる恐れがある。そこで，コラーゲン分子と特異的に結合するタンパク質ドメイン（CBD）を介して，BMP4をPLGA／コラーゲン複合多孔質足場材料に固定化することを考えた。BMP4とCBDの融合タンパク質（CBD-BMP4）は，遺伝子組換えによって合成することができる。PLGA／コラーゲン複合多孔質足場材料をCBD-BMP4の水溶液に4℃で一晩浸漬し，CBD-BMP4をコラーゲンと結合させた。CBD-BMP4の固定化は，抗 BMP4 抗体を用いた免疫染色で確認した。このようにして得られた多孔質足場材料を走査電子顕微鏡で観察したところ，PLGA メッシュの空隙部分には，コラーゲンのマイクロスポンジがクモの巣のように張り巡らされていることが明らかになった（図 4a）。

つづいて，上記の BMP4 複合化多孔質足場材料と間葉系幹細胞を用いて骨組織の再生を行った。まず，本複合多孔質足場材料に骨髄由来の間葉系幹細胞を培養した。細胞は播種 1 時間後には足場材料に接着，均一に分布し，1 日後には多孔質足場材料の空孔が細胞と細胞外マトリックスで埋めつくされた。このサンプルをヌードマウスの背中皮下に移植した。4 週間後に移植物をマウスから取り出し，骨分化の指標となるアルカリホスファターゼの活性，カルシウムの沈着，骨分化マーカーであるアルカリホスファターゼ，オステオポンチン，オステオカルシン各遺伝子の発現レベルを調べた。本複合多孔質足場材料を用いて分化誘導したサンプルは高いアルカリホスファターゼ活性を示した。また，コッサ染色法によりカルシウムの沈着を示す濃茶色の染色パターンが確認された（図 4b）。対照サンプルとして，CBD をもたない BMP4 を添加した PLGA／コラーゲン多孔質足場材料，CBD のみを加えた PLGA／コラーゲン多孔質足場材料に対してもコッサ染色を行ったが，これらのサンプルは染色されなかった。このことから多孔質足場材料に固定化された BMP4 が細胞に作用し，カルシウムの沈着を促進したと考えられる。さらに，リアルタイム定量 PCR 法による遺伝子発現解析の結果から，上記の骨分化マーカー遺伝子は骨分

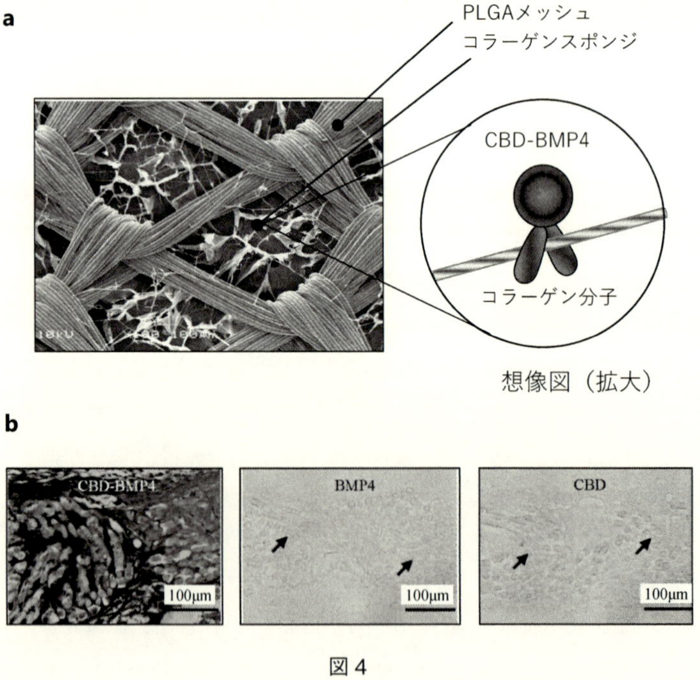

図 4

(a) PLGA メッシュ，コラーゲンスポンジ，BMP4 を複合化した多孔質足場材料と複合多孔質足場材料の走査電子顕微鏡像。(b)複合多孔質足場材料で間葉系幹細胞を 1 日間培養し，ヌードマウスに 4 週間埋植した後にコッサ染色を行った結果。図中矢印は PLGA メッシュのファイバーを示す。

化に特徴的な発現パターンを示すことがわかった。以上の結果より，BMP4 複合化多孔質足場材料は，ヒト間葉系幹細胞の骨への分化を促進することが示された。

4　多孔質材料の構造制御と生理活性物質の複合化の組み合わせ

4.1　血管パターン形成層と骨組織再生層をもつ多孔質足場材料

前節では，メッシュ状の多孔質足場材料を作製して，シート状の骨組織を再生したが，本節では，より厚みをもつ骨組織の再生を可能とする多孔質足場材料について述べる。再生したい組織の厚みが増すほど，血管の役割がますます重要になってくる。すなわち，血管網を導入して栄養物質を供給し，それと同時に老廃物を排出することによって，組織の壊死を防がなければならない。そこで筆者らは，骨組織を再生するのと同時に，血管網を導入するための多孔質足場材料を設計・作製した[8)]。

筆者らが設計した多孔質足場材料は骨再生層と血管パターン形成層からなる。骨再生層では，コラーゲンの多孔質材料にデキサメタゾン担持リン酸カルシウム微粒子が分散している。このリン酸カルシウム微粒子から足場材料内にデキサメタゾンが放出される。すると，デキサメタゾンの生理活性によって，間葉系幹細胞の骨分化が促進される。他方，血管パターン形成層には，コラーゲン多孔質材料の表面にストライプ状の溝パターンが形成されている。そして，この溝パターンに沿って，血管内皮細胞が集合，配向し，血管形成が誘導される。

足場材料の作製方法は次の通りである。まず，低温チャンバー内で，デキサメタゾン担持リン酸カルシウムナノ粒子をコラーゲン溶液に分散させた。この溶液と氷微粒子を混合した後，型に充てんした。この部分が最終的に骨組織形成層になる。次に，骨再生層の上に血管パターン形成層を構築した。上記混合物の上にコラーゲン溶液を重層し，ストライプ状の氷の鋳型が付着した基板をコラーゲン溶液面に押しつけた（パターン状の氷の鋳型は，第２節で述べた方法で作製した）。つづいて，凍結，凍結乾燥，架橋反応，ブロッキング反応を行うことによって，目的の多孔質足場材料が得られた。ここに示した方法を用いて，溝幅や溝間隔の異なる４種類の多孔質足場材料を作製した。なお，比較のため，溝パターンをもたない多孔質足場材料も作製した。走査電子顕微鏡像から，溝幅と溝間隔を計測した（図 5a）。

上記の多孔質足場材料を用いて骨組織の再生を行った。骨再生層に骨随由来の間葉系幹細胞，血管パターン形成層に血管内皮細胞を播種し，生体外で３日間培養した。骨再生層では間葉系幹細胞は空孔の壁面に接着し，血管パターン形成層では血管内皮細胞が溝の底面に集合した。この培養サンプルをヌードマウスの背中皮下に埋植した。８週間後，サンプルを摘出し，骨再生層を抗オステオカルシン抗体で染色したところ，溝パターンをもつ足場材料ではパターンをもたない足場材料に比べて濃く染まった。また，骨関連マーカー遺伝子 *IBSP*，*BMP-2* の発現をリアルタイム PCR 法で解析したところ，溝パターンをもつ足場材料では，パターンをもたない足場材料に比べて高い発現レベルを示した。さらに，溝幅や溝間隔の違いによって，免疫染色，遺伝子

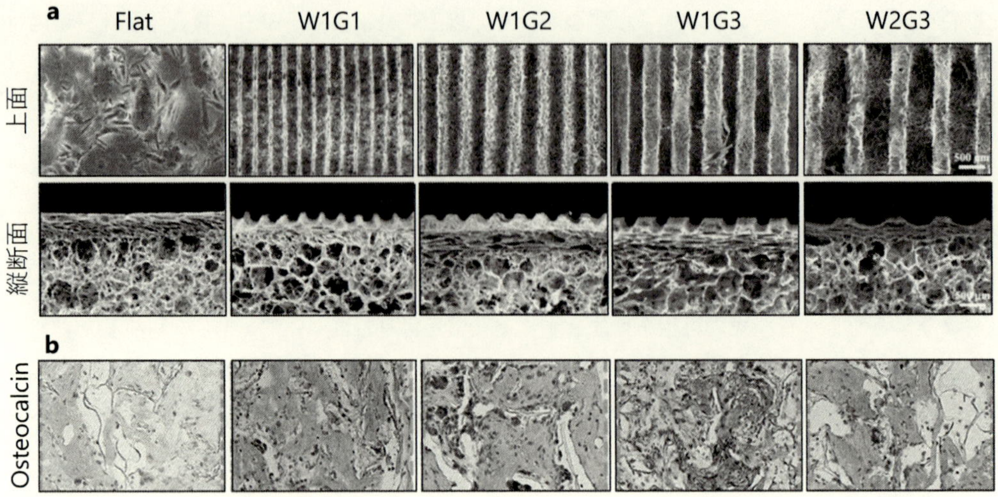

図５

(a)骨再生層と血管パターン形成層をもつ多孔質足場材料（走査電子顕微鏡像）と骨組織再生。図において W1G1，W1G2，W1G3 は，溝幅 290±21 μm 一定で，溝間隔 47±8 μm（W1G1），153±15 μm（W1G2），352±23 μm（W1G3）。W2G3 は溝幅 493±30 μm，溝間隔 357±14 μm。(b)骨再生層に骨髄由来間葉系幹細胞，血管パターン形成層に血管内皮細胞を生体外で 3 日間培養し，ヌードマウスの背中皮下に 8 週間埋植した。埋植物の骨再生層をオステオカルシン抗体で免疫染色した像。

発現レベルともに異なることがわかった。その中で，溝幅 290±21 μm，溝間隔 352±23 μm の多孔質足場材料は，免疫染色の度合い，遺伝子発現レベルともに最も高くなった。

他方，血管パターン形成層における血管新生についても検討した。埋植後のサンプルを抗フォン・ヴィレブランド因子（vWF）抗体，抗 VEGF 抗体でそれぞれ染色した。その結果，溝パターンをもつ足場材料は，パターンをもたない足場材料に比べて，いずれの抗体でも濃く染まった。また，血管新生関連マーカー遺伝子 *VEGF*，*KDR* の発現をリアルタイム PCR 法で解析したところ，溝パターンをもつ足場材料では，パターンをもたない足場材料に比べて高い発現レベルを示した。さらに，溝幅や溝間隔の違いによって，免疫染色の度合い，遺伝子発現レベルともに異なることがわかった。骨組織再生の結果と同様，溝幅 290±21 μm，溝間隔 352±23 μm をもつ足場材料は，免疫染色の度合い，遺伝子発現レベルともに最も高くなった。以上より，複合多孔質足場材料の溝パターン構造によって血管新生が亢進し，骨再生が促進されることがわかった。さらに，本節で述べたストライプ状の溝パターン以外に，筆者らは，格子状の溝パターンをもつ多孔質足場材料も作製し，より高い骨再生促進効果を確かめた。

5　おわりに

本章では，ティッシュエンジニアリングのための多孔質足場材料のキー技術として，空孔構造の制御，生理活性物質との複合化，およびこれらを組み合わせた技術について述べた。第一に，空孔径を制御した多孔質足場材料を作製し，空孔径が軟骨組織の再生に影響することを示した。また，数百 μm 幅の溝パターンをもつ多孔質足場材料を作製し，筋芽組織を配向，集合させることができた。第二に，生理活性物質を複合化したメッシュ状の多孔質足場材料を作製し，生理活性物質がシート状骨組織の再生を促進することを示した。第三に，より厚みを増した骨組織の再生を可能とするため，空孔構造を制御することに加え，生理活性物質を徐放する多孔質足場材料について述べた。空孔構造のパターンニングによって形成された血管，およびデキサメタゾンの作用によって骨組織の再生が促進された。「はじめに」で述べたように，多孔質に加工した材料を用いるだけにとどまらず，空孔構造の制御や生理活性物質との複合化によって，細胞の機能を制御し，組織の再生効率をより高めることが重要である。

文　献

1) R. Langer *et al.*, *Science*, **260**, 920 (1993)
2) V. Karageorgiou *et al.*, *Biomaterials*, **26**, 5474 (2005)
3) Q. Zhang *et al.*, *Mater. Lett.*, **107**, 280 (2013)
4) Q. Zhang *et al.*, *Acta Biomater.*, **10**, 2005 (2014)
5) S. Chen *et al.*, *Biomaterials*, **73**, 23 (2015)
6) H. H. Oh *et al.*, *Adv. Mater.*, **24**, 4311 (2012)
7) H. Lu *et al.*, *Biomaterials*, **33**, 6140 (2012)
8) Y. Chen *et al.*, *Sci. Rep.*, **8**, 12 (2018)

第9章　温度応答性ポリマーを利用した生体適合材料の開発

大矢裕一*

1　はじめに

温度変化に応答して，水に対する溶解性や膨潤度，バルク形状などが変化するポリマー材料は，温度応答性ポリマーと呼ばれている[1)]。そのメカニズムは，主として温度変化による水和・脱水和，水素結合や疎水性相互作用の変化に伴うポリマーの会合状態やコンフォメーションの変化，高分子のガラス転移・融解現象によるものである。言い換えるならば，温度を一パラメーターとする相図（状態図）において，温度変化によってその相境界を横切る状態変化（相変化）であり，ミクロ領域における相変化・相分離現象が分子会合などを伴ってバルク状態の変化として現れたものである。

生体適合性という概念には色々なレベルがあるが，生体中で生体側に感知されず，何もしないという意味の「バイオイナート」な性質は生体適合性の一つの究極である。ポリエチレングリコール（PEG）は，高レベルのバイオイナート性を有していると同時に，水によく溶けるが高温で脱水和する性質を有している。その温度は分子長に依存し，通常，生体温度よりもはるかに高いが，疎水性ポリマーとのブロック共重合などにより，生体温度付近での温度応答性を示す例も数多く報告されている[2,3)]。

一方，生分解性（生体吸収性）も一種の生体適合性であると考えることができる。何か「悪さ」＝生体不適合を生じる前に分解して消失（代謝，吸収，排泄）し，その間，ポリマーおよび分解物が毒性や代謝異常などを示さなければ，それはバイオイナートとは違う形での生体適合性を示していると言える。ポリ乳酸に代表される脂肪族ポリエステル類の多くは，生体内で非酵素的に数日から数か月という時間で加水分解を受け，構成単位であるヒドロキシ酸が生体内で代謝可能であるため毒性も低い。分解に伴う pH 低下や結晶性などに起因する力学的不適合などが指摘されており，必ずしも生体適合性に優れているとは言えない側面もあるが，吸収性医療用材料として，薬物徐放担体，吸収性縫合糸，吸収性骨固定材などとして実用化されている。また，多くは水に溶けない疎水性高分子であり，PEG との組み合わせ（ブロック共重合）により温度応答性ポリマーの構成要素としても研究されている[3)]。

本稿では，医用材料として実用化あるいは応用が検討されている温度応答性ポリマーについて概説した後，PEG と脂肪族ポリエステルの共重合体を中心とした，温度応答性の医療用材料の

*　Yuichi Ohya　関西大学　化学生命工学部　化学・物質工学科　教授

開発例について紹介する。

2　LCST型およびUCST型温度応答性ポリマー

温度応答性ポリマーとして良く知られているものにpoly(*N*-isopropylacrylamide)(PNIPAAm)(図1）がある。PNIPAAmは低温では水に溶解し，32℃以上で不溶となる下限臨界溶解温度(lower critical solution temperature：LCST）型の相転移を示す。これは，温度上昇による脱水和と疎水性相互作用によるもので，側鎖アミド基とイソプロピル基の親・疎水性の微妙なバランスが鍵となっている。PNIPAAmは，体温よりやや低い32℃という温度で相転移するため，医療用のスマートバイオマテリアルとしても色々な応用が検討されている。代表例としては，PNIPAAmを表面固定した培養皿で細胞を培養した後，低温にして表面を親水化すると培養した細胞塊が細胞外マトリックスと一体となってシート状に回収でき，得られた細胞シートを積層するなどして再生医療に応用する試みが行われている[4]。しかし，PNIPAAmは生分解性を有しておらず，体内残留が忌避される体内留置型の用途への実用化例はない。同様なLCST型のポリマー（図1）としては，poly(*N*-vinylisobutyramide)（PNVIBA）[5]，ポリビニルエーテル類[6,7]，

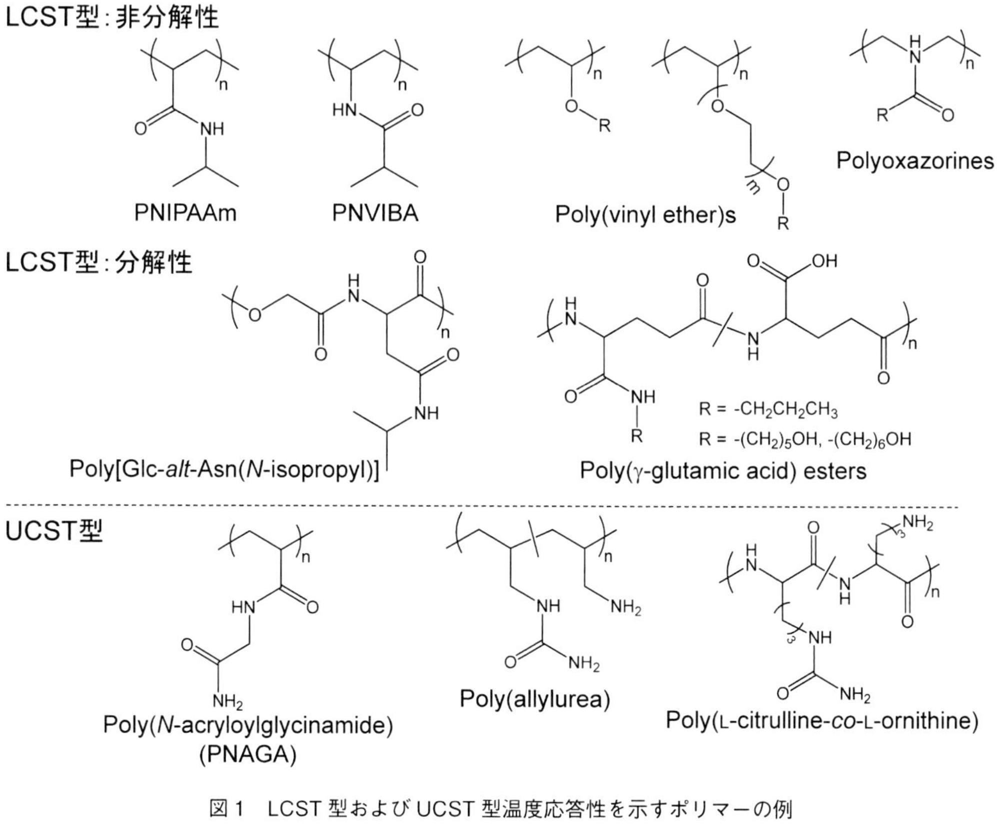

図1　LCST型およびUCST型温度応答性を示すポリマーの例

ポリオキサゾリン類[8~10]がかなり前から知られているが，これらも生分解性ではない。

我々は，これまでにグリコール酸と各種アミノ酸とからなる環状二量体を開環重合することにより，エステル-アミド共重合体であるポリデプシペプチドの合成とその医用材料としての応用について検討を行ってきた[11~13]。これらのうち，側鎖にカルボキシル基を有するポリ（グリコール酸-アスパラギン酸）交互共重合体（poly(Glc-*alt*-Asp)）の側鎖のカルボキシル基を，PNIPAAm と類似のイソプロピルアミド基に変換した poly[Glc-*alt*-Asn(*N*-isopropyl)]（図 1）は約 29℃に転移点を有する LCST 型の温度応答性を示す[14]。このポリマーはエステル部分が非酵素的に加水分解を受けるため，生理条件下で比較的早く分解する。この他に温度応答性を示す生分解性ポリマーとしては，明石ら[15]および小林ら[16]によって疎水基で修飾したポリ（γ-グルタミン酸）などの温度応答性ポリペプチドの報告例（図 1）があるが，主鎖がアミド結合であるため，非酵素的な加水分解速度は遅い。

また，上記の LCST 型温度応答性とは逆に，高温で溶解し低温で不溶となる上限臨界溶解温度（upper critical solution temperature：UCST）型の相転移を示すポリマーもあり，ウレイド基を有するポリアリルウレアやポリシトルリン[17]，poly(*N*-acryloylglycineamide)（PNAGA）[18]などの側鎖に水素結合性基を持つポリマーが報告されている（図 1）。

3 ゾル-ゲル転移ポリマー

LCST 型および UCST 型転移は溶解と不溶の間での転移であるが，これらとは異なり，温度上昇に伴って，ポリマー溶液全体がゾル（コロイド溶液）状態からゲル状態へ転移（昇温型ゾル-ゲル転移）するタイプの温度応答性ポリマーも知られている[2]。中でもよく知られているものが，PEG とポリプロピレングリコールの ABA トリブロック共重合体（図 2）である。これらは，Poloxamer®あるいは Pluronic®という商品名で高分子界面活性剤の一種として市販され，米国 FDA でも体内投与が承認されている。主鎖がポリエーテルであるため生分解性を有していないが，さほど分子量が高くなく腎排泄の限界以下であるため，長期の体内残留はないと考えられている。

生体吸収性を示す脂肪族ポリエステルや疎水性ポリペプチドを A セグメントとし，親水性でバイオイナートな性格が強い PEG や Poloxamer などのポリエーテルを B セグメントとしたブロック共重合体（図 2）は，その各セグメントの長さと配列（主として ABA 型，BAB 型，稀に AB 型も）によっては，昇温型もしくは降温型のゾル-ゲル転移を示す[19~22]。この中で，室温と体温の間に相転移温度を示す昇温型ポリマーは，常温ではゾル状態なので注射器によって容易に体内へ注入でき，打ち込まれた部位でゲル化し，適度な時間の後に分解によってゾル化し，吸収されるため，インジェクタブル（注射可能）ポリマー（IP）としてドラッグデリバリーシステム（DDS）や癒着防止材，再生医療など医用分野での応用が有望視されている（図 3）。

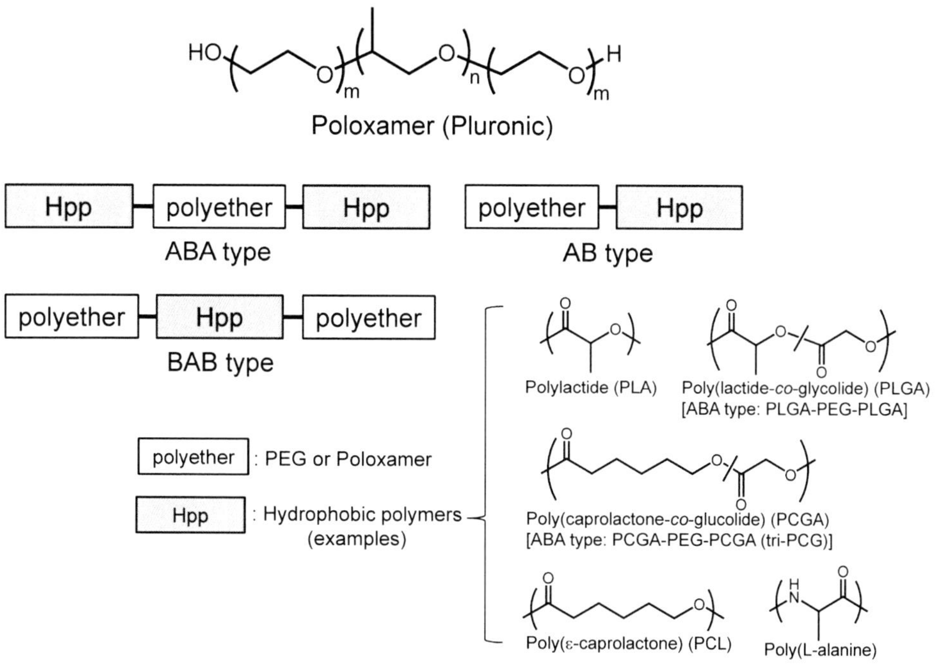

図２　ゾル-ゲル転移を示すポロキサマーおよび生分解性両親媒性ブロック共重合体の構造式例

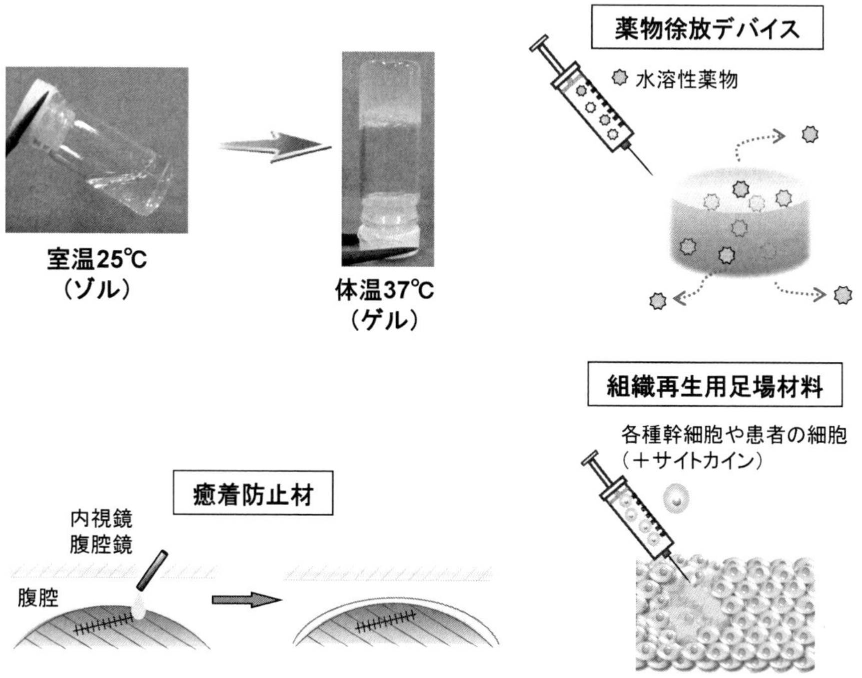

図３　期待される生分解性インジェクタブルポリマーの用途

4　ゾル-ゲル転移ポリマーのインジェクタブルポリマー（IP）としての応用

昇温型のゾル-ゲル転移を示す生分解性ポリマーの例として，疎水性成分に生分解性のL-乳酸とグリコール酸のランダム共重合体であるPLGA（Aセグメント），親水性成分にPEG（Bセグメント）を用いた生分解性のABA型トリブロック共重合体（PLGA-PEG-PLGA）（図2）[23]などが知られている。こうした生分解性を有する昇温型ゾル-ゲル転移ポリマーで，室温と体温の間にゾル-ゲル転移点を有するものは，体内で代謝可能な成分に分解する脂肪族ポリエステル鎖と，非分解性ながら無毒で生体適合性に優れ，体外に排泄される程度の分子量のPEG鎖から構成されており，医療用IPとして望ましい性質を有している。例えば，このIP水溶液に親水性薬物を溶かしておくと，生体内に注射されるとゲルを形成し，その場に留まってゲルの分解・崩壊や拡散によって内包した薬物を徐放することが可能なため，薬物徐放型DDS素材として期待されている。このIPを用いた投与は，注射器の針だけの侵襲度で薬物徐放が可能で，薬物投与回数を少なくできるため患者のQOL（quality of life）の改善が期待されるほか，体内薬物濃度を長時間一定に保つことによる治療効果の増大も期待できる。また，薬物ではなく各種の細胞（幹細胞や患者の細胞）あるいは細胞の分化や増殖を促進する因子を内包したIPは，欠損部に打ち込みゲルを形成させることにより，組織再生用の足場（スキャホールド）として利用可能であると期待されている。

しかしながら，温度応答型生分解性IPの実用化に際しては，体内での分解性や生体適合性が良好であっても，以下のような問題点が指摘されており，筆者らはこれらの問題点を解決し，温度応答性IPの応用を進めるための検討を行ってきた。

①　ゲル状態での力学的強度が生体組織に比べて著しく低い。

②　乾燥状態で粘凋な液状であり，水などに溶解するのに時間を要し，臨床現場で注射液を調剤することが難しい。

③　体液などが豊富に存在する環境下では，短い時間でゾル状態に戻ってしまい，長期にわたってゲル状態を維持することができない。

④　薬物徐放を行う場合，水溶性低分子薬物の放出が早い。

①の温度応答型IPの力学的強度を向上させる方法としては，ポリマーの分子量を高くすることが考えられる。しかし，よく使用されているトリブロック共重合体では，親水-疎水セグメントの比を維持して分子量を高くすると，ゾル-ゲル転移そのものを示さなくなる。これはPEGの脱水和温度がPEGの鎖長に強く依存するためである。このため，ポリマーをマルチブロック構造[24]・分岐構造[25,26]・グラフト構造[27]にしたりして，1分子中の疎水性セグメントをポリマー全体に分散させることが有効である。我々は，分岐構造化による架橋効率の向上と，架橋点の物理的安定性を高めることを考え，8本に分岐した構造を持つ8-arms PEGとPLLAからなる星型ブロック共重合体8-arms PEG-PLLAの末端にコレステロール基を導入したポリマー（8-arms PEG-PLLA-cholesterol）（図4(a)）を合成し，その水溶液が室温と体温との間にゲル化点を有し，

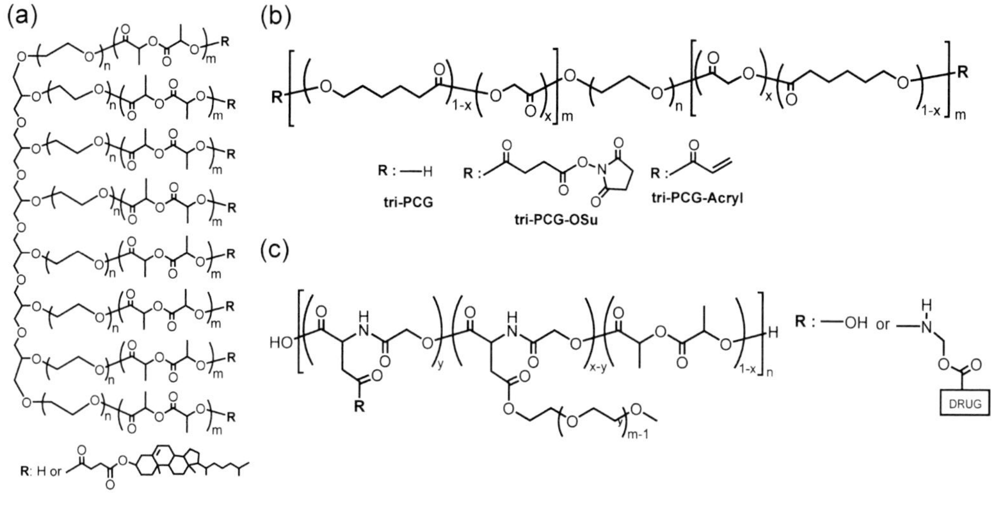

図 4　本稿で紹介する主なゾル-ゲル転移ポリマーの構造式
(a) 8-arms PEG-PLLA-cholesterol[25)]，(b) PCGA-PEG-PCGA（tri-PCG，tri-PCG-OSu および tri-PCG-Acryl）[30, 31)]，(c) P(GD-DL-LA)-*g*-PEG および P(GD-DL-LA)-*g*-PEG/Drug conjugate[27, 33)]

ゲル状態で PLGA-PEG-PLGA からなるゲルの 50 倍以上の高い力学的強度を示す（37℃での貯蔵弾性率約 5,000 Pa）ことを見出している[25)]。

②は注射剤作製時の問題点である。これまでのほとんどの生分解性 IP は，乾燥状態で粘稠な液体（水飴状）あるいはワックス状であり，溶解して水溶液とするのに数時間から数日と非常に時間を要する。この問題は，医療従事者が臨床現場で調剤（用時調製）する際の大きな障害である。溶解が困難ならば，あらかじめ溶解してプレフィルドシリンジのような水溶液の形で製品にする方法もあるが，生分解性 IP では，水溶液の状態では保存安定性に問題があり，上市後の流通性に大きな制限が生じる。我々は，粉末化と添加剤により，これらの問題を解決した。結晶性が比較的高いポリカプロラクトン（PCL）を疎水性セグメントとして PEG とのブロック共重合体にすると，ゾル-ゲル転移する性質を維持したまま，常温・乾燥状態での粉末化が可能である[28)]。しかし，この場合，溶解にはポリマーの融点以上に加熱する必要がある。我々は，疎水部をカプロラクトンとグリコール酸との共重合体（PCGA）にした PCGA-PEG-PCGA（tri-PCG）(図 4 (b)) として，融点の低下と乾燥時の粉末化の両立を達成し，これにさらに種々の添加剤を加えて常温における注射液調製時間の短縮を試みた。その結果，分子量 5,000 程度の PEG を，ポリマーに対して 10 wt％添加することで，粉末性状やゲル化挙動はそのままに，水や緩衝液を加えて 20 秒程度で巨視的に均一な懸濁液を調製することに成功した（図 5）[29)]。白濁した懸濁状態であって厳密には溶解していないが，ゲル化温度がわずかに変化するものの，ゲル化時間やゲルの強度に大きな変化は見られず，注射器通過性にも問題はなかった。これにより，医療従事者が現場で薬物溶液と粉末製剤を混合するだけで，即座に注射製剤を調製することができ，臨床応用の可能性が高まった。

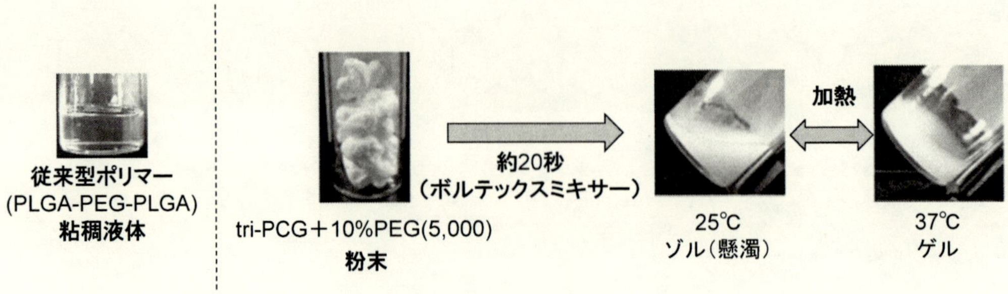

図5　従来型ポリマー（PLGA-PEG-PLGA）（乾燥状態），tri-PCG と PEG との混合物の凍結乾燥後の写真，その懸濁液およびゲル状態[29]

温度応答性 IP が形成するゲルは，疎水性相互作用などからなる物理ゲルであり，周囲に体液などが豊富に存在する条件では，平衡がゲルの解離の方向に移動してゾル化し，ゲル状態を長時間維持できないという問題④が生じる。これに対して我々は，温度に応答してゲル化すると同時に共有結合を形成して化学ゲルへと移行し，長期間のゲル状態維持を実現するシステムを構築した。前出 tri-PCG の末端をスクシンイミドエステルあるいはアクリル基へと変換した tri-PCG-OSu および tri-PCG-Acryl（図4(b)）を合成し，これらと tri-PCG とを混合して調製したミセル溶液に，前者ではポリリシンなどの水溶性ポリアミン水溶液を，後者では疎水性6官能チオールである dipentaerythritol hexakis(3-mercaptopropionate)（DPMP）を内包した tri-PCG ミセル溶液を，それぞれ混合して調製した溶液製剤が，温度に応答して物理的ゲル化すると同時に，系中で前者はアミドカップリングにより，後者ではチオール-エン反応により，共有結合ゲルを形成することを見出した[30,31]。どちらの系においても，室温で混合しただけではゲル化せず，37℃に加熱するとゲル化して，冷却後もゲル状態を維持する不可逆的ゲル化を示した。このゲル状態を維持できる期間は，混合する tri-PCG-OSu および tri-PCG-Acryl の割合を変化させるという簡便な手法により調節が可能であった。特に tri-PCG-Acryl 系では，tri-PCG-Acryl の含有率を 0～50%と変化させることにより，PBS 中に浸漬した後にゾルに戻るまでの期間を 1～90 日の間で調節できた。*In vivo* においても同等のゲル状態維持期間が達成されている（図6）。この系は，温度変化がトリガーとなって，共有結合によるゲル化が進行するシステムであり，温度応答型 IP と共有結合型 IP の両者の利点を併せ持っている。先に紹介した PEG 添加による即時溶解・用時調製可能性を付与することも可能である[32]。

IP を水溶性低分子薬物徐放の DDS に応用する場合，拡散による薬物放出が比較的早く起こり，望ましい期間（数週間以上）の継続的な薬物徐放を達成することが困難であるという問題④が生じる。我々は，IP ゲルからの水溶性低分子薬物の徐放を達成するため，高分子プロドラッグの手法を取り入れた IP を設計した。以前に報告したグラフト型 IP である P(DG-DL-LA)-*g*-PEG[27] 側鎖の未反応カルボキシル基を使用して，分解性結合を介して水溶性モデル薬物（LEV）を結合した高分子プロドラッグ型 IP を合成した（図4(c)）[33]。この結合体は，薬物導入後も温度応答

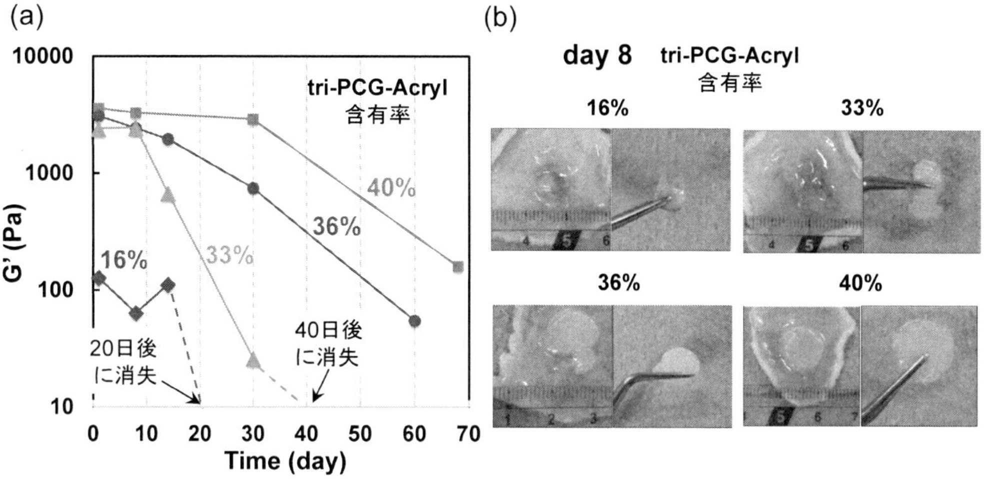

図6　tri-PCG-Acryl の含有率の異なる［tri-PCG/DPMP＋tri-PCG-Acryl］ゲルをラット皮下に埋入した後の経過
(a)皮下から摘出したゲルの弾性率変化，(b)8日のゲルの写真[31)]

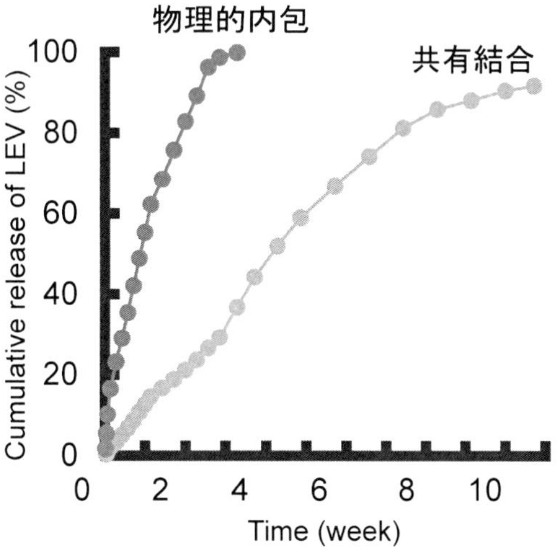

図7　薬物を共有結合した P(GD-DL-LA)-*g*-PEG/LEV ゲル，および薬物を物理的に内包した P(GD-DL-LA)-*g*-PEG ゲルからの薬物放出[33)]

型ゾル-ゲル転移を示し，この IP ゲルからの薬物放出速度は，薬物を物理的に IP ゲルに内包させた場合と比較して非常に遅く，10週間以上の長期にわたる薬物徐放を示した（図7）[33)]。また，先に述べた共有結合形成ゲル化も薬物徐放に有効である。tri-PCG-Acryl と DPMP の混合により共有結合ゲルを形成する系にペプチド性薬物としてグルカゴン様ペプチド（GLP-1）を内包させ，ラット皮下に投与したところ，ペプチド単体を投与した群や，共有結合を形成しないゲル

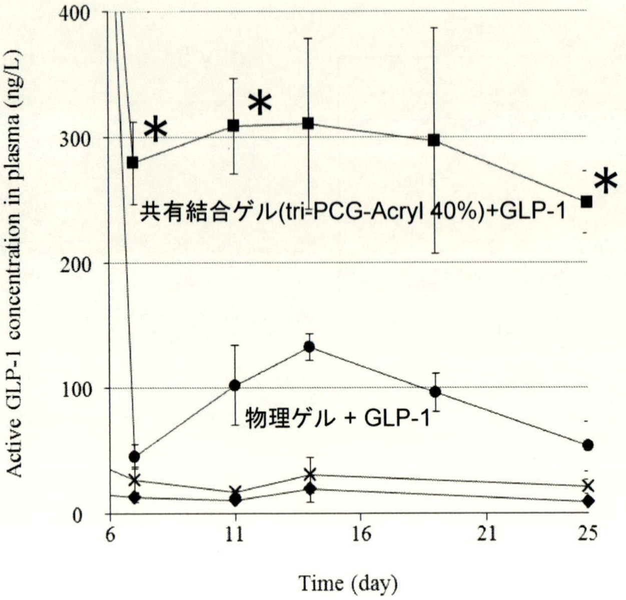

図８　GLP-1 内包［tri-PCG/DPMP＋tri-PCG-Acryl］ゲルをラット皮下注射した後の活性型 GLP-1 血中濃度の推移[34)]
■：GLP-1 in［tri-PCG/DPMP＋tri-PCG-Acryl（40%）］（共有結合性ゲル），●：GLP-1 in tri-PCG（物理ゲル），×：GPL-1 溶液，◆：ゲルのみ。＊ $P<0.05$

(tri-PCG）に内包させた系と比較して有意に長期間，血中薬物濃度を有効濃度（200 ng/L）以上に保持できることも明らかとなっている（図 8）[34)]。

5　おわりに

以上のように，温度応答性ポリマーとして，ゾル－ゲル転移型生分解性 IP に関する筆者の研究例を中心に紹介した。誤解を招くことのないよう強調しておきたいが，温度応答性と生体適合性の間には直接的な関連はない。すなわち，温度応答性を付与したり，温度応答性ポリマーで修飾したりすることで，生体適合性が向上することが約束されるわけではない。本稿で紹介した事例は，温度応答性ポリマーを医療用途に使用する試みであって，応用されているものについては医療用途として大きな問題を生じない範囲にあるが，研究中のものについては生体適合性がまだ証明されていないものもある。今後，生体適合性についても問題ないことが実証され，IP などの温度応答型スマートマテリアルを用いた新しい治療が，近い将来に実用化されることが期待される。

文　　献

1) A. S. Hoffman, *Adv. Drug Deliv. Rev.*, **65**, 10 (2013)
2) Y. Ohya *et al.*, *Adv. Polym. Sci.*, **247**, 65 (2012)
3) B. Jeong *et al.*, *Adv. Drug Deliv. Rev.*, **54**, 37 (2002)
4) 岡野光夫，大和唯之（監修），再生医療技術の最前線，p.1，シーエムシー出版（2007）
5) K. Suwa, M. Akashi *et al.*, *J. Polym. Sci. Part A Polym. Chem.*, **35**, 1763 (1997)
6) H. Schäfer-Soenen *et al.*, *Macromolecules*, **30**, 410 (1997)
7) S. Aoshima & S. Sugihara, *J. Polym. Sci. Part A Polym. Chem.*, **35**, 1763 (1997)
8) H. Uyama & S. Kobayashi, *Chem. Lett.*, **21**, 1643 (1992)
9) R. Hoogenboom, *Angew. Chem. Int. Ed.*, **48**, 7978 (2009)
10) C. Weber *et al.*, *Prog. Polym. Sci.*, **37**, 686 (2012)
11) T. Ouchi, Y. Ohya *et al.*, *Makromol. Chem. Rapid Commun.*, **14**, 825 (1993)
12) T. Ouchi, Y. Ohya *et al.*, *Macromol. Chem. Phys.*, **197**, 1823 (1996)
13) T. Ouchi, Y. Ohya *et al.*, *J. Polym. Sci. Part A Polym. Chem.*, **35**, 377 (1997)
14) Y. Ohya, T. Ouchi *et al.*, *Macromol. Biosci.*, **5**, 273 (2005)
15) T. Shimokuri, M. Akashi *et al.*, *Macromol. Biosci.*, **4**, 407 (2004)
16) Y. Tachibana, S. Kobayashi *et al.*, *Biomacromolecules*, **4**, 1132 (2003)
17) N. Shimada, A. Maruyama *et al.*, *Biomacromolecules*, **12**, 3418 (2011)
18) J. Seuring & S. Agarwal, *Macromol. Chem. Phys.*, **211**, 2109 (2010)
19) B. Jeong, Y. H. Bae *et al.*, *Nature*, **388**, 860 (1997)
20) B. Jeong *et al.*, *Adv. Drug Deliv. Rev.*, **64**, 154 (2012)
21) H. J. Moon, B. Jeong *et al.*, *Chem. Soc. Rev.*, **41**, 4860 (2012)
22) K. Nagahama, A. Takahashi, Y. Ohya, *React. Funct. Polym.*, **73**, 979 (2013)
23) D. S. Lee *et al.*, *Macromol. Rapid. Commun.*, **22**, 587 (2001)
24) J. Lee *et al.*, *Biomacromolecules*, **7**, 1729 (2006)
25) K. Nagahama, T. Ouchi, Y. Ohya, *Adv. Funct. Mater.*, **18**, 1220 (2008)
26) K. Nagahama, Y. Ohya *et al.*, *J. Polym. Sci. Part A Polym. Chem.*, **46**, 6317 (2008)
27) K. Nagahama, Y. Ohya *et al.*, *Polymer*, **50**, 3547 (2009)
28) B. Jeong *et al.*, *Macromolecules*, **38**, 5260 (2005)
29) Y. Yoshida, Y. Ohya *et al.*, *Polym. J.*, **46**, 632 (2014)
30) Y. Yoshida, Y. Ohya *et al.*, *ACS Biomat. Sci. Eng.*, **3**, 56 (2017)
31) Y. Yoshida, Y. Ohya *et al.*, *Biomat. Sci.*, **5**, 1304 (2017)
32) Y. Yoshida, Y. Ohya *et al.*, *J. Biomat. Sci. Polym. Ed.*, **28**, 1427 (2017)
33) A. Takahashi, Y. Ohya *et al.*, *Polym. Adv. Technol.*, **25**, 1226 (2014)
34) K. Takata, Y. Ohya *et al.*, *Gels*, **3**, 38 (2017)

第10章　絹フィブロインの応用

玉田　靖*

1　はじめに

絹（シルク）は，高級衣料用繊維素材として認知されており，その利用の歴史は8500年以上前からとされている[1)]。一方，医療材料としての観点からは，2500年以上前の外科書にシルクを手術用縫合糸として使用していたという記述があると報告されている[2)]。シルク製縫合糸は，現在においても臨床現場で使用されていることを考えると，シルクには生体に対する毒性はなく生体安全性に優れた材料であることを証明している。シルクのこの生体安全性を担保にしたメディカル分野でのシルク材料の利用研究が近年活発化している（図1）。特に，再生医療における細胞足場材料としての活用検討が進められ，細胞や生体との親和性が優れた性能を発揮することが報告されている。そこで，有機／無機材料に生体親和性を付与するためにシルクによる表面改質は有用な手法の一つであると思われる。本稿においては，シルク材料の表面処理・改質という観点ではなくシルクによる材料の表面改質の観点から，シルク（絹タンパク質）について概説し，

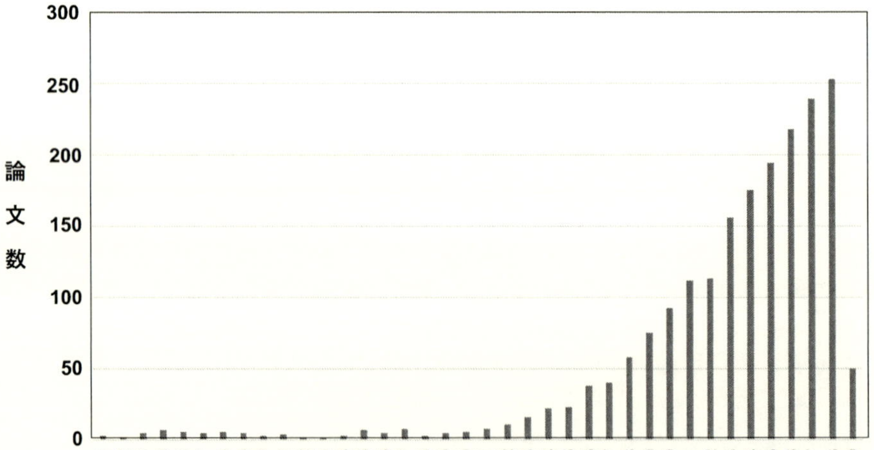

図1　シルクの再生医療利用研究に関わる公表論文数の年次変化
PubMed データベース検索結果（silk x tissue engineering or regeneration）

* Yasushi Tamada　信州大学　繊維学部　教授

各種材料へのシルクを用いた表面改質，コーティング膜としてのシルクフィルムの特徴，およびそのシルクフィルムが発現する細胞に対する特異的作用について紹介する。

2　絹タンパク質

シルクは主に2種類のタンパク質から構成されている。シルク繊維（絹糸）となるフィブロインタンパク質と繭を形成するときの糊の役目をすると言われるセリシンタンパク質である（図2）。衣料用繊維としてのシルクは，養蚕により生産された繭から製糸を経て生糸とし，精練によりセリシン層を除いて絹糸として使用されている。前述したようにシルクは縫合糸として利用されているが，シルク縫合糸を起因とする炎症反応や異物反応などの生体反応が惹起されることも時折報告されている。古い時代に使用されたシルク縫合糸は，未精錬や精練が不十分であった場合もあり，残ったセリシン層成分が生体反応を引き起こしたと考えられている[3)]。実際にシルク縫合糸からの抽出液の生体反応性を調べたところ炎症反応を惹起したことが報告されている[4)]。セリシン層にはセリシンタンパク質以外にもトリプシンインヒビターのようなタンパク質やポリフェノール類のような低分子化合物が含まれている。一方，セリシンタンパク質自体には強い生体反応を惹起しないことも報告されており，精練不十分のシルク縫合糸の生体反応は，セリシン層に含まれるセリシン以外の成分が要因となっている可能性が高い。十分に精練したフィブロインから作製したスポンジ構造体について「医療器具の生物学的安全性評価の基本的考え方」に準拠した安全性評価を実施した結果，アレルギー試験（皮膚感作性試験，パッチテスト）や遺伝毒性試験（復帰突然変異試験）などにおいて，すべて陰性であるとの報告がされている[5)]。

生体適合性を考える場合，その材料加工プロセスにも考慮する必要がある。シルクはそのままでは水に溶解しないが，高濃度の塩溶液やフッ素系溶媒には溶解することができる。一旦溶解できれば水に対して透析することにより，シルク水溶液を調製することができる。シルクタンパク質分子は，自己凝集的にβシート構造形成による結晶形成が進み水不溶性となる。この特徴を生

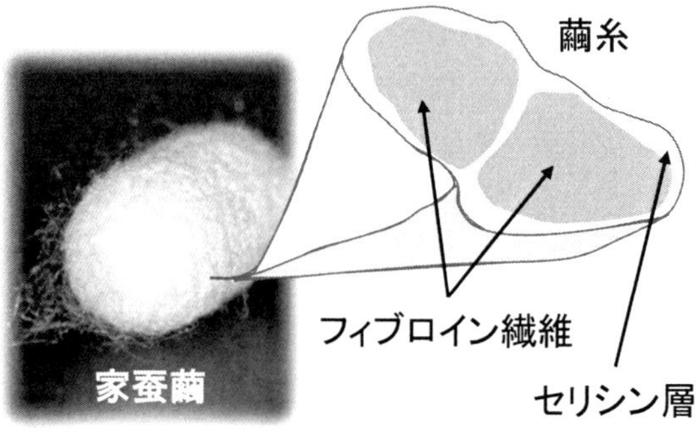

図2　家蚕繭と繭糸断面の模式図

かすことで，生体安全性が最も高い水を溶媒としての加工が可能になる。実際に，シルクフィブロイン水溶液から，フィルム，スポンジ，ゲルあるいはナノファイバー材料が作製されている。

3 シルクタンパク質による表面改質

シルクタンパク質のコーティングは，基材となる材料に生体親和性を付与する目的で検討されているとともに，多様な機能性を付与するためにも行われている。また，コーティング手法についても単純なディップコーティングとともに，layer-by-layer 法によるコーティング層の積層，エレクトロスピニング法によるナノファイバーでの紡糸コーティング，あるいは電界場での基材上へのシルクゲル形成などが検討されている。前述したフィブロイン分子の自己凝集による構造形成を利用することで簡便に材料へのコーティングができる。基材表面をフィブロイン水溶液に接触させることで，フィブロイン分子の疎水性ドメインが基材表面に物理吸着し，乾燥とともにフィブロイン分子内あるいは分子間の疎水性作用によりβシート構造を形成しながらコーティング膜を基材上に構築する[6]。フィブロイン水溶液に NaCl などの塩を混合することで，水溶液中のフィブロイン分子の広がりがコンパクトになりコーティング量が増加することが報告されている[6]。シリコーン製の人工乳房の表面にエレクトロスピニング法を用いてシルクナノファイバーをコーティングすることにより，物性の改変や細胞親和性の向上が観察されている[7]。歯科用インプラントとして利用されているチタンを電極としてチタン上にフィブロインゲルを形成させたチタン表面改質が検討され，骨結合性を目的としたハイドロキシアパタイトのゲル内への混合や薬物徐放としてのゲルの可能性について報告されている[8]。また，カチオン性抗菌剤であるテトラサイクリンをフィブロイン分子に複合化し，電気泳動法によりチタン表面上へフィブロインコーティングを実施し優れた抗菌活性が発現することを報告している[9]。セラミックへのフィブロインコーティングが検討されており，生体活性セラミックであるストロンチウム-ハーディストナイト-ガーナイト（SHG）表面へディップコーティングによりフィブロインをコーティングし，SHG の靱性の向上とともに骨髄間葉系幹細胞の骨芽細胞系への分化が促進されたことが報告されている[10]。一方，薬剤の徐放制御を目的としたフィブロインコーティングも検討されている。アルカロイド系呼吸器疾患治療薬であるテオフィリン錠剤をフィブロインあるいはポリエチレングリコール（PEG）やカルボジイミド系架橋剤を混合したフィブロインでコーティングすることで，ゼロ次オーダーの薬剤徐放速度となることが報告されている[11]。生体分解吸収性材料であるポリ乳酸-グリコール酸共重合体（PLGA）にフィブロインコーティングすることで，PLGA の分解の抑制や，タンパク質や高コレステロール治療薬であるシンバスタチンの徐放を制御することが可能であると報告されている[12]。また，粘膜接着性を期待してフィブロンをコーティングしたリポソームを眼科における局所薬剤（イブプロフェン）の徐放材としての検討が実施され，角膜透過性や角膜上皮細胞への接着性の結果から，フィブロインコーティングによる薬剤の徐放性や透過性の制御や良好な細胞接着を報告している[13]。また，シルクフィブロインが可食性であることを利用して食品へのコーティング剤としての検討が報告されている[14]。いちごやバナナにフィブロインコーティングを行い果物の乾燥や熟成の評価を実施したところ，コーティングにより乾燥が抑制され熟成速度が低下する結果が得られている。コーティングされたフィブロインのβシート構造化の程度が進むとともにその効果が高まり，この効果はフィブロインコーティング膜による酸素や二酸化炭素の透過性の低下によるものとされた[14]。チタン基材の骨結合性を向上するためにもう一つのシルクタンパク質であるセリシンのコーティングが検討され，化学的なコーティングによりチタン表面の骨親和性が向上したことが示されている[15]。

4　フィブロインフィルム

前節で紹介したようにシルクタンパク質による表面改質は，材料へのコーティング膜の形成による手法が多用されている。シルクタンパク質の主成分であるフィブロインH鎖タンパク質は，結晶-非晶，あるいは親水-疎水のブロック共重合体様の構造を持つことから，そのコーティング膜の表面物性に特異的な性質を発現する。フィブロイン水溶液をポリスチレンシャーレ上に流し入れ乾燥することでフィブロインフィルムが作製できる。フィルム作製時の乾燥温度と表面物性の関連が検討されている[16]。ATR-FTIRにおいてGe板を測定基板として用いることで，KRS-5板に比較してより表面近傍の赤外測定の情報が得られる。そこで，乾燥温度を変化させたフィブロインフィルムのATR-FTIR測定を両基板を用いて行い比較した。バルクの構造を反映すると考えられるKRS-5で得られたスペクトルのタンパク質二次構造を反映するアミドⅠ領域のピーク解析を行うと，乾燥温度とともにβシート構造が増加することが確認できた。一方，表面近傍構造を反映するGe板により得られたスペクトルを解析すると，乾燥温度が50℃までは温度とともにβシート構造が増加したもののより高い温度で乾燥することで逆にβシート構造が減少することが観察された。すなわち，高い温度で乾燥した場合，バルク構造と表面構造が異なることを示唆している。この表面近傍構造の変化は表面物性の変化にも現れ，接触角測定から表面自由エネルギー算出しフィルムの乾燥温度による変化を観察したところ，乾燥温度50℃付近で最も表面エネルギーが上昇し低温側および高温側では表面エネルギーが低下することが分かった。これは，前述した乾燥温度による表面近傍構造の変化に対応していると考えられ，表面近傍において界面活性効果が高いタンパク質分子のランダム構造が乾燥温度とともにβシート構造になることで界面活性効果が低下し，結果として乾燥温度50℃において表面エネルギーの上昇が観察されたと推察している[16]（図3）。

フィブロインフィルムは通常水に可溶であり，フィルム形成後に水蒸気処理やアルコール処理により不溶化処理を行う。アルコール処理は通常80％程度のメタノール水溶液で行い，アルコールによる脱水作用によりフィブロインフィルムのβシート構造化が進むことにより不溶化するとされている。このアルコールによる不溶化処理条件によってもフィブロインフィルムの表面物性が変わる。フィブロインフィルムの不溶化処理においてアルコール濃度を変化させた場合の表面

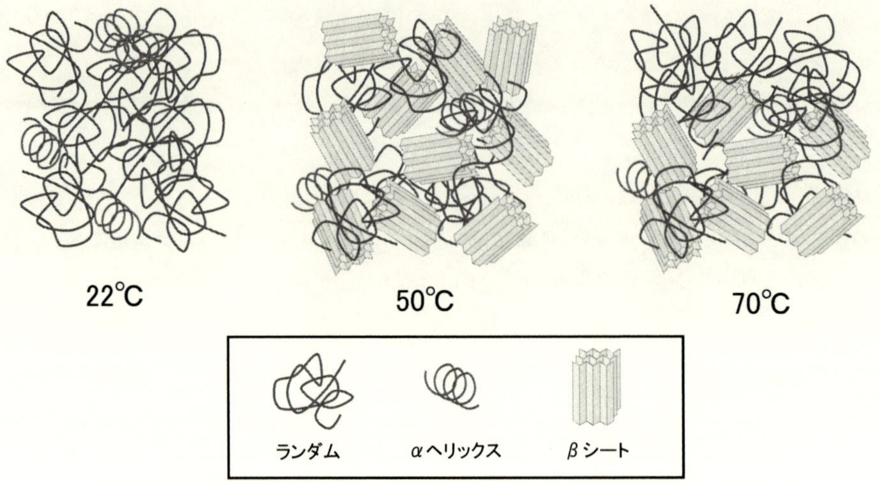

図３　製膜温度が異なるフィブロインフィルム表面近傍構造の推定模式図

物性の変化について検討されている[17]。アルコールとしてエタノールを用い不溶化処理よりも高い濃度での処理を行い，動的接触角測定およびゼータ電位測定を行ったところ，エタノール濃度が高くなるほど接触角のヒステリシスが減少しゼータ電位が大きくなることが観察された。この結果から，エタノール濃度が高くなると表面にあるフィブロイン分子の運動性が抑制されていることが推察される。液中 AFM 測定により液中における表面構造の観察の結果から，液中においては空気中に比較してより表面の凹凸が大きく，液中においてもエタノール濃度とともに表面の凹凸が小さくなる傾向が観察された。これらの結果は，不溶化処理で用いるアルコール濃度によりフィブロインフィルムの表面構造や物性が変化することを示している。水がフィブロインの溶媒であると考えると，アルコール濃度による表面構造の変化は，表面のフィブロイン分子の溶解とアルコールによる脱水からのβシート構造形成のバランスがアルコール濃度により変化することが要因であると推察される[17]。

フィブロインフィルムは，その製膜条件やアルコールによる後処理条件により，その表面構造や物性が変化する。生体適合性に大きく関わる表面構造や物性がフィブロイン材料の加工プロセスによって変化するということは，フィブロイン材料を利用する場合には常に考慮する必要があろう。実際，前述した不溶化処理時のアルコール濃度の変化により，フィブロインフィルム上の細胞培養挙動が異なることが観察されている[17]。

5　フィブロイン基材上での細胞挙動

フィブロイン基材上での細胞培養評価は古くから検討され，フィブロイン基材上における細胞付着や細胞増殖はコラーゲンや市販の細胞培養用基材と遜色のないことが報告されている。フィ

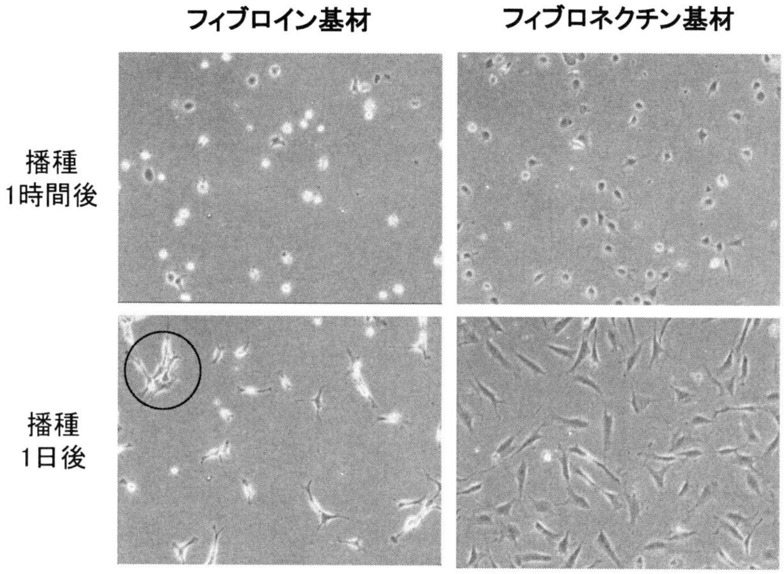

図4　フィブロイン基材上での細胞挙動
フィブロイン基材上では細胞凝集が見られる（○印）

ブロインフィルムの接触角はおおよそ60°であり，ゼータ電位が−30 mV程度であることを考えると，物理化学的観点からも良好な細胞接着性や増殖性をもつ材料であると考えられる[18)]。一方，細胞播種直後の24時間の初期培養における細胞挙動をタイムラプス撮影によって解析すると，ガラス基材やコラーゲン基材上の細胞と比較するとフィブロイン基材上では顕著に高い細胞運動性が観察された[19)]。また，培養時間とともに細胞が集合する方向に移動し細胞凝集塊を形成する傾向が観察された（図4）。培養初期の遺伝子発現を定量PCR法により評価したところ，細胞外基質産生のマーカー遺伝子の発現が他の基材上に比較してフィブロイン基材上の細胞で顕著に向上していることが見出された[19)]。これらの結果から，フィブロイン基材はコラーゲン基材に見られるような高い細胞親和性を持つものでなく，細胞にとっては居心地の悪い基材であり，細胞自らが自身の環境を整えるために細胞の細胞外基質産生を積極的に誘導する基材であると推察している。実際に細胞増殖性の低い基材表面ほど，培養細胞によるコラーゲンの生合成が活発になることが報告されている[20)]。この現象は種々の細胞系でも観察されている一方で，他の基材では観察されておらずフィブロイン基材の特異性と考えられる。この特徴は，組織再生のための細胞足場として優れた性質と考えられ，実際にフィブロインスポンジをうさぎ膝蓋骨軟骨欠損創に適用した検討において，良好な軟骨再生が観察されている[21)]。これは，フィブロインスポンジが軟骨細胞への分化維持と軟骨基質産生を誘導する環境を提供したためであろう。

6 おわりに

十分に精製したシルク繊維をメッシュ状に加工した組織再生用支持材料として乳がん手術後の組織支持体とし臨床的に検討された。術後２年の結果が報告され，組織支持体として十分に機能すること，シルク支持体が自己組織に置き換わったこと，そして顕著な生体反応が観察されなかったことが報告された[22]。これは，縫合糸以外でシルク材料が臨床に用いられた例であり，その結果もシルクが生体適合性に優れた材料であることを示している。シルクにより有機／無機材料の表面改質を行うことは，それらの材料に生体適合性を付与する手段の一つとして有望であることを示している。タンパク質であるシルクは，遺伝子組換えによる改質が可能である。すでに，フィブロインに細胞接着配列であるRGDS（Arg-Gly-Asp-Ser）や細胞増殖因子であるbFGF（塩基性繊維芽細胞増殖因子）を融合した遺伝子組換えシルクが開発され[23,24]，それらの細胞接着性や細胞増殖性の増強が確認された。生体適合性に加えて機能性をもつシルクタンパク質の設計と作出が可能であることを示している。すなわち，シルクを表面改質に利用することで生体適合性とともに機能性も付与できることを意味している。シルクタンパク質が，表面改質材料として有効に活用されることを期待したい。

文　　献

1） Y. Gong, *et al., PLOS ONE*, **11**, e0168042 (2016)
2） C. K. S Pillai *et al., J. Biomater. Appl.*, **25**, 291 (2010)
3） G. H. Altman *et al., Biomaterials*, **24**, 401 (2003)
4） C. R. Uff *et al., Biomaterials*, **16**, 355 (1995)
5） 玉田靖ほか，日本シルク学会誌，**23**, 71 (2015)
6） X. Wabg *et al., Langmuir*, **21**, 11335 (2005)
7） A. A. Valencia-Lazcano *et al., J. Biomed. Mater. Res. Part B*, **106B**, 1655 (2018)
8） R. Elia *et al., J. Biomed. Mater. Res. Part B*, **103B**, 1602 (2015)
9） Z. Zhang *et al., Appl. Surface Sci.*, **303**, 255 (2014)
10） J. J. Li *et al., J. Tissue Eng. Regen. Med.*, **11**, 171 (2017)
11） O. Bayraktar *et al., Eur. J. Pharm. Biopharm.*, **60**, 373 (2005)
12） F. Qiao *et al., Colloid. Surf. B Biointerfaces*, **158**, 112 (2017)
13） Y. Dong *et al., Eur. J. Pharm. Biopharm.*, **91**, 82 (2015)
14） B. Marelli *et al., Sci. Rep.*, **6**, 25263 (2016)
15） S. Nayak *et al., Biomaterials*, **34**, 2855 (2013)
16） O. N. Treinnikov and Y. Tamada, *Langmuir*, **17**, 7406 (2001)
17） D. Terada *et al., Mater. Sci. Eng. C*, **58**, 119 (2016)

18）Y. Tamada and Y. Ikada, Polymer in Medicine II, p.101, Plenum Publishing Co. (1986)
19）T. Hashimoto *et al., J. Biomater. Sci. Polym. Ed.*, **24**, 158 (2013)
20）Y. Tamada and Y. Ikada, *J. Biomed. Mater. Res.*, **28**, 783 (1994)
21）E. Hirakata *et al., J. Biomed. Mater. Res. B*, **104**, 1474 (2016)
22）R. D. Vita *et al., J. Exp. Clin. Cancer Res.*, **33**, 78 (2014)
23）Y. Kambe *et al., Biomaterials*, **30**, 7503 (2010)
24）Y. Kambe *et al., J. Biomed. Mater. Res.*, **104**, 82 (2016)

第Ⅳ編

応　用

第1章　医療機器の承認審査に求められる生体適合性評価

岡本吉弘[*1]，坂口圭介[*2]，蓜島由二[*3]

1　はじめに

「医薬品，医療機器などの品質，有効性および安全性の確保などに関する法律」において，医療機器とは「疾病の診断，治療若しくは予防に使用されること，または身体の構造若しくは機能に影響を及ぼすことが目的とされる機械器具など（一部抜粋）」と定められている。また，主にクラスⅢおよびⅣに分類される医療機器の製造販売をしようとする者は，品目ごとに厚生労働大臣の承認を受けなければならないこととなっている。本稿では，新たな材料による表面処理や新たな構造を利用して生体適合性を向上させる際に必要となる生物学的安全性評価の考え方を中心に，申請時の評価を効率的に進めていくための留意点について概説する。また，2018年に改訂された国際規格ISO 10993-1「生物学的安全性評価の基本的考え方」の変更内容を踏まえ，今後，国内で反映されることが予想される事項についても記載する。

2　医療機器のクラス分類と審査

国内の場合，医療機器はリスクの低いクラスⅠから一番高いクラスⅣに分類されており，当該クラスを踏まえて製品ごとに品質，有効性，安全性評価に係る審査が実施される。クラスⅢおよびⅣの医療機器は基本的に医薬品医療機器総合機構（以下PMDA）での審査となる。クラスⅡおよび一部のクラスⅢ医療機器の場合，認証基準が存在する製品は第三者認証機関での審査となるが，新規材料を使用した製品や新たな効能効果を有する製品など，認証基準に適合しない医療機器については，PMDAでの審査となる。

3　医療機器の申請の際に必要な記載事項

申請書に記載する項目は，平成26年11月20日付け薬食機参発1120第1号「医療機器の製造承認申請書料の作成に際し留意すべき事項について」に詳細が記載されている。また，添付資料

＊1　Yoshihiro Okamoto　国立医薬品食品衛生研究所　医療機器部　性能評価室　室長
＊2　Keisuke Sakaguchi　テルモ㈱　研究開発推進部　評価センター　センター長
＊3　Yuji Haishima　国立医薬品食品衛生研究所　医療機器部　部長

概要に記載する項目としては，平成27年1月20日付け薬食機参発0120第9号「医療機器の製造承認申請書添付資料の作成に際し留意すべき事項について」および平成30年2月28日付け「医療機器の製造承認申請書添付資料の作成に際し留意すべき事項についての一部改正について」において詳しく説明されている。下記に申請書および添付資料概要に記載する項目を示す。

〈申請書への記載事項〉

① 類別
② 名称（一般的名称および販売名）
③ 使用目的又は効果
④ 形状，構造および原理
⑤ 原材料
⑥ 性能および安全性に関する規格
⑦ 使用方法
⑧ 保管方法および有効期間
⑨ 製造方法
⑩ 製造販売する品目の製造所
⑪ 備考

〈添付資料概要への記載事項〉

① 開発の経緯および外国における使用状況などに関する資料
② 基本要件基準への適合性
③ 機器に関する情報
④ 設計検証および妥当性確認文書の概要
⑤ 添付文書（案）
⑥ リスクマネジメント
⑦ 製造に関する情報
⑧ 臨床試験成績に関する資料
⑨ 製造販売後調査などの計画

4　生物学的安全性評価の基本的な考え方[1)]

申請に必要な生物学的安全性評価の基本的な考え方については，平成24年3月1日付け薬食機発0301第20号厚生労働省医薬食品局審査管理課医療機器審査管理室長通知「医療機器の製造販売承認申請等に必要な生物学的安全性評価の基本的考え方について」に詳細が記載されている。本稿では当該通知について概説する。

4.1　生物学的安全性評価の原則

医療機器および原材料の生物学的安全性評価は，JIS T 14971「医療機器-リスクマネジメントの医療機器への適用」に基づき実施する必要がある。すなわち，使用状況，目的および医療機器特性を考慮し，既知または予見できるハザードを特定し，各ハザードのリスクを推定する必要がある。試験において陽性の結果が出た場合でも，直ちに医療機器としての不適を意味するものではなく，リスク評価を通して，生物学的安全性を評価することが推奨されている。ここで言うハザードとは，人の健康に不利益な影響を及ぼす原因となりうる遺伝毒性，感作性，慢性全身毒性などの要素をいう。また，リスクとは，ハザードにより引き起こされる人の健康に不利益な影響の発生確率およびその影響の程度をいう。

生物学的安全性評価は，以下の情報や実施された安全性試験結果，当該医療機器に特有の安全性評価項目の試験結果，関連の最新科学文献，非臨床試験，臨床使用経験（市販後調査を含む）などをふまえて，リスク・ベネフィットを考慮しつつ，総合的に行うことが求められている。生体適合性を付与するために新たな原材料を用いる場合などの承認審査においても，下記項目について確認されることを考慮しておく必要がある。

▶原材料に関する情報
▶原材料，製造過程からの混入物，それらの残留量に関する情報
▶溶出物に関する情報（例えば，最終製品からの溶出物質の定性・定量）
▶分解生成物に関する情報
▶その他の成分およびそれらの最終製品における相互作用に関する情報
▶最終製品の性質，特徴（物理的特性を含む）

生物学的安全性評価は，教育・訓練が十分になされ，経験豊富な専門家によって実施されることが求められる。

生物学的安全性評価がすでに行われている医療機器において，改めて生物学的安全性評価が必要となると考えられる項目は以下の通り生物学的安全性の評価に影響する可能性がある場合であり，その際は試験の再実施の必要性を検討するように求められている。ただし，試験の再実施の必要性については，不要な試験を実施することがないように十分に検討するよう，注意喚起されている。例として，最終製品の溶出物が化学的に特定され，その溶出物の量が毒性学的見地から無視し得る場合や，その毒性が既知のものであって受け入れ可能な場合など，生物学的安全性において同等性を示すことが可能である場合には，必ずしも試験を再実施する必要はないことが明記されている。

▶原材料の供給元または規格が変更された場合
▶原材料の種類または配合比，製造工程，最終製品の滅菌方法または一次包装形態が変更された場合

▶保存中，最終製品に変化があった場合
▶最終製品の使用目的に変更があった場合
▶有害事象を予測する知見が得られた場合

4.2 評価項目の選択

生物学的安全性について評価すべき項目の選択については，JIS T 0993-1 および ISO 10993-1 に示されており，接触部位および接触期間による分類に応じて，原則として，表 1 に示す項目について評価する必要がある。医療機器が複数の接触期間の分類にあてはまる場合は，より長期間

表 1　生物学的安全性における評価すべき項目

接触期間　（累積） A：一時的接触（24 時間以内） B：短・中期的接触 （24 時間を超え 30 日以内） C：長期的接触（30 日を超える）			生物学的安全性評価項目								
			細胞毒性	感作性	刺激性／皮内反応	急性全身毒性	亜急性全身毒性	遺伝毒性	発熱性	埋植	血液適合性
非接触機器											
表面接触機器	皮膚	A	○	○	○						
		B	○	○	○						
		C	○	○	○						
	粘膜	A	○	○	○						
		B	○	○	○						
		C	○	○	○		○	○			
	損傷表面	A	○	○	○						
		B	○	○	○						
		C	○	○	○		○	○			
体内と体外とを連結する機器	血液流路間接的	A	○	○	○	○			○		○
		B	○	○	○	○			○		○
		C	○	○	○	○	○	○	○		○
	組織／骨／歯質	A	○	○	○						
		B	○	○	○	○	○	○		○	
		C	○	○	○	○	○	○		○	
	循環血液	A	○	○	○	○			○		○
		B	○	○	○	○	○	○	○	○	○
		C	○	○	○	○	○	○	○	○	○
体内植込み機器	組織／骨	A	○	○	○						
		B	○	○	○	○	○	○		○	
		C	○	○	○	○	○	○		○	
	血液	A	○	○	○	○	○		○	○	○
		B	○	○	○	○	○	○	○	○	○
		C	○	○	○	○	○	○	○	○	○

○：評価のエンドポイント

の分類に適用される項目について評価する。また，複数の接触部位の分類にまたがる場合は，それぞれの分類に適用される項目について評価する必要がある。

JIS T 0993-1 附属書 B の B.2.2.2「生物学的ハザードの特定」に記載されている項目に基づき，既承認医療機器または既認証医療機器との同等性評価や，適切な公表文献による評価などを実施することが求められている。表に示す項目の評価に代えることも可能であり，必ずしも全項目の試験実施を求めるものではないことも明記されている。ただし，公表文献による評価を行う場合の留意点として，JIS T 0993-1 附属書 C「推奨する文献レビューの手順」を参考とし，客観性および第三者による検証に耐え得るよう，その妥当性を明らかにすることが求められている。

医療機器の接触部位，接触期間，原材料の特性などに応じて，慢性毒性，発がん性，生殖／発生毒性，生体内分解性などに関する評価を実施することが示されている。

急性全身毒性，亜急性全身毒性または慢性全身毒性試験に関しては，埋植試験あるいは使用模擬試験において，各毒性試験で必要とされる観察項目および生化学データなどを含んでいる場合は，これらの毒性試験に代えることができることが明記されている。

体内植込み機器のリスク評価では，全身的影響および局所的影響を考慮しなくてはならないことが明記されている。

表１に示された項目のみでは生物学的安全性評価が不十分な場合や，単純には適用不可能な場合もあるため，当該医療機器の特質を十分考慮して評価項目を検討するように記載されている。例として，医療機器固有の試験が必要となる場合や，毒性試験結果などから免疫毒性が疑われた場合に免疫毒性に関する評価が必要となる場合，細胞組織医療機器のように，ここで示された各試験を単純に適用するのが困難な場合があることが示されている。また，生体内で経時的に吸収されるなど，性状が変化する医療機器においては，変化を考慮した試験条件の変更などを考慮することが明記されている。

4.3　試験法

ISO 10993 シリーズ中の各試験法ガイダンスには，それぞれの評価項目ごとに多様な試験法が並列的に記述されており，その中でいずれの試験法を選択するかについては，明確に規定されていない。ある評価項目に関して複数の試験法の中からどれを選択すべきかについては，目的とする医療機器の生物学的安全性評価の意義との関連において，試験の原理，感度，選択性，定量性，再現性，試験試料の適用方法とその制限などを考慮して決定することが求められている。特に細胞毒性試験，感作性試験および遺伝毒性試験については，留意点として以下の点があげられている。

▶細胞毒性試験に関しては，ISO 10993-5 細胞毒性試験に，抽出液による試験法，間接接触法（寒天重層法，フィルター拡散法），直接接触法が示されている。これらの試験法は，感度，定量性などが異なるため，リスク評価のためのハザード検出にあたっては，感度が高く定量性のある方法（例えば，抽出液による試験法）を用いる必要がある。一般的に，抽出液による試験法は感度が高く，すべての医療機器に適用可能であることから，抽出液による試験法を第一選択とし，半定量的あるいは定性的試験法を選択する場合にはその妥当性を説明することが求められている。

▶感作性試験および遺伝毒性試験のハザード検出にあたってはISO 10993-12の抽出溶媒に関する規定やISO 10993-3およびISO 10993-10に記載されている抽出法を参照し，各材料に適したものであり，かつ抽出率の高い抽出溶媒を選択して医療機器の安全性を評価することが求められる。その際，抽出溶媒の種類や抽出条件によって試料溶液中の溶出物の濃度や種類が異なることになり，その結果，偽陰性を示す可能性があることに留意するように，注意喚起がされている。

すべての医療機器について一律の試験法を定めることは合理的ではなく，特定の試験法を固守するよう求めるものではないが，選定した試験法から得られた結果が臨床使用上の安全性を評価するに足るものであると判断した根拠と妥当性を示すことが求められている。

4.4 試験試料

試験試料の選択においては，最終製品の安全性を十分に評価できるかどうかを検討し，その選択の妥当性を明らかにすることが求められている。

複数の材料の組み合わせ，その製造工程（滅菌工程を含む）において材料が化学的に変化する場合，製造工程において材料が変化する場合を考慮するよう要求されている。一方，製造工程において材料が化学的に変化しない場合には，原材料を試験試料として試験を実施することで問題ないことが示されている。

原材料の一部の成分を新規の化学物質に変更した際の評価における留意点として，その材料中で化学的に変化していない場合などは，当該化学物質の試験をもって，原材料または最終製品の試験に代えることの可能性があることが明記されている。

4.5 動物福祉

試験動物を用いる際，各種法律や指針に基づき，動物の福祉に努め，適正な動物実験を実施することが求められている。

5 ISO 10993-1 改訂のポイント

2018年8月に改訂されたISO 10993-1との整合を図るため，今後，国内ガイダンスにおける生物学的安全性評価の基本的考え方も改訂される予定である。ISO 10993-1における主な改訂内容は以下のとおりである。

▶新たにISO 10993シリーズに追加された用語「非接触医療機器」および「一時的接触医療機器」の定義と評価情報を追加

▶評価手順：生物学的安全性試験の免除の要件の厳格化。原材料など既存品との同等性に加え，形状や物性の要件を追加

▶評価項目として，Table 1に「物理学的・化学的情報」,「原材料由来発熱性物質」,「慢性毒性」を追加。表以外の項目として「発がん性」,「生殖発生毒性」,「生分解性」が必要な場合を追加。長期使用の医療機器においては，評価項目を追加

▶ナノマテリアルおよび生分解性材料評価の情報を追加

ISO 10993-1の改定に伴い，前述した表1「生物学的安全性における評価すべき項目」は，表2のように改定される予定である。「物理学的・化学的情報」,「原材料由来発熱性物質」,「慢性毒性」の項目のほか,「発熱性」,「急性全身毒性」,「亜急性全身毒性」,「埋殖」,「遺伝毒性」については，評価のエンドポイントが追加される。

6　ISO 10993におけるその他の動向

動物愛護の観点から，動物試験を削減する取り組みが進められている。刺激性を評価する手法の一つである皮膚刺激性試験については，動物実験代替法として再構築ヒト培養皮膚（RhE）モデルを利用した*in vitro*試験がISO 10993-23に収載された。RhEモデルを利用した*in vitro*皮膚刺激性試験では，刺激性の有無のみを判定することが基本となるが，現在，*in vivo*試験と同様，サイトカインマーカを利用してスコアリングするための研究が進められている。感作性試験に関する規格であるISO 10993-10については，種々の動物実験代替法をまとめたAnnexの作成が行われている。また，化学的特性評価については，化学分析を併用した生物学的安全性評価に関連する規格として，ISO 10993-17，ISO 10993-18，DTS 21726の改訂または作成が進められている。

7　新たな性能として生体適合性を付与した場合の承認申請における留意点

医療機器に新たな性能となる生体適合性を付与した場合は，その機能が有する臨床的意義を明確化することが求められる。適応部位や使用期間の相違による性能の違いも考慮する必要がある。また，化学的・構造的に機能を付与した場合，化学成分や表面構造（厚み，粗さ，気孔径，気孔率）などに新規性があると考えられる。これらの要因は性能に影響し得るため，必要に応じて，各種性状を特定する必要がある。新規の化学成分を用いる場合や新たな効能効果を付与する際は，臨床試験の実施も考慮する必要があるため，開発の早い段階で治験の要否などについてPMDAに確認することが推奨される。

表２　生物学的安全性における評価すべき項目（改訂版）

接触期間　（累積） A：一時的接触（24時間以内） B：短・中期的接触（24時間を超え30日以内） C：長期的接触（30日を超える）			生物学的安全性評価項目											
			物理学的・化学的情報	細胞毒性	感作性	刺激性／皮内反応	発熱性	急性全身毒性	亜急性全身毒性	亜慢性全身毒性	慢性全身毒性	埋植	血液適合性	遺伝毒性
非接触機器														
表面接触機器	皮膚	A	○	○	○	○								
		B	○	○	○	○								
		C	○	○	○	○								
	粘膜	A	○	○	○	○								
		B	○	○	○	○		○	○			○		
		C	○	○	○	○		○	○	○	○	○		○
	損傷表面	A	○	○	○	○	○	○						
		B	○	○	○	○	○	○	○			○		
		C	○	○	○	○	○	○	○	○	○	○		○
体内と体外とを連結する機器	血液流路間接的	A	○	○	○	○	○	○					○	
		B	○	○	○	○	○	○	○				○	
		C	○	○	○	○	○	○	○	○	○	○	○	○
	組織／骨／歯質	A	○	○	○	○	○	○						
		B	○	○	○	○	○	○	○			○		○
		C	○	○	○	○	○	○	○	○	○	○		○
	循環血液	A	○	○	○	○	○	○					○	○
		B	○	○	○	○	○	○	○			○	○	○
		C	○	○	○	○	○	○	○	○	○	○	○	○
体内植込み機器	組織／骨	A	○	○	○	○	○	○						
		B	○	○	○	○	○	○	○			○		○
		C	○	○	○	○	○	○	○	○	○	○		○
	血液	A	○	○	○	○	○	○				○	○	○
		B	○	○	○	○	○	○	○			○	○	○
		C	○	○	○	○	○	○	○	○	○	○	○	○

○：評価のエンドポイント　　グレー部分：現行版と異なる箇所

8　承認申請における過去の資料の活用

各種規格や通知を活用するほかに，新たな機能を有する新医療機器については，新医療機器に係る審査報告書[2)]，次世代医療機器・再生医療製品等評価指標[3)]，開発ガイドライン[4)]，ならびに革新的医薬品・医療機器・再生医療等製品実用化促進事業で作成した各種ガイドライン[5)]が参考になり得る。これらの資料は，いずれも公開されているため，必要に応じて参照することが推奨される。

9　相談制度の有効活用

PMDAでは，開発段階に応じた各種相談[6]を実施しているため，早い段階から活用して効率的な評価パッケージになるように対応することが推奨させる。シーズ探索，マッチングから市場確保まで医療機器開発に係る一連の過程をオールジャパン体制で支援する「医療機器開発支援ネットワーク」[7]も稼働している。医療機器開発支援ネットワークには，地方支援機関や国の専門支援機関など多くの関連機関が参画しており，開発前の段階から必要な助言を受けることが可能である。また，医療機器開発がスタートした後は，すべてのステップで伴走コンサルによるアドバイスを受けることもできる。

国立医薬品食品衛生研究所医療機器部は，厚生労働省の専門支援機関として医療機器開発支援ネットワークに参画しており，医療機器の品質，有効性および安全性評価や申請時の疑問点など，さまざまな相談案件に対する助言を行っている。また，厚生労働省が所管する次世代医療機器・再生医療等製品評価指標作成事業では，事務局を担当しており，次世代医療機器の品質，有効性，安全性を科学的根拠に基づいて評価するための道しるべとなる「評価指標」の作成を進めている。

文　献

1）平成24年3月1日付け薬食機発0301第20号厚生労働省医薬食品局審査管理課医療機器審査管理室長通知「医療機器の製造販売承認申請等に必要な生物学的安全性評価の基本的考え方について」
2）新医療機器の審査報告書などの掲載場所：
http://www.pmda.go.jp/review-services/drug-reviews/review-information/devices/0018.html（2018.1.31）
3）次世代医療機器・再生医療等製品評価指標作成事業：
http://dmd.nihs.go.jp/jisedai/（2018.1.31）
4）開発ガイドライン：
http://www.meti.go.jp/policy/mono_info_service/healthcare/report_iryou_fukushi.html（2018.1.31）
5）革新的医薬品・医療機器・再生医療等製品実用化促進事業の成果物：
https://www.pmda.go.jp/rs-std-jp/facilitate-developments/0001.html（2018.1.31）
6）医療機器の相談区分：https://www.pmda.go.jp/files/000221851.pdf（2018.1.31）
7）医療機器開発支援ネットワークの申込窓口：
https://www.med-device.jp/consulting/（2018.1.31）

第2章　材料／細胞界面特性に着目した生体適合性評価

中岡竜介[*1]，蓜島由二[*2]

1　はじめに

生体と接触する医療機器および医用材料については，生体に対する感作性や遺伝毒性などの障害性がないことを生物学的安全性評価により示すことが求められる。しかしながら，生物学的安全性評価で問題が認められない場合であっても，使用に伴い医療機器本体，あるいは患者に不具合が生じることがある。一例として，埋め込み型医療機器を患者に長期間使用した際，生体との接触面において生じる血液凝固や補体活性化に起因する血栓形成や炎症反応，さらにはそれを原因とした機能不全などの不具合が挙げられる。この不具合は，材料からの溶出物に起因する各種毒性と異なり，血液，細胞および周囲組織と接触する医療機器表面の物理化学的な生体適合性の不足により惹起される生体反応である。

使用に伴う医療機器の不具合を回避するためには，接触組織などに応じた「生体適合性」も必要となる。一般的にこの「生体適合性」は，力学的適合性と界面的適合性の二つに大別される。医用材料の分野においては，材料／生体との接触面（界面）で生じる現象を詳細に解明することで，界面的適合性に必要な要因を明らかにして不具合発生を回避するための研究が古くから行われている。これまでの研究により，医用材料には，化学構造以外に，表面における物理化学的特性や粗さ，微細形状などが界面的適合性に影響を与えることが明らかになっている。しかしながら，医用材料に求められる生体適合性は最終製品である医療機器の用途に応じて異なるため，個別に適切な評価系を構築して界面的適合性を評価することが必要である。

2　材料／細胞界面における相互作用

埋め込み型医療機器の場合，生体内では，まず表面に水分子やイオンが速やかに吸着し，次いでタンパク質が吸着する。すなわち，医用材料と細胞は吸着タンパク質層を介して相互作用するため，同タンパク質は材料の機能発現や生体適合性に大きく関与すると考えられている。これら吸着成分の動態には材料表面の水濡れ性，ゼータ電位などの物理化学的特性や粗さなどの物理的特性が関与するが，他の材料特性も複雑に関連しているため，実際の材料／細胞相互作用を単純化することは難しい。

＊1　Ryusuke Nakaoka　国立医薬品食品衛生研究所　医療機器部　埋植医療機器評価室　室長
＊2　Yuji Haishima　国立医薬品食品衛生研究所　医療機器部　部長

これまで，材料と相互作用した細胞の挙動が材料表面特性に応じて影響を受けることが報告されている。表面の物理的形状に関しては，播種した細胞の接着，伸展および増殖挙動に影響を及ぼすことが知られている[1~3]。一方，表面の物理化学的特性が細胞挙動に与える影響に関しては，種々のポリマー材料を用いて表面自由エネルギーの指標となる水の接触角が細胞接着に影響し，接触角が60～70°を示す材料表面において細胞接着数が極大を示すことが報告されている[4]。また，表面自由エネルギーの異なるポリマー材料表面上で培養した細胞内の遺伝子発現挙動を解析した研究では，表面自由エネルギーと転写因子発現パターンとの関連性が示唆されている[5]。これらの研究は，材料の物理化学的特性が接着した細胞の応答性に影響を及ぼすことを示唆しているが，細胞培養用の基板として化学構造の異なる高分子材料が用いられているため，物理化学的特性と化学的特性が複雑に絡み合って引き起こされた結果であると推測される。医用材料に要求される界面的適合性の解明には，まず，化学的特性，物理的特性および物理化学的特性が細胞／材料間相互作用に与える影響を個別に検討する必要があると考えられる。そのためには，化学的特性である表面官能基，物理化学的特性である接触角や表面電位など，それぞれを独立制御したモデル材料表面の創製が必須となる。しかしながら，前述した通り，表面における化学特性と表面自由エネルギーやゼータ電位などの物理化学的特性とは複雑に関連しているため，それぞれの特性を個々に独立して制御することは難しい。表面特性と生体適合性の相関性評価にあたっては，可能な限り化学構造を単純化することで物理化学的特性との関連性を考察できるモデル表面の創製が現実的な解決策となる。

3　自己組織化単分子膜（SAM）を利用した材料／細胞相互作用解析

SAMはアルキル鎖を有する低分子化合物が固体表面に結合，高密度に集積し，自発的に形成されるナノレベル薄膜の総称である[6]。SAMを形成する分子の条件としては，

- 基板表面の原子と反応する官能基を有すること
- 自己組織化的に集合し，高密度に集積した薄膜を形成するための分子間相互作用を有すること

が挙げられる。

アルカンチオールやジスルフィド類は，末端のチオール基が金などの貴金属表面と容易に反応した後，アルキル鎖間のファンデルワールス力および疎水性相互作用に起因した自己組織化によりSAMを形成する代表的な分子として知られている。これらの化合物により形成されるSAMは，エタノールなどを溶媒として調製された溶液中に，ピラニア溶液などで表面を清浄化した金基板を浸漬するのみで容易に形成できる。そのため，1980年代以降，活発な研究が行われており，その反応機構の詳細も明らかにされている[7]。また，SAMを利用したバイオセンサ，金ナノ粒子の機能化などの応用研究も盛んに行われている[8]。

異なる末端官能基を有する2種類の化合物を混合して反応を行った場合，得られるSAMは官

能基が偏ることなく均一に分散して表面に存在することが明らかになっている[9]。この知見は，SAM 調製時に官能基の種類および混合比を適切に選択することで，化学構造を変化させることで表面の物理化学的特性を制御した材料／細胞相互作用解析ツールを創製できることを意味している。そこで，我々は，界面的適合性に影響する要因の解明を目指して，代表的な物理化学的特性の指標である接触角を制御可能でさまざまな官能基を有するSAMの調製と，得られたSAM上における細胞挙動変化について検討してきた。

3.1　接触角に着目した細胞挙動変化

片末端にメチル基またはその他の官能基を有するアルカンチオールをそれぞれ異なる比率で混合したエタノール溶液中に金基板を浸漬することで，類似の化学構造を有し，異なる接触角を示す2官能基SAM表面を調製することが可能である。この表面上に接着した細胞の挙動変化を追跡することにより，化学構造の影響を可能な限り排除して，物理化学的特性の一つである接触角に着目した評価を行った。材料としては，C_{10} アルキル鎖の片末端にメチル基を有するアルカンチオールに，水酸基，カルボキシル基，アミノ基，リン酸基または硫酸基を有するアルカンチオールを異なる割合で配合した5種類の2官能基から構成される種々のSAMを調製した。基板には，クロムを1 nm 蒸着した後に金を15 nm 蒸着したカバーガラスを用いた。目的とするSAMの形成状況は，接触角測定およびX線光電子分光解析（ESCA）により確認した。一例として，表面にメチル基／カルボキシル基を有する2官能性SAMの接触角，ならびに酸素／炭素シグナル比（O/C 比）と接触角との関係をそれぞれ図1および図2に示す。カルボキシル基を有するアルカンチオールの配合比率の増加に伴い接触角が低下するとともに，接触角とO/C 比との間

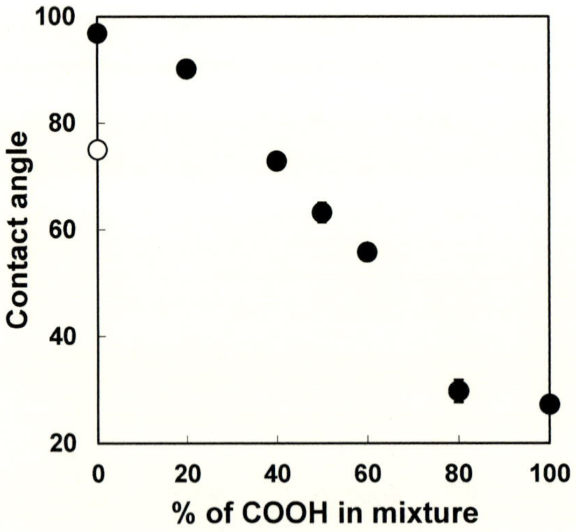

図1　メチル基とカルボキシル基を有するアルカンチオールを種々の混合比で反応させて得られたSAMの接触角
（白丸は未処理金基板の接触角）

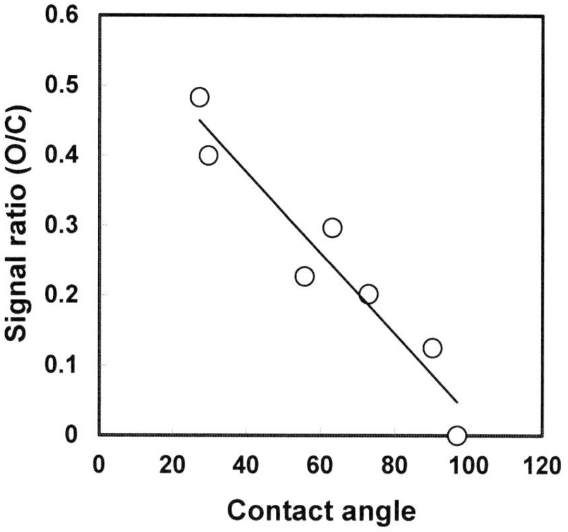

図2　メチル基とカルボキシル基を有するアルカンチオールを種々の混合比で反応させて得られたSAMの接触角に対する酸素／炭素シグナル比

に相関性が認められたことから，それぞれの官能基比率に応じて異なる接触角を有する表面が調製できることが確認された。

各種2官能基SAM上で培養したChinese hamster由来線維芽細胞株（V79細胞）の接着挙動，増殖能および細胞間連絡機能を検討した。その結果，官能基の種類に関係なく，細胞接着は表面の接触角に依存し，その伸展は接触角が60～70°で極大を示すことが明らかとなった。Arimaらも，水酸基，カルボキシル基およびアミノ基を用いた3種類の2官能基SAMは同様の特性を示すことを報告している[10)]。これらの知見は，医用材料への細胞接着においては，主に表面の接触角が影響することを示唆している。

一方，同程度の接触角を示す水酸基およびカルボキシル基を用いた単一官能基SAM上における細胞接着挙動に差異は認められないが，フィブロネクチンの吸着量および変性状態は官能基の種類に応じて異なることがKushiroらにより報告されている[11)]。また，同程度の接触角を有する高分子材料であっても，表面官能基の種類に応じてタンパク質吸着挙動が変化することも報告されている[12)]。これらの知見は，巨視的には医用材料の接触角が細胞接着挙動に影響するが，生体適合性に関連すると考えられる材料／細胞界面におけるタンパク質吸着挙動については，表面の化学構造が大きく影響することを示唆している。

3.2　化学構造に着目した細胞挙動変化

材料表面の化学的特性が細胞挙動に与える影響を検討するため，異なる官能基を有する表面を作製し，細胞培養実験を行った[13)]。材料としては，片末端にメチル基，水酸基，カルボキシル基，アミノ基，リン酸基または硫酸基を有するアルカンチオールを用いて，6種類のSAMをクロム／金蒸着カバーガラス上に作製した。各SAM上でヒト由来正常骨芽細胞（NHOst）を1週間培養し，増殖能および分化能を評価した。その結果，未処理の金表面と比較して，骨芽細胞の増殖能はメチル基表面で17％程度に抑制された。また，リン酸基および硫酸基表面においても，増殖はそれぞれ38％，51％程度に抑制されることが確認された。その他のSAM表面では増殖抑制が認められず，NHOst培養時に使用が推奨されているコラーゲンコート培養皿における増殖率は157％となった。NHOstの骨分化をアルカリフォスフォターゼ活性および沈着カルシウム量から評価した結果，増殖抑制が認められたメチル基表面では分化も抑制されたが，リン酸基および硫酸基表面では分化が促進されることが確認された。骨芽細胞の分化に関与することが報告されている細胞間連絡機能[14)]への影響も検討したが，リン酸基および硫酸基表面で確認された骨芽細胞分化と細胞間連絡機能との間に相関性は認められなかった。

SAMを利用した表面特性と細胞接着との関連性に関する研究は数多く行われている。その中には，SAMを用いてメチル基とトリエチレングリコール基とを縞状にパターン化した表面を調製した結果，フィブロネクチンがメチル基存在領域のみに吸着することで細胞接着が制御可能となることも報告されている[15)]。前述のとおり，細胞接着より先にタンパク質などの生体内分子が材料表面に吸着することから，上記のリン酸基および硫酸基表面における骨芽細胞の分化促進にも，官能基上に吸着するタンパク質の種類，量およびその変性状態が影響していることが予想される。

前述した2官能基SAMを用いた検討において，同程度の接触角を有する表面上で培養したV79細胞の挙動を比較したところ，官能基の種類に応じて細胞増殖および細胞間連絡機能が異なることも認められた。この結果も，表面の化学構造が細胞間連絡機能と関連するタンパク質の吸着挙動に影響することを示唆している。

材料／細胞界面におけるタンパク質吸着挙動と化学構造との相関性について，Sakataらは，材料表面にナノメーターオーダーで精密な表面構造を構築し，これを用いて水和構造や表面相互作用力などの微細な動的特性を評価する方法論を確立することを目的として，末端にさまざまな化学構造を有するポリマーブラシ表面上にタンパク質吸着層が形成される過程における直接的な表面／タンパク質相互作用の影響を定量的に解析した[16,17)]。その結果，タンパク質層の形成には，タンパク質が材料表面と接触した後にタンパク質／材料表面間に生じる静電的，もしくは疎水性の分子間相互作用が密接に関与しており，相互作用の増加に比例して，タンパク質の変性および不可逆的吸着を生じることが判明した。これにより，分子間相互作用の解析が，医用材料の生体への安全性などを評価する新しい方法として重要であることが示された。

3.3 その他の特性による影響

アルカンチオール類を利用したSAMの場合，形成される単分子層の厚みは1nm程度であるため，細胞に影響を与えうる物理的形状を表面に付与することは困難である。しかし，光エッチング技術などを利用することにより，特定の官能基パターンを付与したSAM表面を調製することにより，細胞の接着挙動を制御することは可能である。Chenらは，メチル基からなるSAMをさまざまな形状でスタンプにより基板上に作製した後，水酸基を有するアルカンチオールを溶解したエタノール中に浸漬することで，水酸基とメチル基とが特定のパターンで配置された表面を調製した[18]。この表面では，細胞接着タンパク質であるフィブロネクチンが吸着するメチル基表面のみに細胞が接着する。これらの表面上で細胞を培養したところ，5 μm四方の正方形上のみに細胞が接着し，伸展が阻害される場合，アポトーシスが誘導される。この報告は，SAMのみならず，種々の方法を利用したパターン表面の作製や，表面パターンと細胞影響との相関性評価に関する研究を活発化する発端となった。

4　おわりに

本稿では，材料表面の化学構造および接触角に応じた細胞挙動変化を，SAMを利用して評価する試みを紹介した。材料／細胞相互作用を検討する上では，材料表面に吸着するタンパク質の種類，量および変性状態を明らかにすることが重要であるため，現在種々の研究が進められている。

材料／細胞相互作用を明らかにする上で，検討すべき物理化学的特性の一つとして表面電位が挙げられる。しかしながら，アルカンチオール類を利用したSAMでは導電性の金基板を利用していることから表面電位の測定は難しく，別の材料を用いた検討が必要になる。異なる基板を用いた場合であっても，SAMを利用した表面官能基の種類および比率は制御可能である。例えば，有機シラン化合物を用いて低導電率ガラス基板に調製したSAMを用いて，表面電位が細胞に与える影響を検討した研究も報告されている[19]。このように，試薬，基板および反応機序を適切に選択して調製したSAMは，医用材料の生体適合性に影響を与える特性を検討する上で有用なツールになる。

近年，材料／細胞界面特性に着目した研究において，吸着タンパク質に着目した網羅的プロテオミクス解析が行われている[12,20~22]。これまでの研究では実際に使用されている医用材料が主な解析対象であるが，SAMを対象にした同様の研究により表面の化学的および物理化学的特性と生体適合性との関連性についてより詳細な考察が可能となることも期待される。

本稿では，生体適合性のうち界面的適合性を取り上げたが，埋め込み型医療機器については力学的適合性も重要である。臨床応用のためにはマクロな力学的適合性が重要であるが，近年，細胞が基板の「固さ」を認識して増殖および分化状態を変化させることが明らかになっている[23]。現在，分子レベルの材料力学的特性が接着細胞に与える影響に関する研究が盛んに行われているため，材料／細胞界面特性を検討する上で，将来は固さや弾性率などの力学的特性評価が求められる可能性もある。

文　献

1） J. Y. Lim & H. J. Donahue, *Tissue Eng.*, **13** (8), 1879 (2007)
2） A. Wennerberg & T. Albrektsson, *Clin. Oral Omplants Res.*, **20 Suppl. 4**, 172 (2009)
3） K. J. McHugh *et al.*, *J. Biomed. Mater. Res. B Appl. Biomater.*, **101** (8), 1571 (2013)
4） Y. Tamada & Y. Ikada, *J. Colloid Interface Sci.*, **155**, 334 (1993)
5） S. Kato *et al.*, *Biomaterials*, **21**, 521 (2000)
6） A. Ulman, *Chem. Rev.*, **96**, 1533 (1996)
7） M. Mrksich & G. M. Whitesides, *Annu. Rev. Biophys. Biomol. Struct.*, **25**, 55 (1996)
8） E. Colangelo *et al.*, *Bioconjugate Chem.*, **28**, 11 (2017)
9） L. Bertilsson & B. Liedberg, *Langmuir*, **9**, 141 (1993)
10） Y. Arima & H. Iwata, *Biomaterials*, **28**, 3074 (2007)
11） K. Kushiro *et al.*, *Biomater. Sci.*, **4**, 989 (2016)
12） M.-N. Abdallah *et al.*, *Acta Biomaterialia*, **54**, 150 (2017)
13） R. Nakaoka *et al.*, *J. Biomed. Mater. Res. Part A*, **94A**, 524 (2010)
14） H. J. Donahue *et al.*, *Am. J. Physiol. Cell Physiol.*, **278**, C315 (2000)
15） M. Mrksich *et al.*, *Proc. Natl. Acad. Sci.*, **93**, 10775 (1996)
16） C. S. Chen *et al.*, *Sciences*, **276**, 1475 (1997)
17） S. Sakata *et al.*, *Langmuir*, **31**, 3108 (2015)
18） S. Sakata *et al.*, *Biomaterials*, **105**, 102 (2016)
19） H. Kitano *et al.*, *Langmuir*, **21**, 11932 (2005)
20） Z. Othman *et al.*, *Biomaterials*, **167**, 191 (2018)
21） 植松美幸ほか，医療用バイオマテリアルの研究開発，p.26，シーエムシー出版 (2017)
22） 森下裕貴ほか，本書第Ⅳ編第３章
23） K. H. Vining & D. J. Mooney, *Nat. Rev. Mol. Cell Biol.*, **18**, 728 (2017)

第3章　蛋白質吸着挙動に着目したチタン材料の骨親和性評価

森下裕貴[*1]，福井千恵[*2]，
野村祐介[*3]，蓜島由二[*4]

1　はじめに

チタンは優れた生体適合性と骨親和性を有することから，生体硬組織代替材料として汎用されている。チタンは，生体内においてチタニアゲルなどの反応性に富む表面が形成され，骨性蛋白質（オステオカルシン，オステオポンチンなど）吸着やハイドロキシアパタイト（HAp）形成を促進するため，他の医用金属材料と比較して，骨結合（osseointegration）し易い特徴を有する[1)]。現在までに，HAp形成能を向上させるためのさまざまな表面処理方法が検討されてきた。例えば，表面にチタン酸ナトリウム層を形成させたアルカリ・加熱処理チタンが人工股関節材料として実用化されている。一方，各種処理表面に対する骨性蛋白質の吸着に関する詳細は明らかにされていない。

医用材料への蛋白質吸着については，血栓形成や細胞接着などに着目した研究が主流であり，材料に吸着する蛋白質の種類を網羅的に解析し，その吸着パターンから材料の機能や生体適合性を評価する研究は極めて乏しい。近年，我々はヒト正常骨芽細胞（NHOst）に対する分化促進機能を示すスルホン化プレートをモデル材料として，医用材料の機能評価や生体適合性評価におけるプロテオミクス解析の有用性について検討した。その結果，スルホン化プレート表面には骨形成に関与する蛋白質群が有意に吸着することが判明した。また，同プレート上で培養したNHOstの遺伝子および蛋白質発現挙動を検討した結果，スルホン化プレートが示すNHOstの分化促進機能とプロテオミクス解析結果の間には密接な相関性が認められた。これらの知見から，プロテオミクス解析は医用材料の機能や生体適合性を評価する新しい手法として非常に有益であると考える。

本稿では，チタンの生体適合性を蛋白質吸着特性から評価することを目的として，いくつかの化学処理を施したチタン表面に吸着する血清蛋白質の網羅的プロテオミクス解析を行い，HAp形成能と比較検討した結果について紹介する。

＊1　Yuki Morishita　国立医薬品食品衛生研究所　医療機器部　第一室　流動研究員
＊2　Chie Fukui　国立医薬品食品衛生研究所　医療機器部　第一室　研究補助員
＊3　Yusuke Nomura　国立医薬品食品衛生研究所　医療機器部　第一室　室長
＊4　Yuji Haishima　国立医薬品食品衛生研究所　医療機器部　部長

2　チタン材料のHAp形成能評価

未処理のチタンプレート（No. 1），ならびに表面特性が異なる化学処理済みチタンプレート5種を準備した（No. 2～6，表1）。No. 2は，加温下，水酸化ナトリウムの単純浸漬後に乾燥させた材料であり，材料表面にはチタン酸ナトリウムが豊富に存在すると考えられる[2)]。チタン酸ナトリウムは，生体内でナトリウムイオンを放出し，表面にTi-OH基を形成する。Ti-OH基は体液中でリン酸イオンとカルシウムイオンを取り込み，HApの核生成を誘起すると考えられている[3)]。No. 3は，水酸化ナトリウム処理および塩酸処理を経た後に加熱処理した材料である。塩酸未処理の材料と比較して，多湿環境に暴露された際にもHAp形成能が保持されることから，HAp形成メカニズムが水酸化ナトリウム単純処理群と異なることが示唆されている[4)]。この材料では，酸処理によりナトリウムが除去され，アナターゼ型もしくはルチル型酸化チタンが材料表面に存在していると考えられる。No. 4は，水酸化ナトリウム処理，塩化カルシウム処理および加熱処理を経た後，温水処理した材料である。塩化カルシウム処理により，材料保存中に失われやすいナトリウムイオンをカルシウムイオンに置換している。耐湿性が高い特徴があり，材料表面にはチタン酸カルシウムとルチル型酸化チタンが存在していると考えられる[5)]。No. 5は，過酸化水素処理後に加熱処理した材料であり，表面にはアナターゼ型酸化チタンが存在していると考えられる[6)]。No. 6は，過酸化水素／硝酸処理後に水酸化カルシウム熱処理した材料であり，表面にはチタン酸カルシウムとアナターゼ型酸化チタンが存在していると考えられる。

各チタンプレートを，Hanks' Balanced Salt Solution（HBSS，$CaCl_2$および$MgCl_2$を含有），10％ウシ胎児血清（FBS）含有のalpha Modified Eagle Minimum Essential Medium（αMEM），およびFBSに37℃で種々の時間浸漬させた。洗浄・乾燥後に，表面の構造と元素組成を，走査型電子顕微鏡（SEM）観察およびX線光電子分光分析（XPS）により解析した。SEM

表1　チタンプレートの化学処理条件

処理No.	処理条件
1	未処理
2	5 M NaOH, 60℃, 24 hr
3	(1) 5 M NaOH, 60℃, 24 hr (2) 0.1 M HCl, 40℃, 24 hr (3) 600℃, 1 hr（昇温 5℃/min）
4	(1) 5 M NaOH, 60℃, 24 hr (2) 0.1 M $CaCl_2$, 40℃, 24 hr (3) 600℃, 1 hr（昇温 5℃/min） (4) H_2O, 80℃, 24 hr
5	(1) 3% H_2O_2, 80℃, 3 hr (2) 400℃, 1 hr（昇温 5℃/min）
6	(1) 3% H_2O_2/50 mM HNO_3, 80℃, 20 min (2) 10 mM $Ca(OH)_2$, Autoclave, 12 hr

表2　HBSSに浸漬させたチタンプレート上でのHAp形成

処理No.	4時間	2日	1週間	2週間
1	−	−	−	+++
2	−	−	++	+++
3	−	−	−	+++
4	−	−	+	+++
5	−	−	+	+++
6	−	−	±	+++

観察の結果，HBSS浸漬の場合，4時間および2日間ではHAp形成が認められなかったが，No. 2，4～6については浸漬後1週間でHAp形成が起こり，2週間浸漬すると未処理プレート（No. 1）を含めた全プレート上にHApが形成された。HAp形成速度はNo. 2 ＞ No. 4, 5 ＞ No. 6 ＞ No. 1, 3の順であった（表2）。10% FBS含有αMEMおよびFBSにおいては，2週間浸漬した際にもHAp形成は認められなかった。XPS解析の結果，浸漬前の各プレートからは共通してO1s，C1s，Ti2p1およびTi2p3のシグナルが検出されたほか，化学処理時に塩化カルシウムおよび水酸化カルシウムを使用したNo. 4とNo. 6からは微量のCa2pが，No. 2からはNa Augerのシグナルが観測された。HBSSに4時間浸漬させると全てのプレートに微量のCa2pシグナルが観測された。2日間浸漬後のXPSスペクトルは4時間浸漬時と同様であったが，1週間および2週間後では全てのプレートともに浸漬時間の延長に伴ってTiシグナルが減少し，Ca2p，P2s，P2pシグナルが増加することが確認され，SEM観察と相関する結果が得られた。10% FBS含有αMEMおよびFBSに4時間浸漬すると全てのプレートからN1sシグナルが観測されたことから，各プレート表面への蛋白質吸着は速やかに起こることが確認された。両溶媒に2週間浸漬するとHBSS浸漬時と同様，全プレートともに浸漬時間の延長に伴いTiシグナルは減少し，N1s，Ca2p，P2s，P2pシグナルは増強することが認められた。しかし前述のように，SEM観察では典型的なHApの粒状結晶が観察されなかったことから，両溶媒に浸漬した際に形成されるリン酸カルシウムはリン酸八カルシウムであることが示唆された。

3　チタン材料への吸着蛋白質の解析

各チタンプレートをヒト血清に4時間浸漬した後，血清を除去した。同プレートを洗浄した後，吸着蛋白質を回収し，LC-MS/MSショットガン解析に供した。各チタンプレートに吸着した蛋白質の回収量は，No. 4 ＞ No. 2 ＞ No. 3, 5 ＞ No. 6 ＞ No. 1の順であった。LC-MS/MSショットガン解析から得られたMSデータをi-RUBYソフトウェアにインストールしてデータベース検索した結果，2,500種を超える蛋白質が同定された（p<0.05）。これらの中から骨形成に関与すると思われる蛋白質群を抽出し，多変量解析により各プレートへの蛋白質吸着量を比較した。対照（No. 1）と比較した際の各チタンプレートへの蛋白質吸着の結果（表3）について，蛋白質

表3　未処理チタンプレート（No. 1）と比較した際の各チタンプレートへの蛋白質吸着

蛋白質群	No. 2	No. 3	No. 4	No. 5	No. 6
総蛋白質	＋＋	＋	＋＋＋	＋	±
成長因子類	＋＋	＋	＋＋	＋	＋
サイトカイン類	＋	＋	＋	＋	＋
ホルモン・ステロイド類	＋＋	＋	＋＋	＋	＋
骨系蛋白質	＋＋	＋	＋＋＋	＋	＋
グルタミン酸関連蛋白質	＋＋	＋	＋＋	＋	＋
Ca チャネル蛋白質	＋	＋	＋＋	＋	±
ビタミン関連蛋白質	＋＋	＋	＋＋	＋	±
金属関連蛋白質	＋＋	＋	＋＋＋	＋	±
HOX 関連蛋白質	＋＋	±	＋	±	±
ヘッジホッグ関連蛋白質	＋＋	＋	＋＋	＋	±
細胞外マトリクス	＋＋＋	＋	＋＋	＋	±
HSP・アラキドン酸関連蛋白質	＋＋＋	＋＋	＋＋＋	＋＋	＋
ephrin 関連蛋白質	＋	＋	＋	＋	＋
GABA 関連蛋白質	＋＋	＋	＋＋	＋	±
zinc finger protein 関連因子	＋＋＋	＋＋	＋＋＋	＋＋	＋
Ras 関連蛋白質	＋＋	＋	＋＋	＋	±
その他転写因子	＋＋	＋	＋＋	＋	±

群ごとに以下にまとめる。

3.1　成長因子・サイトカイン類

化学処理プレートには，骨形成に深く関与することが知られている骨形成因子（BMP）2，線維芽細胞増殖因子（FGF）2，インスリン様成長因子（IGF）1，IGF2 および肝細胞増殖因子（HGF）が有意に吸着した。この吸着は特に No. 2 と No. 4 プレートに顕著であった。IGF 関連蛋白質として IGF 結合蛋白 1～4 をはじめとした種々の IGF 結合蛋白も化学処理群に顕著に吸着することが判明した。その他，BMP 関連蛋白質である BMP-2-inducible protein kinase，HGF 関連蛋白質である HGF activator，HGF-regulated tyrosine kinase substrate，fetuin B，FGF 関連蛋白質である protein shisa-2 homolog 2 も化学処理プレートへの吸着が認められた。

細胞分化に関与することが知られているトランスフォーミング増殖因子（TGF）スーパーファミリー関連蛋白質としては，TGF β1 と growth differentiation factor 8 が化学処理プレートに吸着することが認められた。サイトカイン関連蛋白質としては，破骨細胞の増殖と分化を抑制するとともに，インターフェロン（IFN）γ を誘導する interleukin 18 receptor accessory protein，インテグリン活性化能を持つ CXC chemokine receptor type 3，BMP4/Wnt シグナルを活性化する CXXC-type zinc finger protein 5 などが化学処理群に有意に吸着した。その他，IFN 関連蛋白質である IFN β1，IFN regulatory factor 7，IFN γ receptor 1，腫瘍壊死因子（TNF）活性阻害能や核内因子 κB(NF-κB) 転写抑制能を持つ TNFAIP3 interacting protein 2，5-tyrosyl-

DNA phosphodiesterase, transcription factor HIVEP3（成人骨形成必須蛋白質）, numb-like protein, tax1-binding protein 1が化学処理群に顕著に吸着した。また，成長因子関連蛋白質であるPERQ amino acid-rich with GYF domain-containing protein 2, rho-guanine nucleotide exchange factor, transcription factor jun-Bや細胞選択・形態形成に関与する細胞接着因子である種々のカドヘリンスーパーファミリー蛋白質が化学処理群から有意に検出された。

3.2　ホルモン・ステロイド類

化学処理プレートには，骨形成に関与することが知られているエストロゲン受容体1（ESR1）が有意に吸着することが確認された。この吸着は特にNo. 2とNo. 4で顕著であった。ステロイド受容体の転写活性を促進するESR1やステロイドコアクティベータであるnuclear receptor coactivator 6のほか，アンドロゲン受容体シグナルの伝達を増強し，N-Methyl-D-aspartate（NMDA）依存的α-amino-3-hydroxyl-5-methyl-4-isoxazole-propionate（AMPA）受容体を制御するhuntingtin-interacting protein 1も化学処理群に吸着することが判明した。

3.3　骨系蛋白質

骨形成初期に関与するtetranectin, leucine-rich proteoglycanに分類されるオステオグリシン（mimecan）とlumican，カルシウム／リン酸水溶性複合体として骨形成に関与するα-2-HS-glycoprotein，軟骨細胞の増殖と分化に関与するchondroadherinのほか，proteoglycan 4が化学処理プレートに有意に吸着することが確認された。tetranectinとmimecanの吸着はNo. 2とNo. 4, mimecan, α-2-HS-glycoprotein, chondroadherinの吸着はNo. 4に顕著であった。

3.4　グルタミン酸関連蛋白質

kynurenine 3-monooxygenaseをはじめとしたグルタミン酸合成に関与する種々の因子のほか，metabotropic glutamate receptor（GRM）6, glutamate receptor（GRIA）2, glutamate［NMDA］receptor subunit（GRIN）zeta-1, GRM7, GRIA3, GRIN3Bが化学処理群に有意に吸着した。この吸着は特にNo. 2とNo. 4に顕著に認められた。

3.5　Caチャネル蛋白質

細胞内カルシウムイオン濃度の調節に関与するイノシトール三リン酸受容体の活性化能を持つstromal interaction molecule 1（STIM1）のほか，Caチャネルを形成する幾つかの関連蛋白質が化学処理群に有意に吸着した。STIM1の吸着は，No. 4が顕著であり，No. 2, No. 3, No. 5にも認められるが，No. 6への吸着量は対照と同等であることが判明した。その他の関連蛋白質もNo. 2～5には吸着するが，No. 6プレートへの吸着量はcalcium-transporting ATPase type 2C member 1を除き，対照と比較して大きく変動しないことが確認された。

3.6 ビタミン関連蛋白質

ビタミンD3受容体のほか，ビタミンD，エストロゲンおよび糖質コルチコイドのシグナル伝達に関連するSWI/SNF-related matrix-associated actin-dependent regulator of chromatin subfamily E member 1（SMARCE1）とSNW domain-containing protein 1，ビタミンD関連蛋白質であるvitamin D-binding protein，vitamin D 25-hydroxylase，ビタミンK関連蛋白質であるvitamin K-dependent γ-carboxylaseが化学処理プレートに有意に吸着した。各蛋白質の吸着は特にNo. 2とNo. 4で顕著であり，No. 6プレートへの吸着はSMARCE1を除き，対照と比較して大きく変動しないことが確認された。

3.7 金属関連蛋白質

Fe結合性蛋白質であるserotransferrin，lactotransferrin，melanotransferrin，Cu結合性蛋白質であるcytochrome c oxidase copper chaperone（COX17），copper homeostasis protein cutC homolog，Mg輸送に関与するpalmitoyltransferase ZDHHC13が化学処理プレートに有意に吸着した。COX17の吸着は特にNo. 4が顕著であった。その他の蛋白質もNo. 2〜5には吸着するが，No. 6への吸着はCOX17を除き，対照と比較して大きく変動しないことが確認された。metal transporter CNNM4とZn輸送に関与するzinc transporter ZIP12は対照プレートには吸着しなかった。zinc transporter ZIP12はNo. 6プレートからも検出されなかったが，No. 2とNo. 4を中心として，その他の化学処理群には吸着することが確認された。

3.8 ホメオティック遺伝子（HOX）関連蛋白質

homeobox protein Hox-A10およびlysine-specific demethylase 5Aの吸着はNo. 2で顕著に認められ，その他の化学処理群への吸着量は対照と比較して大きく変動しないことが確認された。No. 2とNo. 4プレートには，その他のHOX関連蛋白質も吸着するが，No. 3，No. 5およびNo. 6への吸着パターンはプレート毎に異なっていた。

3.9 ヘッジホッグ関連蛋白質

ユビキチン化によるGli転写因子（Gli2）分解を阻害するzinc finger protein GLI2がNo. 2とNo. 4プレートに顕著に吸着した。同蛋白質はNo. 3とNo. 5プレートにも吸着するが，No. 6への吸着量は対照と比較して大きく変動しないことが確認された。

3.10 細胞外マトリクス

コラーゲン，コンドロイチン硫酸，インテグリン，タリン，ビンクリン，テンシン，ヒアルロン酸結合蛋白質，テナスチン，フィブロネクチン，ビトロネクチン，ラミニン，グリピカンのほか，コラーゲン合成に必須であるprocollagen-lysine，2-oxoglutarate 5-dioxygenase 2およびprocollagen C-endopeptidase enhancer 1をはじめとしたその他の関連蛋白質が検出された。

No. 2プレートには，これらの全ての細胞外マトリクスが結合するが，No. 4 > No. 3 > No. 5 > No. 6の順序にしたがって，吸着する蛋白質の種類が減少した。

3. 11　熱ショック蛋白質・アラキドン酸関連蛋白質

membrane-associated phosphatidylinositol transfer protein 2および1-phosphatidylinositol-4,5-bisphosphate phosphodiesterase β（PLCB）4を除き，No. 2およびNo. 4プレートへの吸着パターンには相同性が認められた。No. 3およびNo. 5プレートへの蛋白質吸着挙動にも類似性があるが，PLCB1およびMAP kinase-activated protein kinase 5（MAPKAPK5）の吸着パターンが異なっていた。一方，No. 6プレートの場合，phosphatidylinositol-4-phosphate 3-kinase C2 domain-containing（PIK3C2）γ polypeptide，endothelin-converting enzyme-like 1，PIK3C2 α polypeptide，1-phosphatidylinositol-3-phosphate 5-kinaseおよびMAPKAPK5の吸着量は有意に増加するが，その他の蛋白質群の吸着量は対照と比較して大きく変動しないことが確認された。

3. 12　ephrin関連蛋白質

対照と比較して，骨吸収に関与するephrin type-A receptor 10の吸着量が全ての化学処理プレートで増加した。

3. 13　γ-アミノ酪酸（GABA）関連蛋白質

骨形成を抑制するGABA receptor-associated protein-like 2のほか，GABA receptor subunit rho-1およびGABA type B receptor subunit 2が同定された。これらの蛋白質の吸着パターンにはNo. 2／No. 4間およびNo. 3／No. 5間に類似性が認められたが，No. 6プレートへの吸着挙動は，その他の化学処理群と異なっていた。

3. 14　転写因子関連蛋白質

BMP誘導性の転写を活性化するzinc finger and BTB domain-containing protein 24をはじめとしたzinc finger protein関連因子の吸着パターンはプレート毎に異なっており，No. 2 > No. 4 > No. 3 > No. 5 > No. 6の順序にしたがって吸着する蛋白質数が減少した。

Ras関連蛋白質の吸着挙動はNo. 2／No. 4間およびNo. 3／No. 5間に類似性が認められたが，No. 6への吸着量は対照と比較して大きく変動しないことが確認された。

骨分化に関与するchromodomain-helicase-DNA-binding protein 9やエナメル形成に関与するFAM83Hをはじめとしたその他の転写因子も同定された。No. 2プレートには，これら全ての蛋白質が吸着した。No. 4プレートへの吸着パターンはNo. 2プレートと類似していたが，いくつかの蛋白質の吸着量に大きな差異が認められた。No. 3／No. 5プレート間にも相同性が認められたが，No. 6プレートに吸着する蛋白質群は限られており，その他の化学処理群と異なる吸着パターンを示した。

4　考察

チタン材料の生体適合性を高めるために化学処理をはじめとした種々の方法が考案されているが，化学処理自体が同材料の骨親和性の向上に直接的な影響を及ぼしているとは考え難い。現在までに，硫酸化多糖類はBMPs，FGFs，antithrombin Ⅲや顆粒球単球コロニー刺激因子などと相互作用することにより細胞機能を増進させることが示唆されているとともに[7~11)]，本研究においても，化学処理を施したチタン材料表面には骨形成に深く関与すると思われる種々の蛋白質が顕著に吸着することが明らかになった。これらの知見から，化学処理を施したチタン材料が示す高い骨親和性はバイオインターフェースに介在する蛋白質により制御されていることが推察できる。これらの蛋白質の吸着挙動は化学処理の違いにより変動することも確認されたことから，チタン材料の骨親和性は蛋白質の吸着パターンから予測可能であることが示唆された。

HAp形成速度と骨形成関連蛋白質の吸着量との関係については，吸着蛋白質が多いチタン材料ほど早いHAp形成速度を有す傾向があったが，蛋白質吸着に類似性が認められたNo. 3／No. 5間でHAp形成速度には差異が認められた。前節で紹介した多変量解析結果はバイオマーカ探索の第一歩であり，蛋白質群レベルでの吸着類似性について言及したが，今後，検出された種々の蛋白質の中から，チタン材料の骨親和性と密接に関与するマーカ蛋白質を選別する必要がある。今回使用したチタン材料上で培養したヒト細胞の挙動を生化学的および分子生物学的に追跡する研究[12)]において得られた成績なども参考として蛋白質を選別したのち，候補蛋白質の材料表面への吸着量を正確に測定するため，絶対定量解析を行い，蛋白質吸着を指標にチタン材料の骨親和性を判断する *in vitro* 評価法の確立を目指す。

5　おわりに

本稿では，チタン材料の骨親和性を予測可能なマーカ蛋白質探索を例として，医用材料の機能や生体適合性を評価する新しい手法としてのプロテオミクス解析の試みについて紹介した。本手法は材料プロテオームと呼ぶべき新しい分野のプロテオミクスとなり得る。プロテオミクスの技術は培養細胞や埋植材料周辺域における組織の性状変化の解析などにも利用できる。網羅的解析により特定のバイオマーカを決定することができれば，標的プロテオミクスを利用した同マーカの微量定量が可能となり，材料の機能や生体適合性，細胞または組織の状態などを判断するための有益な評価手法となり得る。

文　　献

1) 吉成正雄，歯科学報，**103**, 313 (2003)
2) H. M. Kim *et al., J. Ceram. Soc. Jpn.,* **105**, 111 (1997)
3) C. Ohtsuki *et al., J. Biomed. Mater. Res.,* **35**, 39 (1997)
4) D. K. Pattanayak *et al., J. Mater. Sci. Mater. Med.,* **20**, 2401 (2009)
5) T. Kizuki *et al., Acta Biomater.,* **6**, 2836 (2010)
6) A. Osaka *et al., Phosphorus Res. Bull.,* **17**, 130 (2004)
7) T. Takada *et al., J. Biol. Chem.,* **208**, 43229 (2003)
8) T. W. Barrowcliffe *et al., Br. Med. Bull.,* **34**, 143 (1978)
9) A. Yayon *et al., Cell,* **64**, 841 (1991)
10) A. C. Rapraeger *et al., Science,* **252**, 1705 (1991)
11) R. Yang *et al., Scand. J. Immunol.,* **55**, 2 (2002)
12) R. Sawada *et al., J. Biomed. Mater. Res. A,* **101**, 2573 (2013)

第4章　材料表面近傍の水和状態の *in silico* 解析と生体適合性予測への応用

植松美幸[*1]，岡本吉弘[*2]，蓜島由二[*3]

1　はじめに

創薬分野では，*in silico* スクリーニングによるリード化合物探索が行われているが，医療機器分野ではいまだ応用されていない。生体適合性を支配する医用材料側の諸因子は十分に解明されておらず，創薬のように全世界的に収集，更新されるデータも存在しない。そこで我々は，高分子材料の化学構造，水和状態を中心とした各種特性，ならびに生体（血液）適合性に関する試験データを基礎として，優れた生体適合性を有する材料の開発支援ツールとなり得る「医用材料版 *in silico* スクリーニング法」の構築を目指して研究を進めている[1)]。

医用材料版 *in silico* スクリーニング法の開発には，理論的解析の基礎として，血液適合性を支配する材料側の因子を選定する必要がある。近年，高分子材料の血液適合性は材料表面近傍の水和状態，特に中間水の存在量と密接に相関することが明らかになりつつある[2)]。本稿では，Poly (2-methoxy-ethyl acrylate)（PMEA）に関するこれまでの知見から，血液適合性の支配因子として材料の水和状態に着目して血液適合性を予測・評価するために考案した *in silico* シミュレーション手法の開発状況について概説する。

2　生体適合性とバイオ界面における水和特性

PMEA はテルモ社製人工肺用被膜に用いられている。生体タンパク質は，変性することなく PMEA 表面に脱吸着する。また，PMEA は血小板などの細胞接着能を有するが，接着数自体は抑制されているとともに，活性化を誘導することなく優れた生体適合性を示すことが知られている[2~7)]。

田中らは，優れた血液適合性を有する PMEA には，0℃で凍る自由水および冷却しても凍結しない不凍水のほか，－50℃付近で凍結・融解する水分子（中間水）が存在することを世界に先駆けて明らかにした[2)]。また，さまざまな PMEA 類縁体を化学合成し，血小板粘着をはじめと

＊1　Miyuki Uematsu　国立医薬品食品衛生研究所　医療機器部　埋植医療機器評価室　主任研究官

＊2　Yoshihiro Okamoto　国立医薬品食品衛生研究所　医療機器部　性能評価室　室長

＊3　Yuji Haishima　国立医薬品食品衛生研究所　医療機器部　部長

した種々の特性を評価した結果，良好な血液適合性を示す高分子材料は例外なく中間水を有していることを解明した。この知見は，次世代型医用材料を開発する手法となり得る「中間水コンセプト」[2~7]として，世界的に注目を浴びている。

医用高分子材料のバイオ界面においては，ミクロな分子間での相互作用が生じている。田中らは，高分子材料の生体との相互作用について，生体反応が生じる第一因子となり得る材料表面への水分子の吸着に着目して，界面における物理化学的特性を解析した。まず，赤外分光[8,9]，固体 NMR[10]，和周波発生分光[11~13]，表面自由エネルギー[14]などを駆使することで，DSC 分析同様に，PMEA 表面での中間水観測に成功した。さらに，時間分解赤外分光法[15,16]により，PMEA 中に存在する不凍水，中間水，自由水に帰属される水分子を分類し，官能基レベルの水和構造を推定した。

高分子材料中の水和構造が血液適合性に与えるインパクトに関するレビュー[17]では，Kohn らによるチロシン誘導ポリアリレート（2006 年 FDA 承認）中の水和状態を DSC 分析した結果とともに，田中らによる研究に関する網羅的な調査結果が解説されている。Kohn らも同様に，中間水の存在が血液適合性に影響を及ぼすことから，水和状態が医療機器用途の材料設計における重要な因子になると考えており，バイオ界面での水和構造の機構解明を今後の課題としている。

3　方法

材料の理論的解析では，分子動力学（Molecular Dynamics：MD）計算により，PMEA の表面近傍の水和状態を求めた。この計算は，材料用シミュレーションソフトウェア（Material Science Suite, Schrödinger Inc.）により行った。対象材料である PMEA の化学構造を図 1 に示す。図 1 中の R1，R2 は，それぞれ Head，Tail を示している。

まず，温度 300 K 下，100 量体 10 分子から成るアモルファス構造モデルを作成した。Hofmann の手法を参考として，ブラウン動力学および分子動力学の計算を組み合わせ，初期構造を決定した。さらに，当該モデルに対し，Penetrant Loading により吸水率を計算した。Penetrant Loading はグランド・カノニカル・モンテカルロと分子動力学（NPT）を組み合わせた計算方法であり，指定した温度と相対湿度（水蒸気圧）の粒子浴（水蒸気）と平衡状態を求めるツールである。ここでは，温度 300 K，相対湿度 100%，最大サイクル数 100 回として設定した。

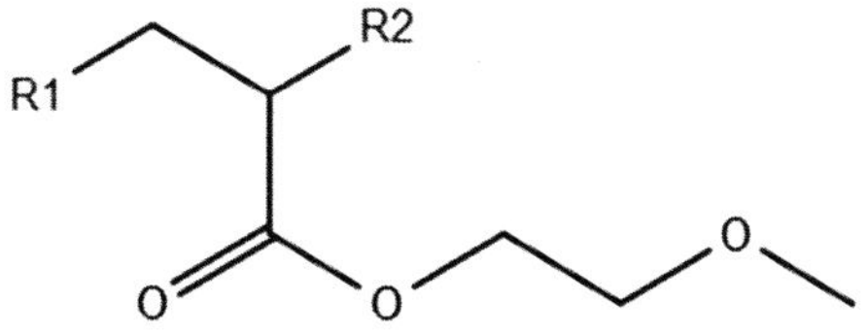

図 1　PMEA の化学構造式

温度条件に伴う材料と水分子の相互作用について検討するため，各温度条件での構造をMD計算により求めた。密度は，乾燥状態および飽和含水状態におけるPMEAについて，温度を350Kから10Kまで10K間隔で段階的に降下させ，NPTアンサンブルを用いて設定温度毎に10nsのMD計算を行って求めた。平衡化は最後の20%の密度変化の標準偏差5%以内での収束により判定した。構造の妥当性はガラス転移温度（T_g）の実験値との比較により行った。

飽和含水状態のPMEAについて，各温度条件で算出された構造に対し，さらにNPTアンサンブルで50nsのMD計算を行い，その過程における水の拡散係数を算出した。また，PMEA中の水分子のみを選択し，動径分布関数を算出した。

4　結果

シミュレーションに使用したモデルの深さ方向の密度は1.18±0.03 g/cm^{2}であり，実験値（1.2 g/cm^3）と良く一致した。このとき，乾燥状態および飽和含水状態におけるT_gは，それぞれ238K，226Kであり，実験値（乾燥状態：238K，飽和含水状態：222K）と同様，含水に伴う温度下降が確認された。

各温度条件におけるPMEA近傍の水の拡散係数を計算した結果，320K下の拡散係数（$3.84\times10^{-11}\pm2.36\times10^{-14}$m^2/s）と比較して，310Kでは1/2以下（$1.51\times10^{-11}\pm8.77\times10^{-15}$m^2/s）となり，260Kまでは単調に低下し（$9.44\times10^{-13}\pm1.77\times10^{-15}$m^2/s），200K（$1.20\times10^{-13}\pm2.75\times10^{-16}$m^2/s）に至るまで大きく変動しないことが確認された。

PMEA近傍の水の拡散係数の動径分布関数を計算した結果，2.8～2.9Å，4.5～4.9Å，6.3～6.9Åの範囲に比較的強度の強いピークが観測された後，ピーク強度が減衰することが確認された。温度条件が260K以上では，7.5Å以降でフラットな分布となる一方，それ以下の温度条件では，7.5Å以降でも引き続き小さな変動が生じた。220Kでは，20Å以降においても長距離秩序が出現し，特に200Kでは顕著に観測された。

5　考察

PMEAのT_gはDSCによる実測値とシミュレーションの計算結果との間に良好な相関性が認められたことから，シミュレーションに付与したPMEAの立体構造は妥当であり，本モデルが温度変化に対して実測に近い挙動を示していることが示唆された。

PMEAに含まれる水分子同士の動径分布関数は，結晶状態では鋭いピークが立ち並び，液体では2，3個のピークの後に緩やかに減衰することが知られている。詳細は割愛するが，中間水不含のPoly(butyl-acrylate)の場合，いずれの温度においても長距離秩序は観測されない。一方，PMEAにおいては，220K以下で顕著な長距離秩序が観察されたことから，230K以上の温度では形成されなかった水の新たな結晶化の存在が示唆された。水分子の時間的挙動に着目すると，エステル結合カルボニル酸素原子（C＝O）から2Å以内の距離に存在する水分子の水素原子は，カルボニル酸素原子に補足され，水素結合の形成を維持していた。この水分子は，時間や温度条件に依存することなく観察されることから，不凍水に相当すると考えられた。一方，メトキシ基の酸素原子（OCH_3）から5Å以上離れて存在する水分子の水素原子も，220 K 以下では他の水分子と水素結合を形成していたが，270 K 以上では水素結合が解離した。このようにメトキシ基酸素原子の近傍に存在し，不凍水と直接的に水素結合した水分子や水素結合ネットワークを介してさらに捕捉される水分子は，材料との相互作用が温度条件によって変化することから，中間水であると考えられた。本シミュレーションおよび解析手法は妥当であると考えられるが，再現性・頑健性を評価するため，今後さらなる検討が必要である。

6　まとめ

生体適合性を支配する因子の一つと考えられている，高分子材料の水和構造を解明するため，分子動力学シミュレーションを用いて水分子の挙動を解析する手法を提案した。中間水を有するとともに，優れた生体適合性を示すPMEAをモデル化合物として，温度条件を変化させることにより，T_g に基づいた材料の立体構造の妥当性評価と動径分布関数を用いた水の分類法について検討した。

今後，中間水含有および不含のさまざまな高分子材料についても同様に解析し，仮説の検証を行う。将来的には，材料表面近傍の水和状態を予測するシミュレーションを材料選択ツールとして活用し，生体適合性に優れた新規医用材料の開発促進に貢献していきたい。

文　　献

1）植松美幸ほか，医療用バイオマテリアルの研究開発，p.26，シーエムシー出版（2017）
2）S. Kobayashi *et al., Biomacromolecules,* **18**（12），4214（2017）
3）M. Tanaka *et al., Biomaterials,* **21**, 1471（2000）
4）M. Tanaka *et al., Polym. Int.,* **49**, 1709（2000）
5）M. Tanaka *et al., Biomacromolecules,* **3**（1），36（2002）
6）M. Tanaka *et al., J. Biomed. Mater. Res. A,* **68**（4），684（2004）
7）M. Tanaka *et al., Polym. J.,* **47**, 114（2015）
8）S. Morita *et al., Langmuir,* **30**, 10698（2014）
9）H. Kitano *et al., Macromol. Biosci.,* **5**, 314（2005）
10）Y. Miwa *et al., Polymer,* **50**, 6091（2009）
11）G. Li *et al., J. Am. Chem. Soc.,* **126**, 12198（2004）

12) G. Li *et al.*, *Anal. Chem.*, **76**, 788 (2004)
13) S. Ye *et al.*, *Macromolecules*, **36**, 5694 (2003)
14) M. Tanaka *et al.*, *J. Biomed. Mater. Res. A*, **68** (4), 684 (2004)
15) S. Morita *et al.*, *Langmuir*, **23**, 3750 (2007)
16) S. Morita, *Front. Chem.*, **2** (10), 1 (2014)
17) M. A. Bag *et al.*, *Int. J. Mol. Sci.*, **18** (8), 1422 (2017)

第5章　人工股関節の機能性向上に寄与する表面処理技術（Aquala，AG-PROTEX）

池田潤二[*1]，村上隆幸[*2]，野田岩男[*3]

1　はじめに

日本の65歳以上人口（高齢者数）は2017年10月現在，3,515万人となり，総人口に占める高齢者の割合（高齢化率）は27.7％まで上昇している。人口減少過程の中，高齢化率は今後も上昇を続け，2025年には30％を超過し，さらに後期高齢者（75歳以上）の割合も15％を超えると推計されている[1)]。日本の平均寿命と健康寿命（要支援・要介護を必要としない期間）の間には10年程度の開きがあり，骨粗鬆症・サルコペニア・変形性関節症などの骨・筋肉・関節の運動器に関連した疾患が顕在化している。要支援・要介護となる要因のうち，約25％が関節疾患や骨折・転倒など運動器の疾患に関連しており[2)]，また40歳以上の約75％が加齢や生活習慣または遺伝的な要因によって股関節・膝関節・脊椎に何らかの疾患を抱えていることが報告されている[3)]。つまり，運動器の疾患は「健康寿命の延伸」の阻害因子となっており，世界に先んじて超高齢社会を迎えていく日本では，このような高齢者特有の疾患増加への効果的な対策が急務となっている。

運動器の疾患は，疼痛や活動性の低下により日常生活の制限をもたらす。本稿では，変形性関節症や骨折により歩行が困難となった患者の痛みを緩和し活動性を回復する人工関節置換術，その中でも人工股関節置換術に着目し，人工股関節の機能性向上に寄与する表面処理技術の革新について概説する。

人工股関節置換術は，外科的侵襲を伴うものの患者の痛みや活動性を早期に回復できる治療法であり，日本では年間約12万件の人工股関節置換術が行われている[4)]。しかしながら，術後に合併症を生じることがあり，インプラントを入れ替える手術（再置換術）が必要となる場合がある。人工股関節の再置換の原因は，「脱臼」，「弛み」，「感染」が全体の70％以上を占めていることから[5)]，京セラでは，2011年に人工股関節の「弛み」の原因となる超高分子量ポリエチレン（UHMWPE）の摩耗紛の産出を劇的に抑制する技術として，架橋処理UHMWPE（Cross-linked Polyethylene：CLPE）表面に2-メタクリロイルオキシエチルホスホリルコリン（MPC）をグラフト重合（PMPCコーティング）した寛骨臼ライナー，Aqualaライナーを，また2016年に術後早期の感染リスクの低減が期待される抗菌性人工関節として銀を含有したハイドロキシアパタ

＊1　Junji Ikeda　京セラ㈱　メディカル事業部　研究部　研究課　課責任者
＊2　Takayuki Murakami　京セラ㈱　メディカル事業部　研究部　研究課　係責任者
＊3　Iwao Noda　京セラ㈱　メディカル事業部　研究部　研究課

イトコーティング（AG-PROTEX）を搭載した人工股関節（大腿骨ステム，寛骨臼シェル）を上市した。

2　PMPCコーティング（Aquala）の開発

2.1　PMPCコーティング開発の背景

人工股関節の摺動面はセラミックスまたは金属とUHMWPEより構成されている。人工股関節の弛みは，その摺動面から産出されるUHMWPE摩耗紛の生体内での異物反応の結果として生じる[6)]。微細な摩耗紛を貪食したマクロファージがTNF-αやIL-6などのサイトカインを放出することで活性化された破骨細胞が人工関節周囲の骨を吸収し，弛みに至る。したがって，人工股関節の弛みの発生を低減するためには原因となる「摩耗紛を減少させること」と「発生した摩耗紛の生体内での異物反応を制御すること」が重要となる。

生体の関節軟骨表面に着目すると，その摺動面表面に形成されるリン脂質，コラーゲン，プロテオグリカンなどの生体分子が凝集した水和ゲル層が荷重支持や衝撃吸収作用だけではなく，潤滑機構の維持に寄与していることがわかる[7)]。この関節軟骨と同様の水和ゲル層を親水性リン脂質ポリマーであるMPCポリマーを用いてCLPE表面に形成することで，生体の関節と同様の円滑な摺動特性が付与されることが期待できる。

2.2　PMPCコーティングの特徴

MPCは石原らが大量合成に成功した合成リン脂質であり，それを重合して得られるMPCポリマーはタンパク質吸着抑制や血栓形成抑制などの効果を持つことからさまざまな医療デバイスに応用されている[8)]。しかしながら，先行する医療デバイスと異なり，人工股関節では荷重部位で硬質なセラミックスや金属と接触することになる。そのためMPCポリマーを人工股関節に応用するにあたっては，高い耐久性を有するコーティング法の確立が必要であった。

そこで耐久性に優れたコーティング層をCLPE表面に形成するにあたり，これまで医療デバイスに用いられていたディップコーティング法ではなく，MPC水溶液中にデバイスを浸漬し，光開始ラジカル重合によってCLPE表面にポリMPC(PMPC)を直接グラフトする光開始グラフト重合法の検討を行った[9)]。光開始グラフト重合法によるPMPCコーティングの最適化を行うことによってCLPE表面に強固なPMPC層を形成することができ，長期にわたり安定した関節軟骨様の機能を発揮できる表面を獲得すると同時に基材であるCLPEの特性に影響を及ぼさないことを可能とした（図1)。

2.2.1　PMPCコーティングの摩耗特性

PMPCコーティングによって，疎水性であったCLPE表面は超親水性に劇的に変化しており，水和したPMPC層およびその表面に形成した水の薄膜が摺動時に高い潤滑性を与える役割を果たしている[9)]。

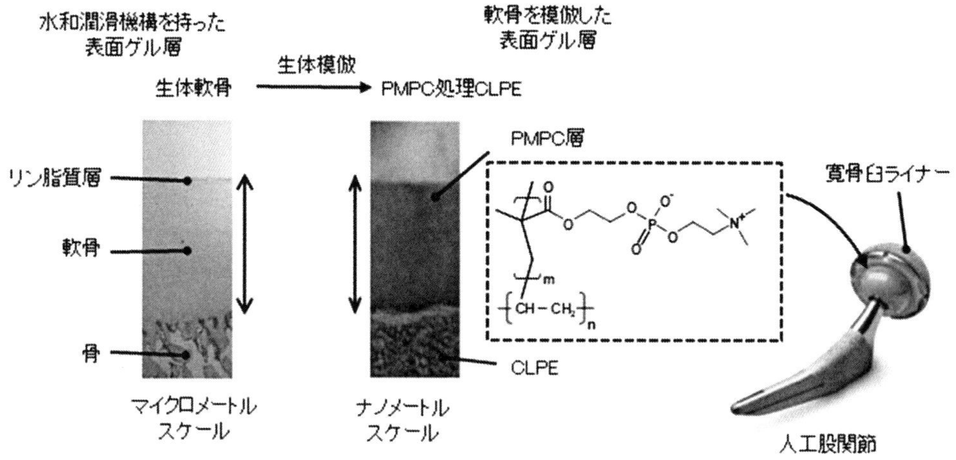

図1　生体関節軟骨表面を模倣した表面ゲル層を有するPMPC処理人工股関節

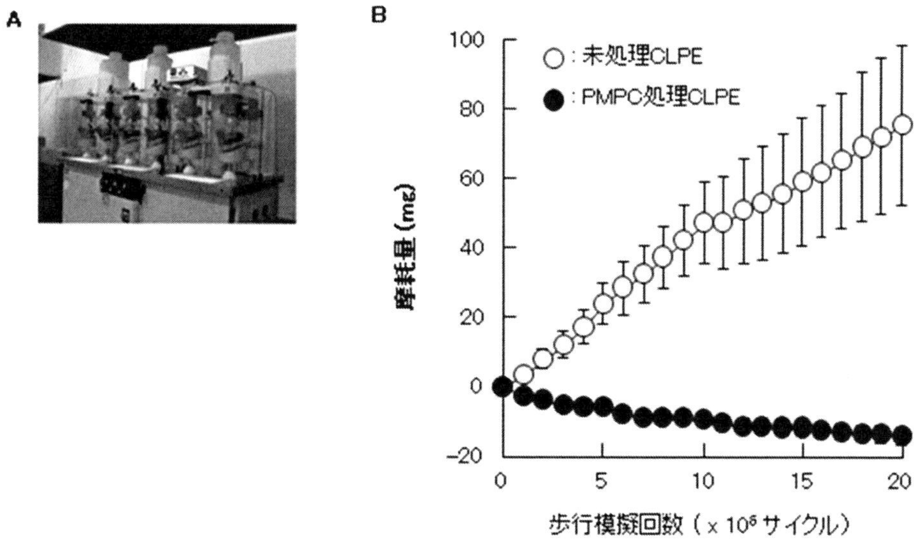

図2　PMPC処理CLPE寛骨臼ライナーの摩耗特性
（A）人工股関節シミュレーション試験機外観，（B）CLPE摩耗量の推移

人工股関節の摺動に対する耐久性は，術後の歩行動作を再現した股関節シミュレータを用いて，ポリエチレンライナーの重量変化を摩耗量として算出することで評価される。通常は5年の歩行に相当する5×10^6回を終了地点としているが，茂呂らはPMPCコーティングCLPEの耐久性を評価するにあたり，約20～30年分に相当する2×10^7回の摩耗試験を実施し，未処理CLPEとPMPCコーティングCLPEの重量変化の比較を行った[10)]。摩耗試験の結果，PMPCコーティングCLPEの摩耗量は未処理CLPEの摩耗量と比較して著しく低い値を示したと報告している（図2）。潤滑液から回収した摩耗紛の走査電子顕微鏡（SEM）観察の結果からも，産出する摩耗

紛量は未処理CLPEの約1/100であり，劇的に摩耗紛の産出を抑制したと報告している。さらに摩耗紛のサイズや針状比などの形状特徴は未処理CLPEと同様であり[11]，PMPCコーティングCLPEから発生する摩耗紛は量および形状の観点でも生体に与える新たなリスクを発生しないことを示唆した。

2. 2. 2　PMPC粒子の生体適合性評価

茂呂らは直径約500 nmのナノ微粒子をPMPCコーティングしたPMPC微粒子を用い，マウス骨吸収モデルにて摩耗粉の生体に与える影響についても検討を行っている[12]。骨吸収を誘導するサイトカイン誘導能の評価では，TNF-α，IL-1α，IL-6，PGE_2の濃度は未処理微粒子暴露群では4～20倍の上昇が認められたのに対して，PMPCコーティング微粒子暴露群では，顕著な上昇は認められず，PMPCコーティングによるサイトカインの生成抑制効果が確認されている。

これらのことからPMPCコーティングCLPEは人工股関節摺動面からの摩耗紛の産出の低減のみならず，PMPCコーティングCLPEが摩耗紛となって生体内に排出されることになっても骨吸収を誘導しないことから，PMPCコーティングは人工関節の最大の合併症である弛みを抑制し，人工股関節の寿命を飛躍的に延長させることが期待できる。

2. 2. 3　PMPCコーティングの臨床評価

PMPCコーティングCLPEライナーを用いた臨床試験は，2007年より東京大学医学部附属病院を中心とした5施設の医療機関で実施された。臨床試験は変形性関節症患者を対象として2007年から2009年に手術された80例に対して1年間の観察期間を設けて実施された。術後JOAスコアには著しい改善が見られ，X線的評価においても「問題となる事象なし」との判定が得られている。治験成功率は97.5％であり，比較対象とした他の人工股関節を用いた手術の成功率94.7％を超える成績を示している[13]。これらの結果を持って，2011年に承認を受け臨床使用が始まり，2018年12月現在50,000例以上の使用実績がある。

さらに治験症例の術後5年の評価では，PMPCコーティングCLPEライナーの線摩耗率は0.002 mm/年であり，従来のCLPEライナーの線摩耗率と比較して2～17％抑制されていることが報告されている[14]。

2. 2. 4　PMPCコーティングの細菌付着阻害特性

PMPCコーティングは，これまで報告されているMPCポリマー層のタンパク質吸着抑制効果と同様に細菌の付着抑制に関しても有効である[15]。黄色ブドウ球菌の表面への付着性の評価では，蛍光顕微鏡およびSEM観察の結果より，PMPCコーティングCLPE表面には付着菌がほとんど認められず，未処理CLPE表面と比較して付着生菌数を1/40～1/500まで減少していることが確認されている。このPMPCコーティングの細菌付着阻害性は感染の重篤化の要因となるバイオフィルムの形成阻害効果として期待できる特性である。

3　銀HAコーティング技術（AG-PROTEX）の開発

3.1　抗菌性人工股関節の開発の背景

人工関節置換術の合併症の内，術後感染は特に重篤であり，感染を発症すると皮膚に瘻孔ができて膿が漏れ出し，人工関節の弛みを生じることもある。感染治療では患者は寝たきりで長期の入院生活を強いられ，大きな苦痛を伴う。さらに治療費が3～5倍に増加するなど，医療保険財政にも甚大な悪影響をもたらす。そこで佐賀大学と共同で，2005年より抗菌性人工股関節の開発研究を開始した。無機系抗菌材の中でも広い抗菌スペクトルと優れた抗菌性能を有し，比較的安全性が高く，かつ耐性菌を生じにくいとされる銀に着目した。そして良好な生体親和性と優れた骨伝導性・骨固定性を有するハイドロキシアパタイト（Hydroxyapatite：HA）と銀を複合化し，金属表面にコーティングする技術として，「銀含有ハイドロキシアパタイト溶射（銀HAコーティング）技術」（AG-PROTEX：エージー・プロテクス）を開発し[16]，抗菌性人工股関節を世界に先駆けて実用化した（図3）[17]。

3.2　銀HAコーティングの特徴

銀HAコーティングは酸化銀を含有するHA粉末をフレーム溶射することで形成される皮膜である。この皮膜から銀イオンが溶出して抗菌性能を発揮する[16,18]。銀HAコーティングの最大の特徴は，銀イオンによる抗菌性とHAによる骨伝導性・骨固定性を両立させたことである。

人工関節手術に関連する術後感染は，感染の発症や重篤化にバイオフィルムが関与していることが知られている[19]。銀HAコーティングは銀イオンを溶出し，その殺菌効果により，銀HAコーティング表面への細菌付着を低減させる。基材表面への細菌付着を低減させることで，コロニー形成とバイオフィルム形成（成熟）を阻害する効果を示すと考えられる。銀HAコーティ

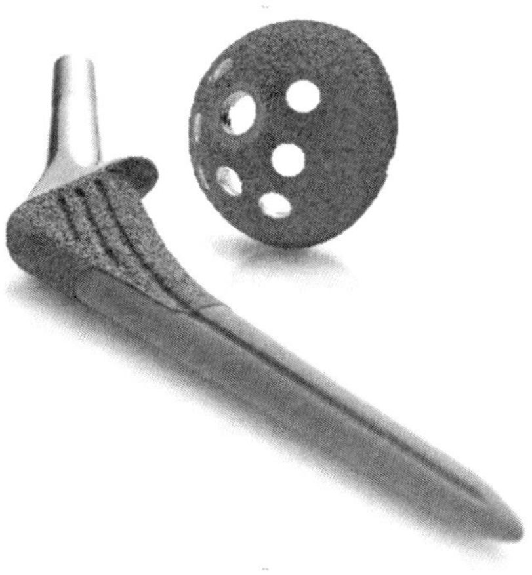

図3　抗菌性人工股関節

ングは，早期のバイオフィルム形成を阻害することから，術後早期の感染リスクの低減が期待される。特に血液透析や糖尿病，HIV 感染など，自己免疫力の低下により術後感染のリスクが高いとされる症例に対しての期待が大きい。

3. 2. 1 銀 HA コーティングの抗菌性

銀 HA コーティングの抗菌性を評価するため，JIS Z 2801 を参考としたフィルム密着法抗菌試験を行った。試験菌としては術後感染の主要な起因菌である 6 種の細菌[20]を使用し，擬似生体内環境下で試験を行ったところ，銀 HA コーティングはこれらすべての細菌に対して抗菌性を有することを確認した。結果を表 1 に示す[17]。

また銀 HA コーティングの細菌付着阻害能を MRSA 細菌培養試験にて評価したところ，HA コーティング表面は細菌に覆われ，細菌被覆率は 88％であった。一方，銀 HA コーティングの表面では，細菌被覆率は 9％と極めて少なく，銀 HA コーティングは細菌付着阻害効果を有することを確認している[18]。さらに，佐賀大学におけるラットを用いた動物実験では，生体内での抗菌性能[21, 22]およびバイオフィルム形成阻害効果[23]が認められ，生体内においても銀 HA コーティングの抗菌性が有効であることを確認している。

3. 2. 2 銀 HA コーティングの骨伝導性・骨固定性

銀 HA コーティングの骨伝導性を評価するため，白色ウサギの頚骨の骨幹部に貫通孔を形成し，銀 HA 試験片および HA 試験片を埋入した。術後 4 週で組織観察を行ったところ，銀 HA 試験片，HA 試験片ともにコーティング層の表面に新生骨が形成され，結合状態も各所に認められることから，銀 HA コーティングは HA コーティングと同様に優れた骨伝導性を有することが確認された（図 4A）[17]。

同様に，骨固定性を評価するため，白色ウサギの大腿骨に試験片を埋入し，Push Out 試験にて骨から試験片を押し出す際の押し出し荷重を測定した結果を図 4B に示す。術後 4 週，8 週ともに銀 HA 試験片と HA 試験片の押し出し荷重に有意差はなく，銀 HA コーティングは HA

表 1 抗菌試験結果

名 称	抗菌性
メチシリン耐性黄色ブドウ球菌（MRSA）	○
黄色ブドウ球菌	○
表皮ブドウ球菌	○
緑膿菌	○
メチシリン耐性表皮ブドウ球菌（MRSE）	○
大腸菌	○

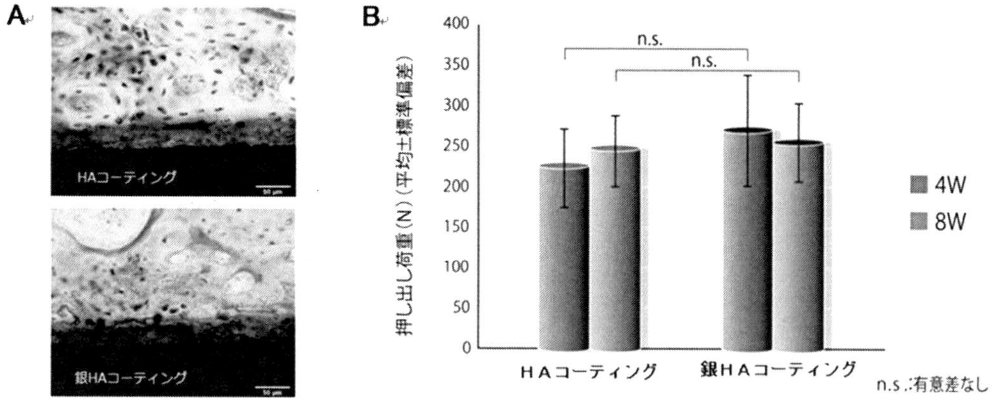

図4　銀HAコーティングの骨伝導性・骨固定性
（A）組織観察結果，（B）骨内固定力試験結果。

コーティングと同等の骨内固定力を有することが確認された[17)]。

3.2.3　銀HAコーティングの生物学的安全性

銀HAコーティングの生体内での安全性を担保するため，ISO 10993-1に準拠した生物学的安全性評価を行った。細胞毒性試験，皮膚感作性試験，刺激性試験（皮内反応），全身毒性試験（急性および亜急性），遺伝毒性試験（突然復帰変異，染色体異常）および骨内埋植試験を実施したところ，いずれの試験においても毒性の兆候は認められなかった[24)]。

3.2.4　抗菌性人工股関節の臨床評価

銀HAコーティング人工股関節が従来のHAコーティング人工股関節と同様に使用可能であり，重篤な不具合を生じないことを確認するため，佐賀大学医学部附属病院にて2013年より抗菌性人工股関節の治験を実施した。その結果，重篤な不具合や銀に起因する有害事象は認められなかった。また治験に参加した患者の中には，肝炎，慢性腎不全，糖尿病，結核性股関節炎および大腿骨骨髄炎などの既往症のため，感染リスクが高いと考えられる患者も含まれていたが，術後の観察期間において重篤な合併症や術後感染は認められなかった[25)]。

4　おわりに

人工関節置換術は，関節疾患に悩む患者の痛みや活動性を早期に回復できる有効な外科的治療法である。人工関節の再置換に繋がる合併症である「弛み」と「感染」を低減するため，それらの原因となるポリエチレン摩耗紛の産出抑制と感染リスクの低減が期待できる技術としてAqualaとAG-PROTEXを開発し，社会実装に至った。いずれの技術も大学（医学部・工学部）と企業とが人工関節の持つ課題と患者のQOL（生活の質）改善の必要性を共有し，取り組んだ結果と考えられる。

運動器の疾患に悩む患者の活動性を回復することは，買い物や旅行などでの外出の機会を増やすだけではなく，就労や地域活動への参加など社会や地域との交わりを継続し，生き生きとした暮らしを続けるための重要な要素となる。人工関節置換術は優れた治療法であるが，今後の超高齢化社会におけるエイジフリーな社会を実現していくために，患者が求めるQOLの向上をより高いレベルで実現していく必要があり，産・官・学が連携して協力と努力を惜しまず研究開発を続けていく必要がある。

今回紹介したAqualaとAG-PROTEXは，新しい機能を持つ人工関節を世界に先駆けて実用化する事に成功した例である。これらを足掛かりにして，さらに豊かな暮らしを継続するための機能性材料が開発されることを期待したい。

※ 「Aquala」，「AG-PROTEX」は京セラ株式会社の登録商標である。

文　献

1） 平成30年版高齢社会白書，内閣府
2） 平成28年国民生活基礎調査，厚生労働省
3） 平成27年度将来動向調査報告書「ロコモティブシンドロームの将来動向Ⅱ」，ヒューマンサイエンス振興財団
4） 2017年度版メディカルバイオニクス（人工臓器）市場の中期予測と参入企業の徹底分析，矢野経済研究所
5） 2017年度人工関節登録調査報告書，日本人工関節学会
6） W. H. Harris, *Clin. Orthop. Relat. Res.*, **311**, 46（1995）
7） Y. Ishikawa *et al.*, *Wear*, **261**, 500（2006）
8） K. Ishihara, *Polym. J.*, **47**, 585（2015）
9） M. Kyomoto *et al.*, *J. Matr. Sci. Mater. Med.*, **18**, 1809（2007）
10） T. Moro *et al.*, *J. Orthop. Res.*, **32**（3），369（2014）
11） T. Moro *et al.*, *J. Orthop. Res.*, **33**（7），1103（2015）
12） T. Moro, *Nat. Mater.*, **3**, 829（2004）
13） Y. Takatori *et al.*, *J. Artif. Organ.*, **16**, 170（2013）
14） T. Moro *et al.*, *J. Orthop. Res.*, **35**（9），2007（2017）
15） M. Kyomoto *et al.*, *Acta Biomater.*, **24**, 24（2015）
16） I. Noda *et al.*, *J. Biomed. Mater. Res.*, **89B**, 456（2008）
17） 野田岩男ほか，材料の科学と工学，**55**（3），10（2018）
18） Y. Ando *et al.*, *Mater. Sci. Eng. C*, **30**, 175（2010）
19） S. H. Dougherty, *Rev. Infect. Dis.*, **10**, 1102（1998）
20） 松下和彦ほか，日本化学療法学会雑誌，**60**（3），319（2012）
21） T. Shimazaki *et al.*, *J. Biomed. Mater. Res.*, **92B**, 386（2010）

22） T. Akiyama *et al.*, *J. Orthop. Res.*, **31** (8), 1195 (2013)
23） M. Ueno *et al.*, *BioMed. Res. Inte.*, article ID 8070597 (2016)
24） 野田岩男ほか，バイオマテリアル-生体材料，**35** (4), 236 (2017)
25） S. Eto *et al.*, *J. Arthroplasty*, **31** (7), 1498 (2016)

第6章　高分子材料の表面機能化技術と心臓血管関連医療機器への応用

安齊崇王*

1　はじめに

心臓血管関連医療機器は，インプラントとして，ステント，人工血管，ステントグラフト，人工弁，治療もしくは診断用として，ガイドワイヤー，カテーテル，一時的な生体機能代行手段として人工肺（開心術用途，長期補助循環用途）などが知られている。いずれの医療機器も，使用中，血液と接触し血液に対して少なからず侵襲（血液凝固系，血小板系，炎症系，補体系の活性化など）を与える。その中でも，人工心肺が使用される開心術における侵襲要素を俯瞰した場合，術野側，人工心肺側の侵襲がある（図1）。人工心肺側を見た場合，血液希釈，空気接触，ずり応力といった侵襲は，人工心肺を構成する回路設計や手技の工夫[1]，具体的には，回路長を短くする，ラップ（retrograde autologous priming：RAP）手技，閉鎖型血液リザーバー，遠心ポンプを用いるなどで軽減できるが，人工材料と血液の接触による侵襲に対しては，表面機能化が侵襲低減化のための要素技術となる。本稿では，筆者が開発初期段階から市場導入まで関わったPMEAコーティング人工肺の①開発経緯から基礎技術確立まで，②臨床での有効性，③開発過程において培った抗血栓性コーティングの評価技術，④今後の方向性について述べる。

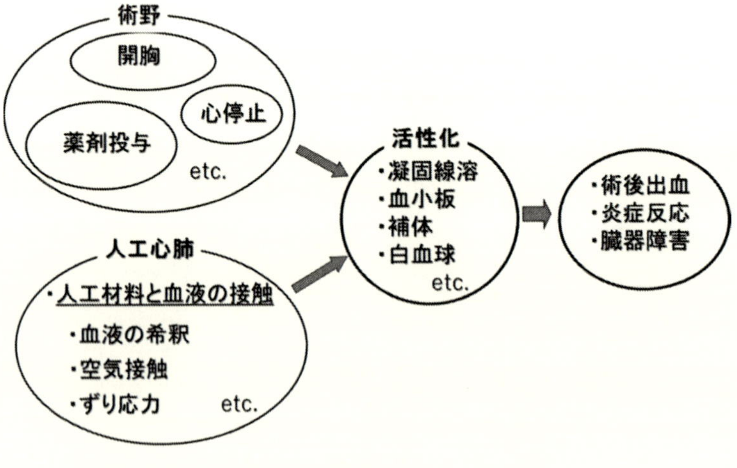

図1　体外循環（開心術）における侵襲

＊　Takao Anzai　テルモ㈱　コーポレートR&Dセンター　コアテクノロジーグループ　研究員

2　開発経緯から基礎技術の確立まで

2.1　ヘパリンコーティング

PMEA コーティングの開発に着手する時点で，弊社はすでにヘパリンコーティングが施された人工肺を製造販売していた。一般的に言われているヘパリンコーティングの抗血栓性発現のメカニズムは，血液接触面にコートされたヘパリンが血液中のアンチトロンビンⅢ（ATⅢ）と相互作用することで，トロンビンの凝固活性を著しく阻害，フィブリンネットを起点とした血栓形成を抑制することである（図2）[2]。しかし，人工肺を使用したとき，血液凝固系の活性化のみが起きるわけではない。どちらかといえば，抗凝固剤（代表的な薬剤としてヘパリン）によって凝固系の活性化は抑制されていて，それとは別に，血小板の粘着と活性化による血小板の機能不全，術後の出血傾向，炎症細胞の賦活化，炎症反応，臓器障害などが生じる。にもかかわらず，ヘパリンコーティング人工肺は，血小板の機能を保護，術後の出血傾向や炎症反応を低減といった臨床上の有効性を示し，報告された[3,4]。さらにその理由として吸着タンパク質の関与も報告された[5]。筆者らは，ヘパリンコーティングの抗血栓性発現の本質は，単なる抗トロンビン作用だけではなく，人工材料と血液が接触したときの初期反応，特にタンパク質吸着をコントロールすることも重要なのではないか，ヘパリンのような生物由来材料を使用せずに，合成高分子材料コーティングでヘパリンコーティングと同等以上な機能を実現できるのではないかと考えた。

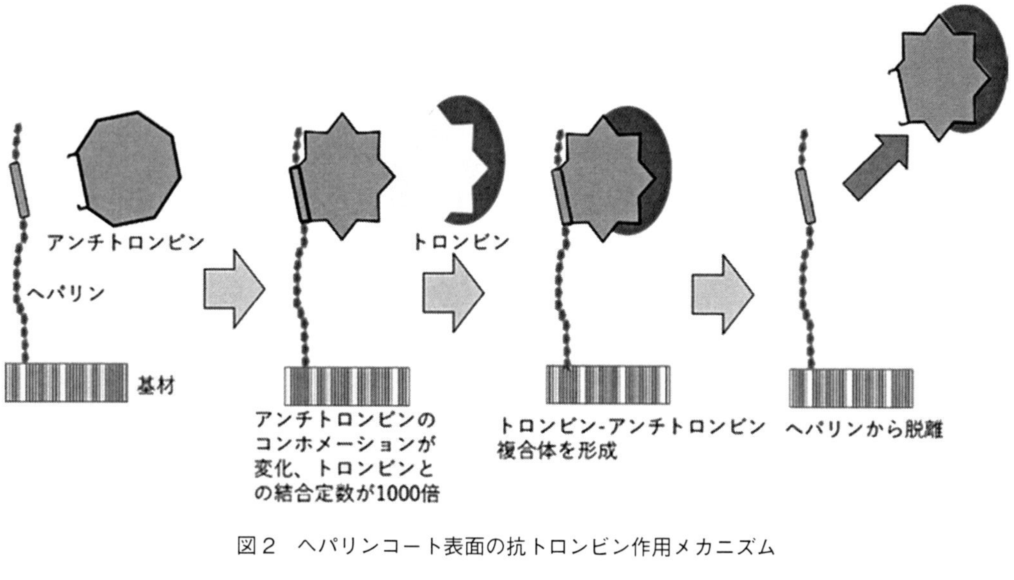

図2　ヘパリンコート表面の抗トロンビン作用メカニズム

2.2　人工材料と血液の初期反応にフォーカスした設計コンセプト

人工材料が血液と接触した際に，血液中の水分子が材料表面に接触し，ついでイオン，タンパク質が接触，材料表面への吸着が生じる。吸着したタンパク質の構造変性を起点として，接触相，凝固線溶系，血小板，補体，白血球の活性化が生じる（図3)。我々は，タンパク質の吸着と変性を抑制する表面を構築することが，ヘパリンコーティングと同等もしくは，それ以上の抗血栓性人工肺を実現する手段であると考えた。

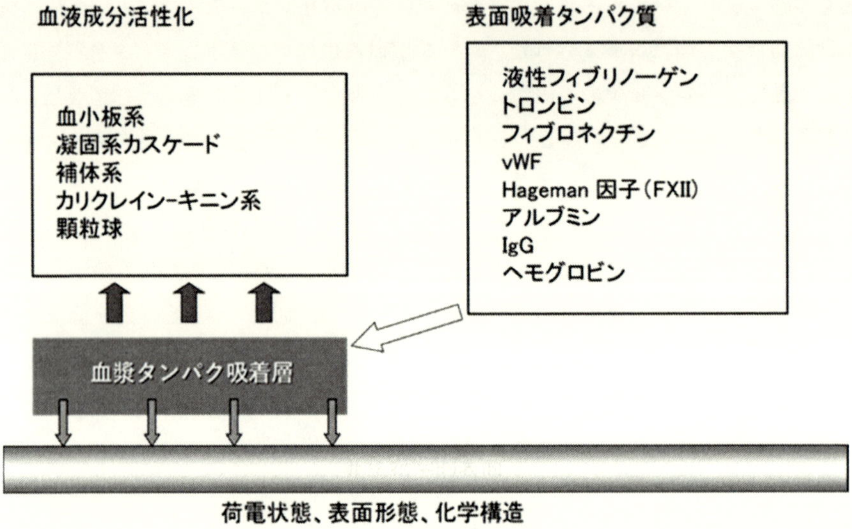

図3　血液-人工材料表面相互反応

2.3　ポリ2メトキシエチルアクリレート（PMEA）

弊社は人工肺へのPMEAコーティングの開発を始める以前から，人工肺以外にも，血液透析膜，補助人工心臓，人工血管，血液フィルターといった血液と接触する医療機器，それらの素材開発を進めていた。見ての通り，いずれの医療機器も抗血栓性は必須な要素であり，さまざまな高分子材料の検討が行われていた。一連の検討の中で，社内でその特性が見出されたユニークな合成高分子のうちの一つにPMEAが存在した（図4)。PMEAは，疎水性の高分子膜にグラフ

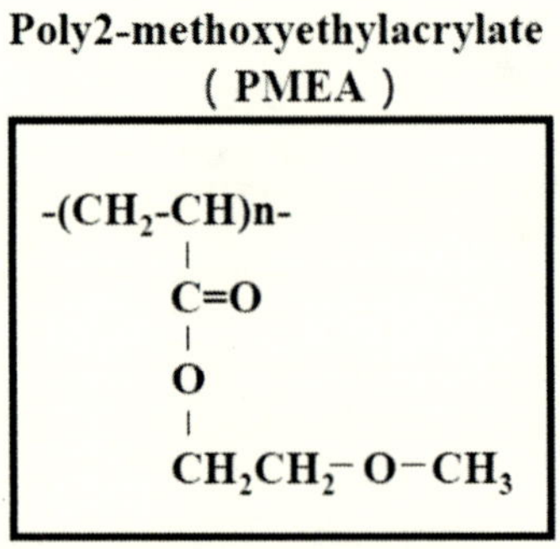

図4　PMEAの化学構造

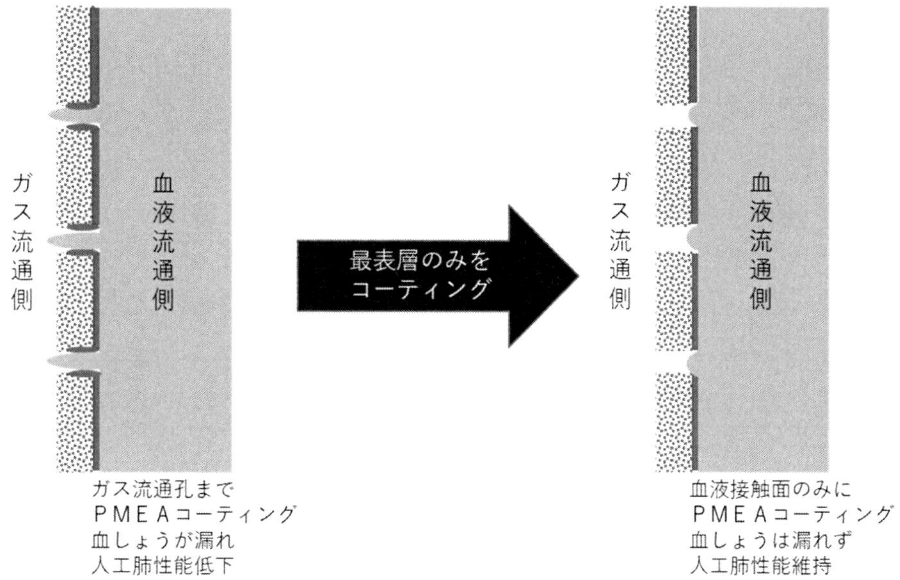

図5　人工肺膜へのPMEAコーティング

ト重合すると親水化が可能で，その表面に血小板やフィブリン，そのほかの血漿タンパク質が付着したり凝集したりしないといったユニークさを有していた。半面，ポリマー自身のガラス転移温度が−50℃と低く，コート材として用いたとき，べたつくというB面も存在していた。親水性，べたつき，といった性質だけをみると，外径300 μmほどの多孔質中空糸が緻密に配置された人工肺にPMEAをコートするということはナンセンスであった。筆者らは，あらためて人工材料表面と血液が接触したときの初期反応（タンパク質吸着）が起きるスケールはナノメートルオーダーであること，つまり，べたつくほどの高濃度なコーティングは不要との仮説をもとにコーティング濃度の検討を行った。結果，PMEA濃度が希薄であっても，良好な抗血栓性を有することを確認した。また，表面を親水化してしまうという性質に対しても，人工肺膜の血液接触面のみにポリマーをコートする技術を開発し，人工肺としての性能低下を回避することを可能にした（図5）。

2.4　PMEAコーティング人工肺の臨床での有効性

2000年にPMEAコーティング人工肺が上市され，現在では，脱血するカテーテルの先端から，送血するカテーテルの先端まで人工肺，回路の血液接触部分のすべてがPMEAで被覆されている。先述した通り，人工肺が用いられる心臓血管外科手術は人工材料と血液の接触以外にもさまざまな侵襲が加わるため，コーティングの有効性は出にくいといった実情があるが，PMEAコーティングに関しては，医療コスト削減効果が論じられている報告もある。以下にその一例を紹介する。Vangらは，冠動脈バイパス手術において，PMEAコート人工肺（30例）と未コート人工肺（30例）を使用したときの血液製剤使用量とコストを比較した[6]。術中，術後48時間における赤血球製剤（PRBC），血小板製剤（PLT）の使用量とコストを比較したとき，患者1人あたりのコスト平均は，PMEAの方が，83.41ドル少なかった（表1）。本報告以外にもPMEAコーティングの臨床使用時の有効性は，国内外において報告されている[7~9]。

表1　PMEAコート人工肺とノンコート人工肺の医療コスト比較

Homologous blood product use for the CTR and PMEA groups during and after procedure.

	Operative		48h Postoperative		Total Units		Cost	
	PRBC	Plt	PRBC	Plt	PRBC	Plt	Total	Average
CTR	23	36	15	30	38	66	$ 8,997.30	$ 299.91
PMEA	16	22	19	12	35	34	$ 6,495.10	$ 216.50

▲ $ 83.41

3　抗血栓性コーティングの設計において有用な評価技術

PMEAコーティングの開発において，コーティング技術の開発と並行して培われた技術として，抗血栓性評価技術がある。特にチューブ，シートといった単純な形状で実施が可能な *in vitro* 評価技術は，コーティングの設計試作を効率的に進めていくうえでの“ものさし”として有用である。論文などですでに公開されている評価方法について，そのいくつかを紹介する。

3.1　血小板粘着試験[10)]

本評価方法は，あらかじめ調製した血小板血漿を基材表面に一定時間接触させた後，基材表面に粘着した血小板を電子顕微鏡で観察，一定面積に対する血小板粘着数を計測する（図6）。血小板粘着数が少ない，粘着した血小板の変形度合いが小さいほど，その表面は抗血栓性が優れる。

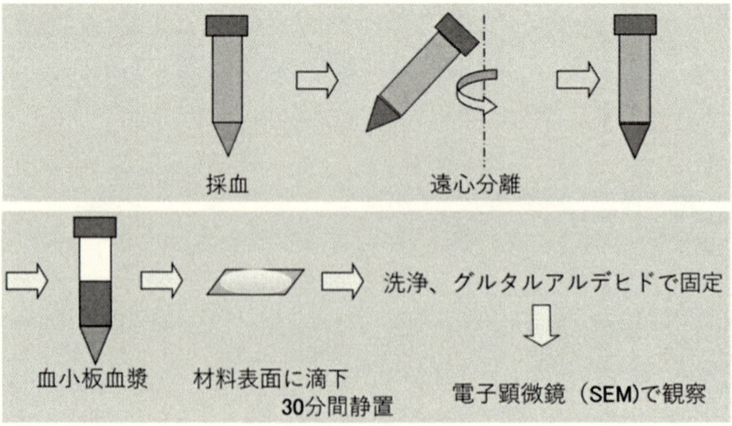

図6　血小板粘着試験

具体的な方法を以下に示す。

① 3.2%クエン酸ナトリウムとヒト新鮮血を1：9の容量比で混和し抗凝固血液を調製する。
※ 本試験は，大型の家畜血液でも代用可能である。

② ①の血液を22℃で弱遠心分離（目安として1,200 rpm，5分間）し上層の多血小板血漿を回収する。
※ 回収する際，泡立ち，物理的な衝撃が生じないように十分気を付ける。

③ 下層の血液を22℃で強遠心分離（目安として3,000 rpm，10分間）し上層の貧血小板血漿を回収する。

④ ②の多血小板血漿を③の貧血小板血漿で希釈する。血小板濃度は任意に設定して問題ない。血小板濃度が濃いほど基材の抗血栓性の差がみやすい。

⑤ ④で調製した血小板血漿を基材表面に載せ，一定時間，静置する。複数の基材表面で比較する場合，基材表面積に対して載せる血小板血漿の量はそろえる。
例）1 cm^2 の基材表面に対して150 μL の血小板血漿を載せ30分間静置するなど。

⑥ 静置した後，リン酸緩衝液と3.2%クエン酸ナトリウムの容量比が9：1の液で基材表面を静かに洗浄する。シャーレなどに洗浄液を満たし，基材をその中で直線方向に決まった回数，移動させるなど，洗浄操作をそろえる。

⑦ 1～2%のグルタルアルデヒド添加PBSに基材を入れ，4℃程度で24時間以上，静置する。

⑧ 基材を蒸留水で洗浄する。シャーレなどに蒸留水を満たし，その中へ基材を静置，数分静置した後，蒸留水を交換する。5回程度，繰り返す。ここでの洗浄が十分でないと基材表面に付着した塩が血小板数計測の妨げとなる。

⑨ 基材を乾燥，白金蒸着後，走査型電子顕微鏡で表面を観察する。

⑩ 一定面積に対する血小板粘着数を計測する。
例）電子顕微鏡観察時の倍率を1,000倍等に固定し，5視野観察する。

⑪ 血小板粘着数をグラフ化する。

一例として，人工心肺回路の主たる構成材料について，PMEAコーティング有り無しの表面の血小板粘着試験結果を以下に示す（図7）。PMEAは，いずれの基材表面においても血小板の粘着を抑制した。

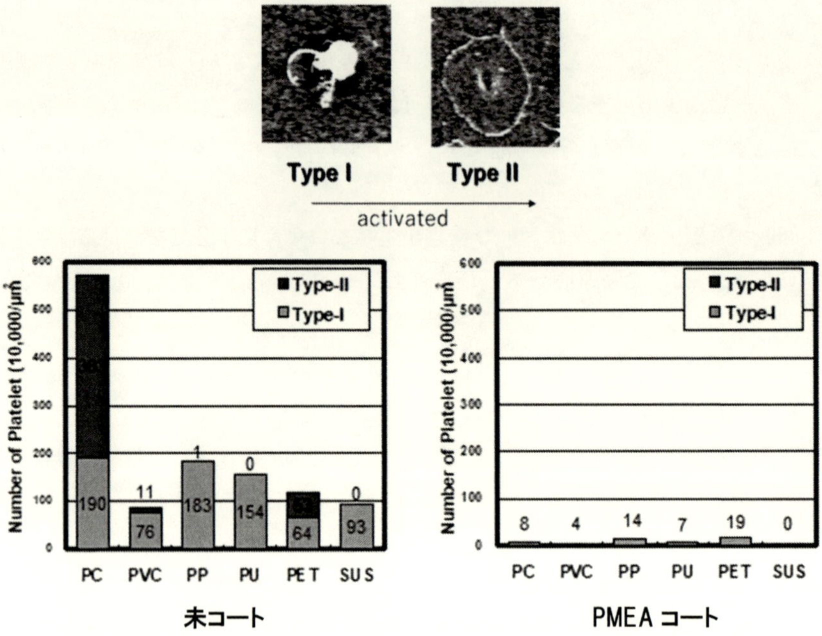

図７　血小板粘着試験（PMEA コート品と未コート品の比較）
PC：ポリカーボネート，PVC：ポリ塩化ビニル，PP：ポリプロピレン，
PU：ポリウレタン，PET：ポリエチレンテレフタレート，SUS：ステンレス。

3. 2　抗血栓性持続性評価[10)]

本評価方法は，抗凝固された血液を基材表面と接触，流動させた後，易凝固性（抗凝固されていない）血液を接触させたときの基材表面への血栓付着性を評価する手法である（図8）。本方法で評価したとき，血栓付着の起点となる血漿タンパク質の吸着や変性が起きにくく，かつコーティングの血液中への溶出や剥離が生じにくい表面は，易凝固性な血液を接触，洗浄後，血栓性付着物は認められない，もしくは僅かである。基材としてポリカーボネート製のコネクターを用いたときの評価方法は下記の通りである。

① 陽性コントロールとしてコーティングなどの処理がされていないコネクター，評価対象となる表面処理がされたコネクターを軟質ポリ塩化ビニル製のチューブで連結する。チューブ材質としては，ウレタンやシリコーンゴムを用いてもよい。

② ヘパリンで抗凝固されたウシ血液をチューブ容量の8割程度まで充填し，チューブの両端を連結し，ループ状とする。血液種は，他の動物血を用いてもよい。ヘパリン添加量の目安は活性化凝固時間（activated clotting time）が400秒以上であればよい。

③ 血液が充填されたループをループ回転装置に配置し，10～20回転 /min 程度の速度で，6時間回転する。回転装置としては，市販の小型回転培養装置などが，インキュベータ内に設置可能であるため，適している。

④　血液を循環したのち，ループ内の血液を生理食塩水で洗浄除去する。

⑤　3.2％クエン酸ナトリウムとウシ血液を1：9の容量比で混和し，抗凝固血液を調製する。

⑥　調製した抗凝固血液中のクエン酸ナトリウムに対し2等量の塩化カルシウム水溶液を添加，中和する。

⑦　④で洗浄したチューブに⑥の中和血を添加し，室温で30分程度，静置する。
注）中和からチューブ内充填までの操作は速やかに（数分以内に）行う。

⑧　静置後，チューブ内の凝固血液を生理食塩水で洗浄除去する。

⑨　コネクター血液接触面への血栓付着状態を観察する。あらかじめコネクターの重量を測定しておき，血栓付着性試験後の重量を測定，血栓付着量として定量することも可能である。

一例として，弊社内でヘパリンコート表面とPMEAコート表面の血栓付着性を比較したときの結果を以下に示す（図9）。ノンコートコネクターには多量の血栓性付着物が認められたが，

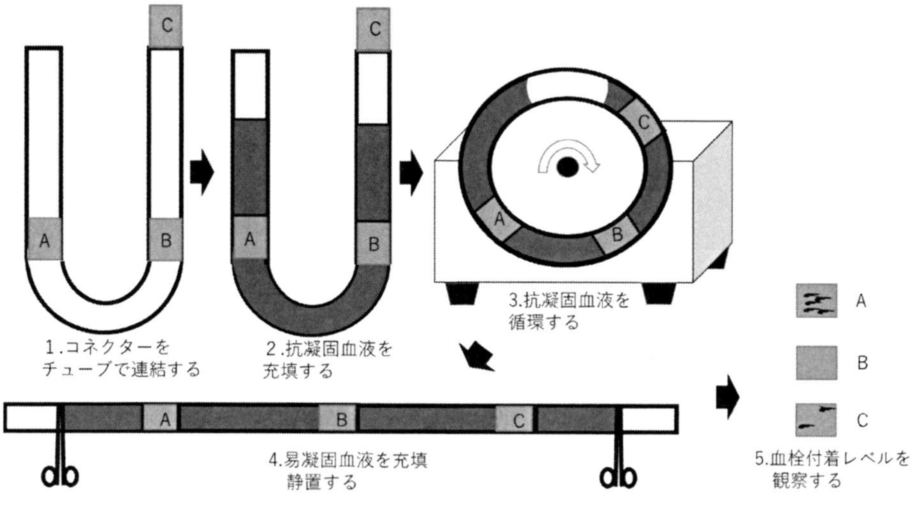

図8　抗血栓性持続性評価

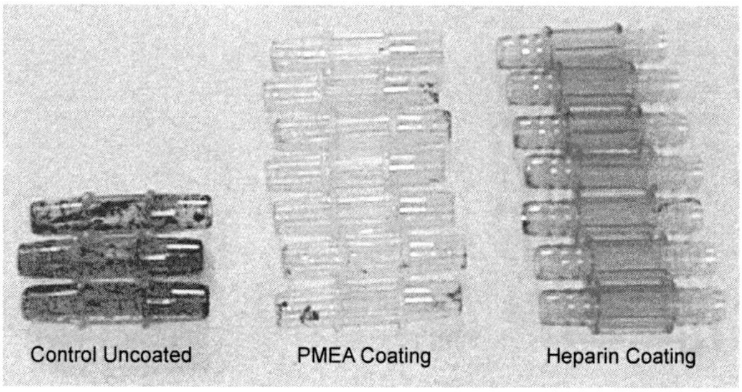

図9　抗血栓性持続性の比較

PMEA コート表面への付着量はそれに対して著しく少なくヘパリンコート表面に近い抗血栓性を示した。

4　まとめ

心臓血管関連医療機器への表面機能化事例として弊社の PMEA コーティング開発について述べた。あくまでも筆者個人の考えではあるが，弊社における本ポリマーコーティングの技術の核は，ポリマーそのものというよりは，人工心肺という複数の樹脂から構成される構造体に，性能を低下させることなく抗血栓性を付与するコーティング技術と，抗血栓性評価技術である。商用を見据えたモノマーレベルからの分子設計，精密なポリマー重合技術は，化学メーカー，材料メーカーが知識，経験，実績において長けており，分子レベルまで踏み込んだ抗血栓性メカニズムの解明においては，大学，研究所などの研究機関が，広く，深く研究を推進していると感じる。今後，心臓血管関連医療機器のさらなる低侵襲化，究極は抗凝固薬，抗血小板薬が不要といった非常に難易度が高い技術ニーズに応えていくためには，一者完結ではなく，開発初期からの複数者の連携が必要と考えられる。

文　　献

1）林輝行，人工臓器，**38** (3), 173 (2009)
2）B. D. Ratner *et al.*, “Biomaterials Science – 3rd edition”, p.604, Academic Press (2012)
3）河野康治ほか，人工臓器，**26** (1), 46 (1997)
4）本橋茂弘ほか，体外循環技術，**26** (2), 17 (1999)
5）城戸隆行ほか，人工臓器，**27**, 519 (1998)
6）S. N. Vang *et al.*, *JECT*, **37**, 23 (2005)
7）S. Gunaydin *et al.*, *Ann. Thorac. Surg.*, **74**, 819 (2002)
8）T. Ikuta *et al.*, *Ann. Thrac. Surg.*, **77**, 1678 (2004)
9）Y. Suzuki *et al.*, *J. Artif. Organs.*, **11**, 111 (2008)
10）L. Schiel *et al.*, *Canadian. Perf. Canadi.*, **11** (2), 8 (2001)

第7章　透析用中空糸膜の表面処理による生体適合性改善

是本昌英*

1　緒論

腎不全患者の治療に血液透析療法（以下，透析）という治療法が選択されることが多いが，透析には，血液透析器など（ダイアライザまたはヘモダイアフィルタなど，以下透析器）が使用される。透析器は，腎不全患者体内の尿毒素を体外に排泄する機能と，透析液との拡散を通じて代謝性アシドーシスになった体液を是正する機能を有する。透析では，血管外に導き出された血液が，生体とは異なる異物に接触して浄化されるため，異物に触れる際の物理的刺激や化学的刺激を受けて，血漿タンパク質や血小板などの凝固や白血球への刺激などを含めた生体適合性の違いが生じることが報告されている[1)]。

透析器は，1974年に現在主流の中空糸型モデルの商業生産が開始された。当社は1990年代前半にポリスルホン（以下，PS）を材料とする中空糸型透析器の生産を開始し，2000年代初頭にPS膜の中空糸膜内表面にビタミンEによる表面処理・改質を行い，生体適合性（血液適合性）を付与する技術を確立してきた。この技術は，現行機能分類[※1]の除去性能である機能分類Ⅰ型の透析器についての開発であったが，2018年に機能分類Ⅱ型の透析器についても開発を完了し製品を上市した。

現在，透析器については尿毒素を拡散または濾過により除去することとともに，生体適合性の良いものが治療ニーズとして高いなどと報告され始めている[2)]。

2　中空糸内表面へのビタミンE固定化

中空糸膜内表面へのビタミンEの固定化について，図1にモデル図を示す。中空糸膜の基本構造は，PS膜と同様に非対称構造であり，内表面側が緻密層，外表面側が支持層である（図2および図3）。この内表面側の緻密層に，ビタミンE（α-Tocopherol）を疎水結合により固定化している。走査型電子顕微鏡で見ると，通常のPS膜と同様な構造であるが，水中で見た原子間力顕微鏡像では，内表面の平滑性が異なっているように観察される（図4）。

*　Masahide Koremoto　旭化成メディカル㈱　血液浄化事業部　製品戦略第一部
透析技術グループ　グループ長

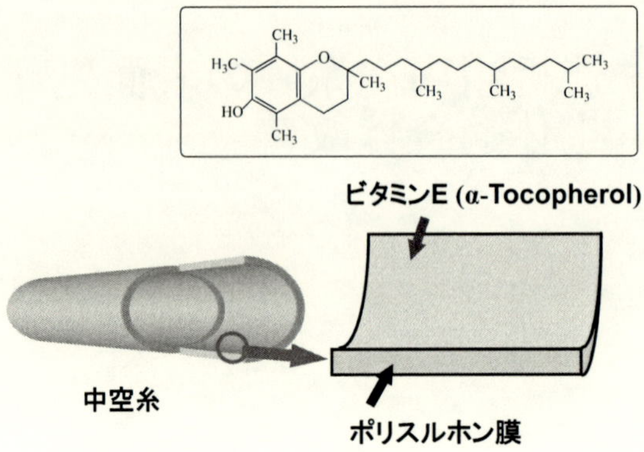

図１　ビタミンＥ固定化 PS 膜のモデル図

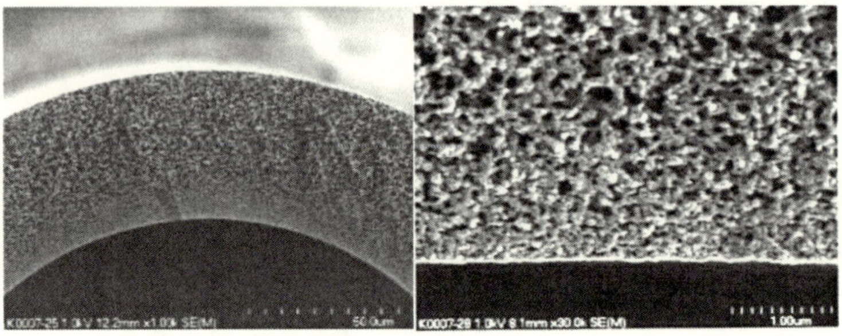

図２　ビタミンＥ固定化 PS 膜の走査型電子顕微鏡写真（中空糸断面）

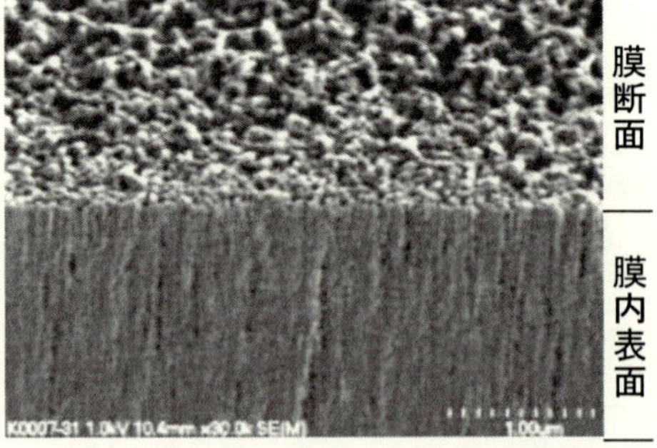

図３　ビタミンＥ固定化 PS 膜の走査型電子顕微鏡写真（中空糸膜内表面と断面）

※１　一般社団法人日本透析医学会が規定した，透析器の尿毒素などに対する除去性能による分類

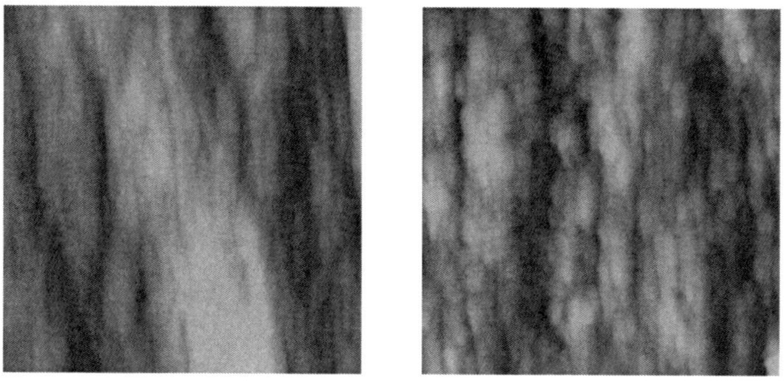

図4　原子間力顕微鏡像（ビタミンE非固定化PS膜とビタミンE固定化PS膜）

3　ビタミンE固定化による効果

3. 1　*in vitro* data

本研究に用いたPS膜透析器のビタミンEの固定化の有無の比較の際には，現在の機能分類のI型の透析器間，II型の透析器間での比較を行い，各種効果に除去性能の影響を最小化することを考慮した。

3. 1. 1　抗酸化効果

ビタミンEは抗酸化能を持つ物質であり，中空糸膜内表面への固定化により抗酸化効果へどのような影響を示すか検討した。比較対照には，尿毒素の除去性能がほぼ同じであるビタミンE非固定化PS膜透析器（以下，非固定化PS膜透析器）を用いた。

機能分類I型では，スーパーオキシドジスムターゼ（SOD）活性（図5），グルタチオンペルオキシダーゼ（GPx）活性（図6）および酸化LDL（ox-LDL：図7）について比較した。抗酸化酵素のGPxやSODではビタミンE固定化PS膜透析器の方が高い傾向にあり，酸化脂質としての酸化LDLではビタミンE固定化PS膜透析器が低い傾向にあった。すなわち，非固定化PS膜透析器に比較し，ビタミンE固定化PS膜透析器の抗酸化効果の可能性が示唆された。機能分類II型では，Potential Anti-Oxidant（以下，PAO，図8）を比較し，有意な抗酸化効果を示唆した。

3. 1. 2　抗凝固効果・抗血栓効果

塚尾らは，ビタミンE固定化PS膜透析器は抗酸化効果と血小板凝固抑制について，CD62Pの評価結果から，白血球を介した刺激を抑制したことで血小板凝固刺激などを低減している可能性について報告している[3)]。そのため，我々は，機能分類II型透析器の抗凝固性比較項目として，フィブリノーゲン（図9），Platelet Factor-4（図10），トロンビンアンチトロンビン複合体（図11）を比較した。これらは液性凝固および細胞性凝固の評価項目であるが，いずれも比較対照の

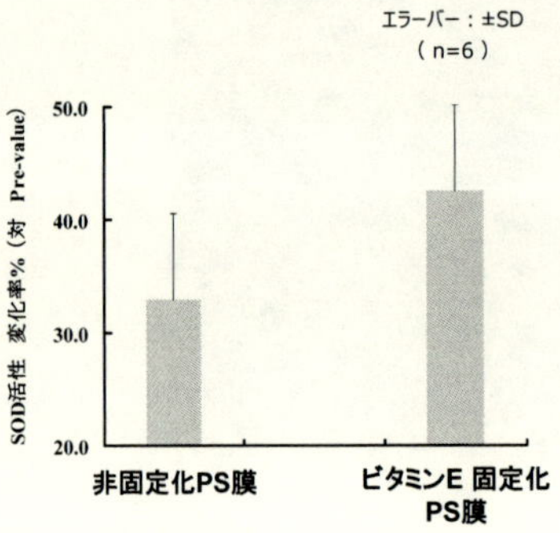

図５　*in vitro* 評価による SOD 活性変化率

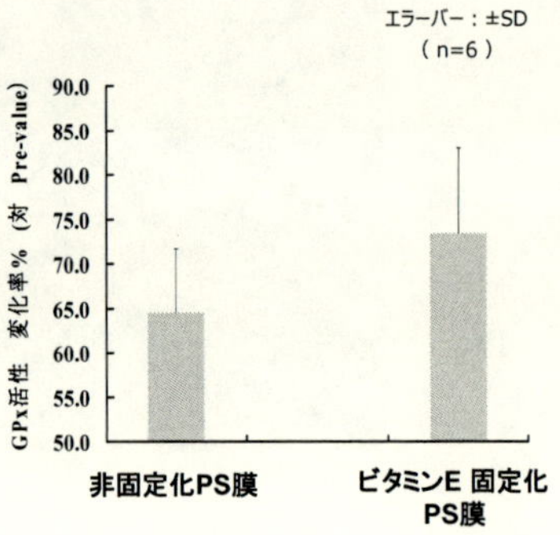

図６　*in vitro* 評価による GPx 変化率

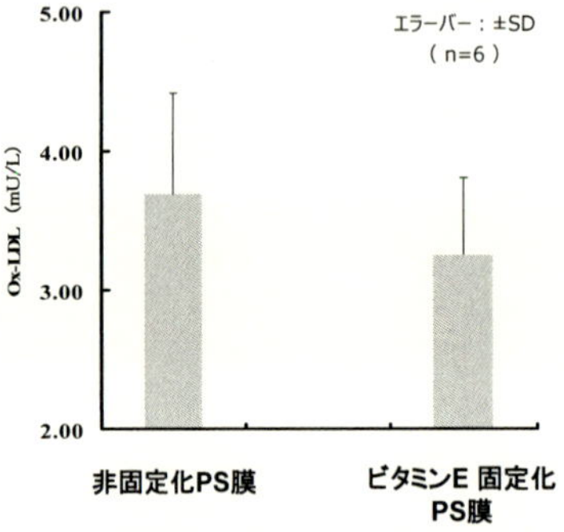

図７　*in vitro* 評価による酸化 LDL

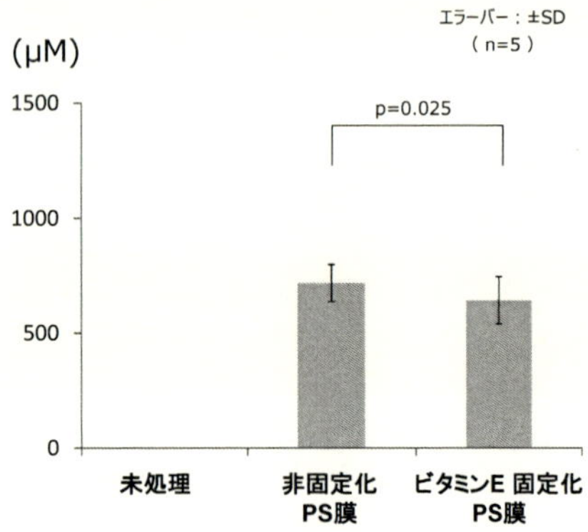

図８　*in vitro* 評価による PAO

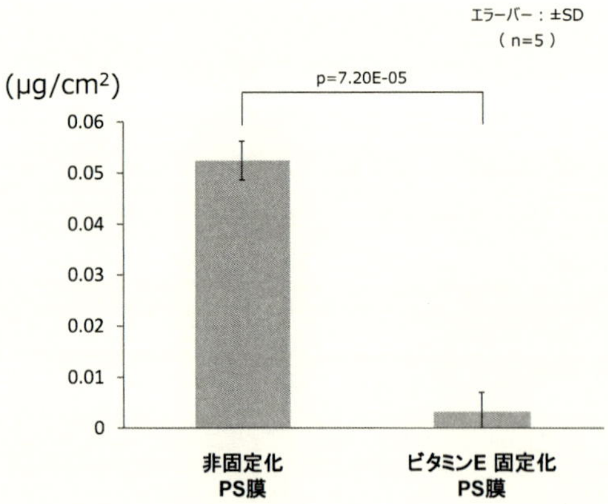

図９　*in vitro* 評価によるフィブリノーゲン付着量

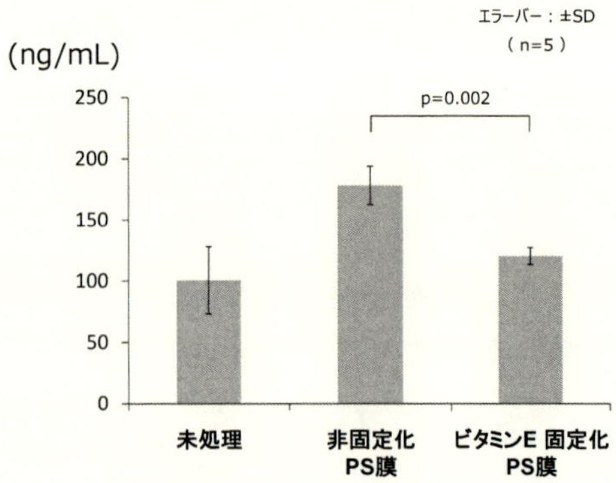

図 10　*in vitro* 評価による PF-4

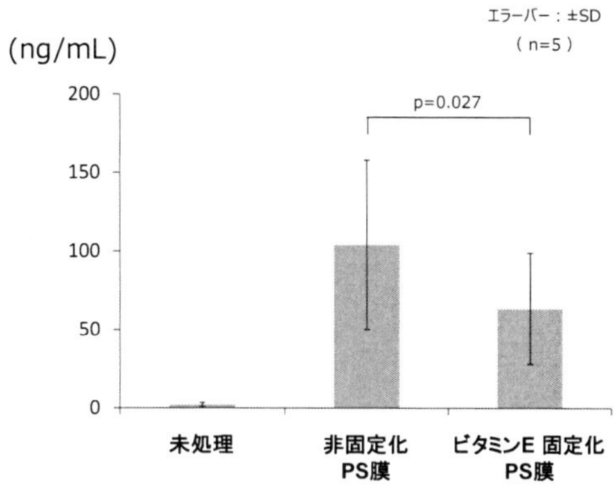

図11　*in vitro* 評価による TAT

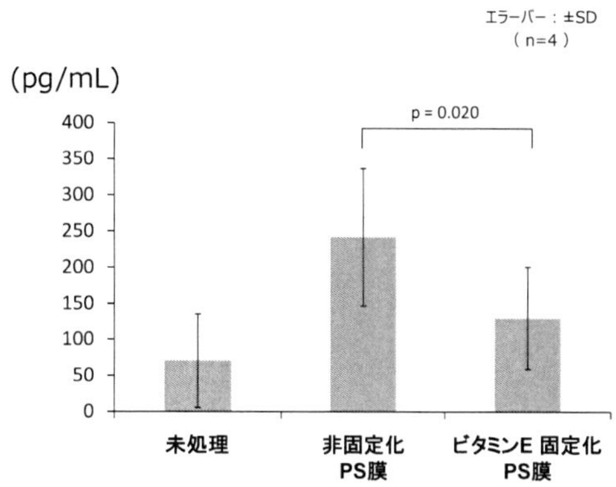

図12　*in vitro* 評価による TNF-α

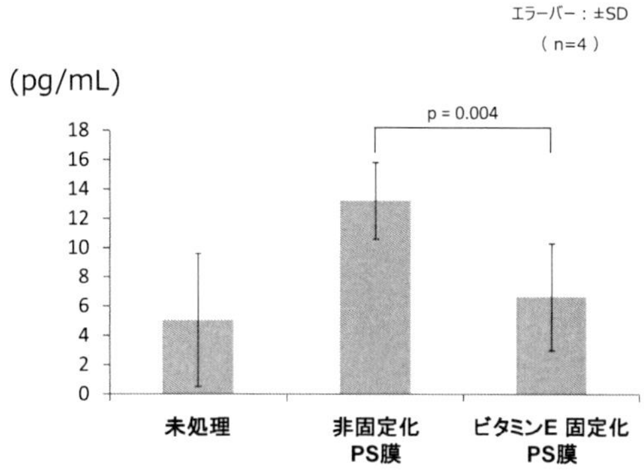

図13　*in vitro* 評価による IL-6

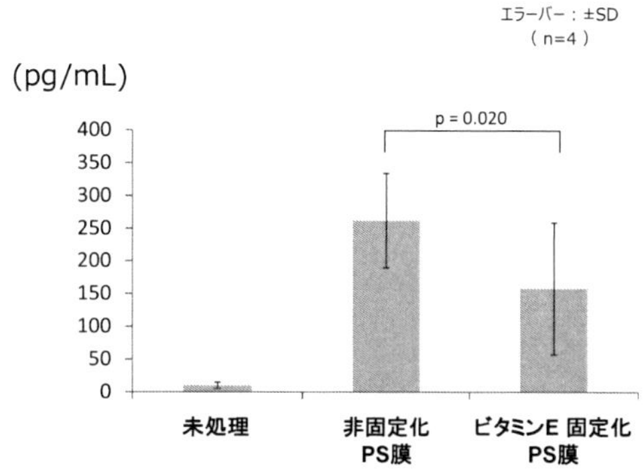

図14　*in vitro* 評価による酸化 LDL

非固定化PS膜よりもビタミンE固定化PS膜透析器が低値であったことから，非固定化PS膜透析器に比べビタミンE固定化PS膜透析器は有意な抗凝固効果が示唆された。

3.1.3　抗炎症効果

小久保らは，ビタミンE固定化PS膜透析器と比較対照としての非固定化PS膜透析器のマイクロアレイの検討結果より，前者は炎症系の検討項目で有意に低値を示唆していた[4)]。そのため，我々は，機能分類Ⅱ型の透析器間の比較で炎症性サイトカインの産生抑制について，TNF-α（図12），IL-6（図13），IL-8（図14）について検討した。いずれの項目においてもビタミンE固定化PS膜透析器は，比較対照の非固定化PS膜透析器に比べ低値であったことから，ビタミンE固定化PS膜透析器による炎症性サイトカインの有意な産生抑制効果が示唆された。

3.1.4　動物実験による透析システムの確立および酸化ストレスへの影響

透析器をマイクロサイズ化しラットの血液循環での透析システムをYorimitsuらが確立した[5)]。この確立したラットでの血液循環透析システムで，春名らはビタミンE固定化PS膜透析器による活性酸素産生軽減効果を示した[6]。

3. 1. 5　血管の収縮拡張能

後述するように，ビタミンE固定化PS膜透析器は透析中の血圧低下を抑制する臨床研究の報告があったため，この機序について検討するため，血管を用いて血管の収縮拡張能を評価するBiopta社との共同研究により，マイクロモジュール（図15）と評価装置PM-1（図16）を連結するシステムを構築した（図17）。ビタミンE固定化PS膜マイクロモジュールと非固定化膜マイクロモジュールを比較し，血管の収縮拡張能（血管の内径・外径，定常サイズから収縮するまでの時間，収縮した径から定常状態に拡張する時間）について検討した（図18）。その結果，ビタミンE固定化PS膜マイクロモジュールは，比較対照膜マイクロモジュールに比べ，血管内径および血管外径が血管の収縮状態から定常状態に戻るまでの時間が約3倍長くかかることが示唆された（表1）[7]。この結果から，透析中の酸化ストレスによる血管の急激な収縮拡張能を緩和することに影響している可能性が考えられた。

3. 2　Clinical Research

ビタミンE固定化PS膜透析器は，PS膜の前に当初テルモ社が開発したセルロース膜透析器のものを含めると，2018年9月にPubMedで検索した結果，87報報告されていた。

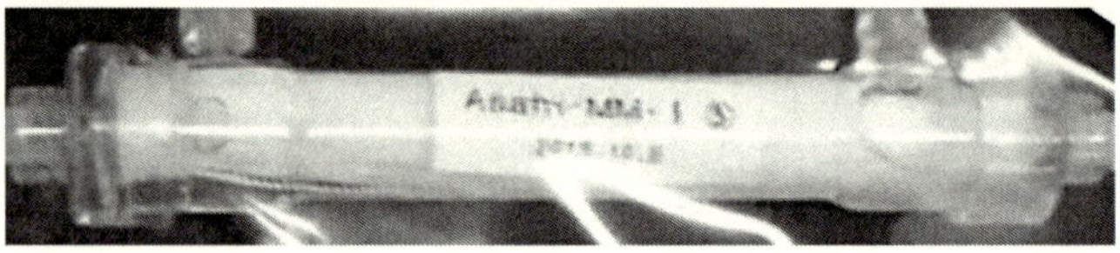

図15　マイクロモジュールの全体像

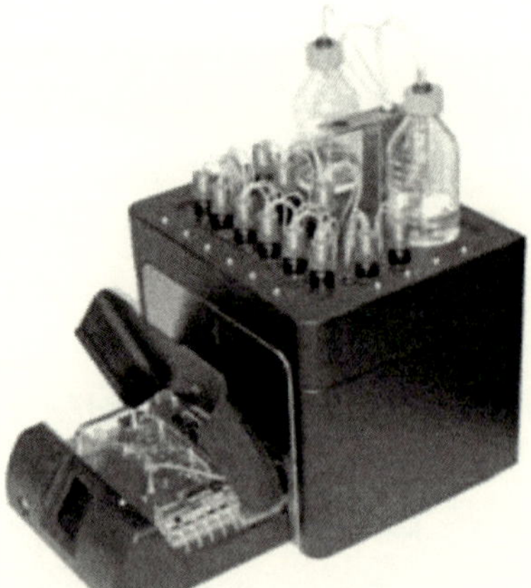

図16　血管収縮拡張能評価装置PM-1の全体像
（Biopta社提供）

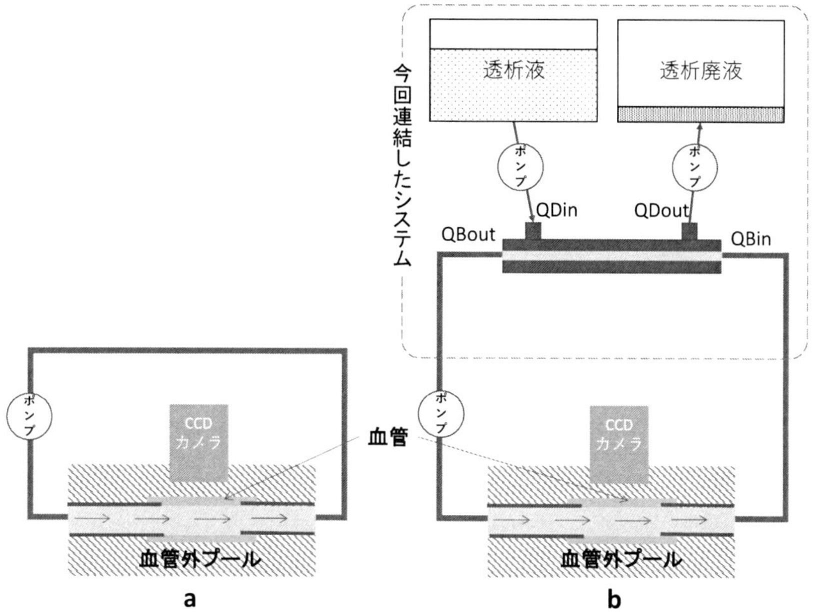

図17　循環システムによる血管モニタリングシステムのイメージ図
a：オリジナルのPM-1，b：マイクロモジュールを用いた透析システム連結改良型PM-1

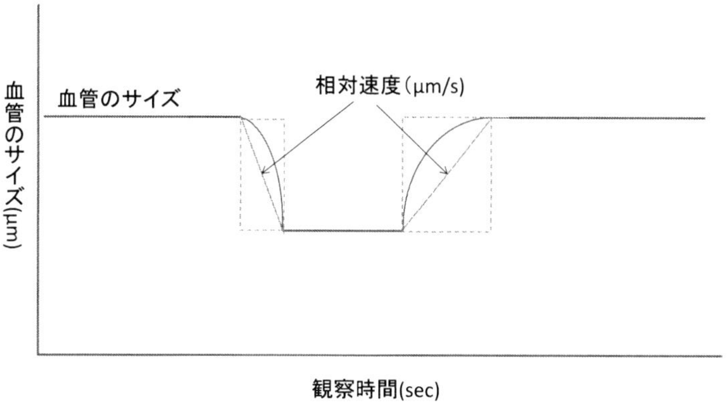

図18　血管径のサイズ変化に関する相対速度の解析概念

現在のPS膜透析器では，当社開発品ですでに25報報告されており，そのうち20報が臨床研究（2報総説含む）について報告されていたので特徴と報告数をまとめた（表2)。

3.2.1　抗酸化効果（酸化ストレス低下改善）

そのうち，代表的な酸化脂質ストレス物質の低下効果に関し，下記の論文について概説する。臨床における酸化ストレス物質の改善効果では，Kitamuraらはマクロファージの貪食対象物質であるα_1-antitrypsin/LDL complexの血中濃度の推移を1年間測定した結果を報告している[8]。対象となる患者は平均年齢が65.6歳の17名が参加した試験という点では，当時の日本の平均的

表１　マイクロモジュール中空糸のビタミンＥ固定化の有無による血管径の収縮拡張時間に与える影響

標準血管径に戻るまでの相対速度（Δμm／Δt）	ビタミンＥ固定化 PS 膜 マイクロモジュール	ビタミン非固定化 PS 膜 マイクロモジュール	倍率（固定化／非固定化）
定常から収縮へ：血管内径	2.27	2.20	1.0
定常から収縮へ：血管外径	4.26	4.55	0.9
収縮から定常へ拡張：血管内径	6.67	1.74	3.8
収縮から定常へ拡張：血管外径	6.90	2.15	3.2

表２　ビタミンＥ固定化 PS 膜透析器の英論文

検索式：((vitamin e) AND (bonded OR coated OR modified)) AND (dialyser OR dialyzer OR dialyzers)

基礎／臨床	項目	発表者	論文数	合計
臨床	酸化ストレス	欧	3	20 うち 欧：11 日：6
		日	1	
	抗炎症	欧	1	
	貧血改善	欧	4	
		日	1	
	透析低血圧	日	2	
	抗凝固・抗血栓性	欧	3	
		日	2	
	総説	日	2	
		中（他国のまとめ）	1	
基礎	構造解析	欧	1	5
		日	1	
	酸化ストレス	欧	1	
		日	1	
	抗凝固	日	1	
合計				25

な年齢であった。この酸化脂質ストレス物質は季節的な変動が認められたものの１年後には有意に低下したことを報告している。これらの点から，ビタミンＥ固定化による透析療法は，血中の酸化ストレスを低下させる可能性があることが示唆された。

3. 2. 2　抗凝固効果・抗血栓効果

前述した小久保らの報告にあるように，白血球への刺激低減による抗凝固効果を臨床的に直接証明はできないが，ビタミンＥ固定化 PS 膜透析器の抗凝固効果による静脈圧の上昇抑制および透析器内の凝固抑制による治療継続について２報概説する。Torato らは，非固定化 PS 膜透析器で治療中の抗凝固剤アレルギー症状のある透析患者に，透析を継続することに難渋していたが，この患者にビタミンE固定化PS膜透析器を使用したところ，透析効果が上がり，静脈圧も上がりにくく除水も安定して行え，その際の透析器内の凝固状態も従来の非固定化PS膜透析器よりも軽度であったことを報告している[9]。また，鈴木らは，抗凝固剤の投与量が標準レベルの2倍以上投与しても透析器内の血液凝固が著しく，安定した透析療法を実施できない患者において，ビタミンE固定化PS膜透析器により透析器内の血液凝固が著しく軽度になり，安定した透析治療を実施できるようになった症例報告を行っている[10]。また，別の報告では比較対照の透析器としてヘパリンコートした透析器を用いているが，それよりも抗凝固剤が少なくても透析器内の血液凝固が少ないことも報告された[11]。

3. 2. 3　抗炎症効果（好酸球増多症改善を含む）

*in vitro*では小久保らがビタミンE固定化PS膜透析器の抗炎症効果について報告しているが，そのうち泉川らが好酸球増多症患者の改善について症例報告している[12]。透析器をビタミンE固定化PS膜透析器に変更することで，併用していた掻痒症治療薬が不要となり，好酸球数および総白血球数も低下した。掻痒症に関連するサイトカインのIL-5も低下しており，従来の治療から透析器をビタミンE固定化PS膜透析器に変更しただけであることを考慮すると，好酸球への刺激低下を含めた抗炎症効果について影響していると推察できた。

3. 2. 4　透析低血圧改善効果

透析中の血圧低下は，その後の予後が悪く患者の死亡率を上げることが報告されているため[13]，その対策が必要とされている。Matsumuraらは，ビタミンE固定化PS膜透析器を使用し，透析患者の透析中の血圧低下を有意に緩和することを報告した[14]。また，Koremotoらは，酸化ストレスの多い糖尿病透析患者65例を対象にした9施設の多施設共同研究により，ビタミンE固定化PS膜透析器の治療3か月後には，透析低血圧の有意な改善を報告している[15]。

3. 2. 5　貧血改善効果

Kobayashiらは，ビタミンE固定化セルロース膜透析器の貧血改善効果について，従来の研究でセルロース製では十分な効果を示していた[16]。しかしながら，PS膜などの透析器の除去性能が高性能化したため，PS膜製での除去効果の改善による貧血改善効果も影響し，貧血改善効果が従来ほど報告されにくくなった。そのため，より詳細な治療条件が検討された結果，ビタミンE固定化PS膜透析器においても赤血球の酸化ストレス状態が緩和し[17]，貧血改善薬であるErythropoiesis-Stimulating Agents（ESAs）の反応性を改善したことが報告された[18]。Linesらのイギリスの研究では，反応性の悪い患者ほどESAsの反応性を改善して有意な効果を示している[19]。

4　結論と今後の展望

PS中空糸膜の内表面にビタミンEを固定化する改質を行った結果，透析器としての尿毒素の除去も十分に行い，かつ透析療法における異物接触時の刺激も低減することで生体適合性を改善した。改善された内容としては，*in vitro* と臨床効果が機序的に強い関連があるか否かまでは現在の科学では証明できなかったが，酸化ストレスの低下改善効果，抗凝固効果，好酸球増多症改善効果，透析低血圧改善効果および貧血改善効果などは，患者のQOL改善に寄与し，また医療スタッフが治療へ寄与できる可能性を強く感じることができた。今後，まだ改善の余地が残された難渋する合併症などの症状を緩和できる可能性があるか否かの検証など，多くの研究が期待されている[20)]。

注記：本文内で使用している「効果」は，医療機器の薬事承認範囲を意味するものではなく，研究結果からの科学的な効果を意味するものである。

文　　献

1）T. Sohka *et al.*, *Blood Purif.*, **2**, 236 (2006)
2）T. Sanaka & M. Koremoto, *Cotrib. Nephrol.*, **173**, 30 (2011)
3）塚尾浩ほか，*Vitamembrane*, **8**, 20 (2008)
4）小久保謙一ほか，*Vitamembrane*, **7**, 27 (2007)
5）D. Yorimitsu *et al.*, *Ther. Apher. Dial.*, **6**, 566 (2012)
6）春名克祐ほか，透析会誌，**44** (Suppl. 1), 365 (2011)
7）是本昌英ほか，腎と透析 **67** 別冊，ハイパフォーマンスメンブレン '14, 8 (2014)
8）Y. Kitamura *et al.*, *J. Artif. Organs*, **2**, 206 (2013)
9）T. Torato *et al.*, *ASAIO J.*, **59** (3), 284 (2013)
10）鈴木智愛ほか，*BIO Clin.*, **28** (8), 774 (2013)
11）M. S. Islam *et al.*, *Am. J. Kidney Dis.*, **68** (5), 752 (2016)
12）泉川由布ほか，腎と透析，**72**, 271 (2012)
13）T. Shoji *et al.*, *Kidney Int.*, **66** (3), 1212 (2004)
14）M. Matsumura *et al.*, *Int. J. Artif. Organs*, **3**, 147 (2010)
15）M. Koremoto *et al.*, *Artif. Organs*, **10**, 901 (2012)
16）S. Kobayashi *et al.*, *Kidney Int.*, **63** (5), 1881 (2003)
17）A. S. Bargnoux *et al.*, *J. Nephrol.*, **26** (3), 556 (2013)
18）F. Locatelli *et al.*, *Blood Purif.*, **43** (4), 338 (2017)
19）S. W. Lines *et al.*, *Nephrol. Dial. Transplant.*, **29** (3), 649 (2014)
20）是本昌英，医工学治療，**25**, 227 (2013)

第8章　動脈硬化症病変に対する新しい長期的留置型ステントの開発：プラズマ技術による生体適合性の付与

長谷部光泉[*1]，松本知博[*2]，前川駿人[*3]，
尾藤健太[*4]，堀田　篤[*5]，鈴木哲也[*6]

1　はじめに

近年，医療の進歩はめざましく，その中でも，次世代を担う医療機器の開発，再生医療の推進は，現在は国家戦略として認識されている。2015年4月に発足した「日本医療研究開発機構(AMED)」は，政府が主導する成長戦略の目玉の一つであり，健康・医療分野での研究開発をさらに促進する目的で設立された。新戦略の具体的な施策は，①世界最高水準の医療の提供に資する医療分野の研究開発等に関する施策，②健康・医療に関する新産業創出および国際展開の促進等に関する施策，③健康・医療に関する先進的研究開発および新産業創出に関する教育の振興・人材の確保，④世界最先端の医療の実現のための医療・介護・健康に関するデジタル化に関する施策の4つに分けられている。日本が医療福祉先進国として世界をリードすることを目標に掲げている。特に医療機器開発に関する重点は強調されており，基礎研究を強化し，画期的なシーズを常に生み出し，その基礎研究を産業の力によって臨床現場へとつなぐことが重要となってくる。また，その臨床現場で見出した課題を基礎研究に戻す，循環型研究開発にも重点が置かれてくる。

特に，医療の研究開発に携わるものにとって上記の施策①，②を意識しながら研究を進めることは今後の日本の医療の未来，国民の健康の未来を切り開くために重要なポイントとなる。医療

＊1　Terumitsu Hasebe　東海大学　医学部　専門診療学系　画像診断学領域（付属八王子病院）教授／科長；慶應義塾大学　大学院理工学研究科　開放環境科学専攻　訪問教授／医学部　臨床推進研究センター　客員教授
＊2　Tomohiro Matsumoto　東海大学　医学部　専門診療学系　画像診断学領域（付属八王子病院）講師；慶應義塾大学　大学院理工学研究科　開放環境科学専攻　訪問講師
＊3　Shunto Maegawa　慶應義塾大学　大学院理工学研究科　開放環境科学専攻
＊4　Kenta Bito　慶應義塾大学　大学院理工学研究科　開放環境科学専攻
＊5　Atsushi Hotta　慶應義塾大学　大学院理工学研究科　開放環境科学専攻　教授
＊6　Tetsuya Suzuki　慶應義塾大学　大学院理工学研究科　開放環境科学専攻　教授

機器については，筆者ら（長谷部・松本）の臨床の専門分野である放射線医学の分野においては，近年，身体の中を可視化し病気の診断を行うために一般的となっているCTやMRIといった診断機器については，国外への輸出は好調であるが，カテーテル手術などに使う体内埋込型デバイスなどについては，多くが輸入に頼っているのが現状であり多くの貿易赤字を抱えている。実際に，約6,000億円程度の赤字がでている年度も散見する。このような事態を解消するためにも，医療現場と基礎研究者，開発企業，新規参入企業，それを支える官公庁の密な連携，つまり「医工産官学連携」における国家戦略としての成功は危急の課題である。

医療機器開発，特に体内埋込型のデバイスの歴史は比較的新しく，初期の開発においては医療機器の構造デザインやデリバリーシステムの開発が主流に行われてきた。まずは，臓器の代替として機能するかどうかということにフォーカスが置かれてきて，長期成績は度外視されていた。しかしながら，現代の長寿社会に対応できる長期成績の優れたデバイス開発には，身体や人体の細胞と直接接触する「医療材料（バイオマテリアル）」の開発が重要であると認識されてきている。つまり，本来身体にとって「異物」として認識される体内埋込型の医療機器の表面をいかに「生体適合性」の高い表面に改質するかということは，医療機器開発の根幹を成すものであると筆者らは考えている。

その中でも，炭素系素材については，常に注目が集まっている。炭素系素材（ダイヤモンド，Diamond-like carbon（DLC），ナノダイヤ，カーボンナノチューブ，フラーレンなど）は，その元素構成からも，身体にとって優しい，つまり生体適合性が高い素材が多く，表面コーティングのほか，センサーデバイス，埋め込み型デバイス，ドラッグデリバリーシステムなどへの応用など，多くの可能性が秘められている。しかしながら，医療における実用化までの道のりは険しいものの，安全性を十分に検証しながら，炭素系材料の利点を活かした実質的な医用応用を推進していかなければ，この分野における研究の新たな注目や発展は急速に衰退してきてしまうものと思われる。本稿では，我々の医工連携グループの取り組みで実用化まで進んでいる炭素系素材の医用応用の事例を含めて概説，紹介する。

2　炭素系ナノコーティングの医用応用

炭素系薄膜であるDiamond-like carbon（DLC）は，ダイヤモンドを構成する sp^3 結合とグラファイトを構成する sp^2 結合を併せ持つアモルファス構造で，低摩擦，低摩耗，高硬度，化学的安定性などの特性から，これまで主に工業分野の切削工具や摺動部材に用いられてきた。また優れたガスバリア性より，高分子食品容器コーティングへの応用もなされている。近年DLC膜は，その優れた生体適合性から，血管内治療器具だけでなく人工骨頭や歯科用インプラントなどさまざまなバイオマテリアル分野での応用が進められている。

著者らはこれまでDLCの抗血栓性に着目し，これにフッ素を添加したDLC（F-DLC）が非常に優れた生体適合性と極めて優れた抗血栓性を有することを報告し[1~5]，実用応用に向けた研究を進めてきた。特に，血管内に留置する血液接触性留置デバイスの代表的格である「ステント」への応用を考慮した開発を行ってきた。「ステント」とは，金属のメッシュ状の編み目構造をしている筒状の血管内留置デバイスであり，動脈硬化に伴う血管の詰まりを拡張させ，血流を改善するための治療器具である。ステントの機械的な特性を損なわず，かつステント表面に「生体適合性」「機能性」薄膜をナノレベルのコーティングで被覆することによって臨床的な長期成績の向上を目指すことが重要である。

筆者らは，適切な中間層を導入することでステント上に3次元形状に剥離のないF-DLCコーティングを均一に行う実用技術を確立している[6)]。また，実用化に向けた経時的なF-DLCのコーティング膜質の安定性についての検討も行っている[7)]。ステント開発についての詳細については後述する。

また，F-DLCの医療応用のために必要なその他の最新のテクノロジーとの融合を積極的に試み，さまざまな基板の表面改質を行ってきた。例えば，プラズマエッチングによる撥水性，親水性表面の作製および抗血栓性との検討[8)]，バイオミメティクス（生物模倣）技術を用いて蓮の葉の表面や新規形状のナノ・マイクロパターニングを模倣した超撥水性表面の作製（これら全てはDLC被覆技術との複合技術）[9)]，DLCおよびF-DLCの分子バリア性能に注目し，マイクロパターニング被覆技術およびポリマー技術の融合を行うことによって実現された薬剤溶出システムの開発などである[10~12)]。

3　F-DLCコーティングステントの開発

近年動脈硬化よる血管病変に対する非侵襲的な治療として，カテーテルを用いた血管内治療が普及してきている。狭窄した血管を拡張する血管内治療では，バルーン付きカテーテルによる血管狭窄部の拡張のみで十分な拡張を得られない場合に，ステントとよばれる金属のメッシュ状チューブが留置される。ステントは長期留置を目的とした器具であるため，より優れた生体適合性が求められるが，このステントと生体との非適合性により発生する再狭窄（再びステント留置血管が詰まってしまう）が大きな問題となっている。その原因としては，ステントの基材として使用されるステンレスやCo-Cr合金などにより引き起こされる炎症，留置によって傷ついた血管内壁の肥厚および急性血栓症（ステント留置直後に血のかたまりによってすぐに詰まってしまう），血栓付着を契機に誘発される血管平滑筋細胞の増殖・遊走に伴う新生内膜の過形成などが考えられている。このような金属ステントの問題点を克服するために開発されたのが，薬剤溶出ステント（Drug-eluting stent：DES）である。DESは，通常の金属ステント表面を新生内膜細胞増殖の細胞周期を抑制するような細胞増殖抑制（抗癌剤）あるいは免疫抑制効果をもつ強烈な薬剤を含浸させたポリマーを塗布したものであり，薬剤が塗布されていない金属製ステント（Bare metal stent）に次ぐ第2世代ステントとして広く臨床で使用されており，ステント留置後1年以内の再狭窄率は劇的に低下した。しかし，DESから徐放される細胞傷害性の強い薬剤は，血管平滑筋細胞の増殖を抑制するとともに，本来血管の修復に最も重要な血管内皮細胞を障害するため，内皮化が遅れ，1～数年後の再狭窄率が既存の金属製ステントよりも有意に増加することが確認されている。また，血管内皮細胞が被覆してこないために，生体適合性の低いステント金属が血管内腔に露出しており，その金属に留置1年後でも血栓付着による血管閉塞が起こることが多数報告されており，新たな問題となっている。

ステントの技術は，1969年，米国の放射線科医であったCharles T. Dotterによりその原型が報告されたが，現在では，このような体に優しい非侵襲的な治療は，心臓冠動脈や全身の動脈硬化性病変による狭窄・閉塞の第一選択の治療法にもなってきている。従来は目の前で死亡してしまうような患者を救命し，短期間で退院が可能なこの治療の社会的なインパクトは絶大であった。あまりにも大きな治療効果のために，機械的な金属の特性についての多くの検討はされてきたものの，「異物」という観点での長期的な留置予後については軽視されてきた部分が多かった。しかしながら，現代の長寿社会においては，治療効果のみならず，患者の長期的な「Quality of Life（QOL）」の改善ということは無視できない状況である。できれば，1回治療すれば，何回も治療したり，再発したりしないような血管内留置器具の開発が真に医療現場では求められつつある。今後はさらなる長寿社会に突入していくことが予想される。ダイヤモンドや炭素薄膜DLCなどは生体適合性が高く，マテリアルとしてもその歴史は長い。諸先輩方が行ってきたこれまでの基礎的な研究の成果をいかに，実用的な応用，特に医療現場での真のニーズを鑑みて応用していくかということが重大な課題であると筆者らは認識している。

我々は，1990年代後半より生体適合性の高い「第3世代ステント」の開発を目指し，優れた慴動性および高い抗血栓性を有するDLCに着目した。さらにフッ素添加による疎水性向上，基板への追従性向上により，血液適合性向上が得られると仮説を立てた。これまでの研究結果では，F-DLC成膜時のF含有量の増加に伴い血小板の付着量が有意に減少することが確認され，世界に先駆けて報告を行った[1,2]。この結果は血小板付着に深く関係するフィブリノーゲン（Fibrinogen），アルブミン（Albumin）といったタンパク質の付着傾向の検証結果とも合致した[3]。その他，F-DLC膜のF局在と血栓形成の関連性[13]，表面粗度の異なる基材表面に対するDLC/F-DLCコーティング表面と血栓形成の関係[14]などについても報告している。

現在では，F-DLCステント実用化プロジェクトの一環として，これまでの研究において得られた新しい知見を現実的に医療現場で使用するためのプロトタイプのプロダクトの作製および動物実験を行っている。現場で使用できるプロダクトとして重要な要件は，①3次元形状のステントに均一にDLCあるいはフッ素添加DLCがコーティング可能であること，②ステントを血管内で広げ留置した際にステントのコーティングが基板に追従し，剥離やクラックがないこと，③長期的な安定性・安全性・耐久性，④実際の膜の性能が発揮され患者の長期的なQOLを改善すること，が重要である。①については，通常ステントは，その拡張力や耐腐食性を確保するために金属材料（SUS316L，SUS304，Ni-Ti合金，Co-Cr合金など）でできている。この金属に直接コーティングをする方法も試みられているものの，多くの場合は剥離やひび割れが特に応力が

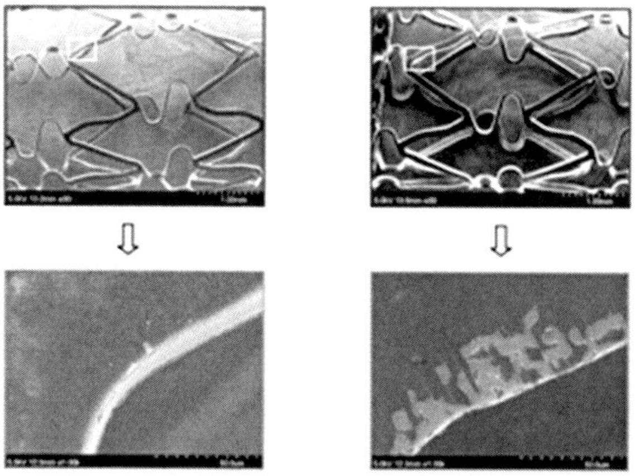

図１　ステントに炭素系薄膜を直接コーティングした場合に起こる剥離
（走査型電子顕微鏡像）

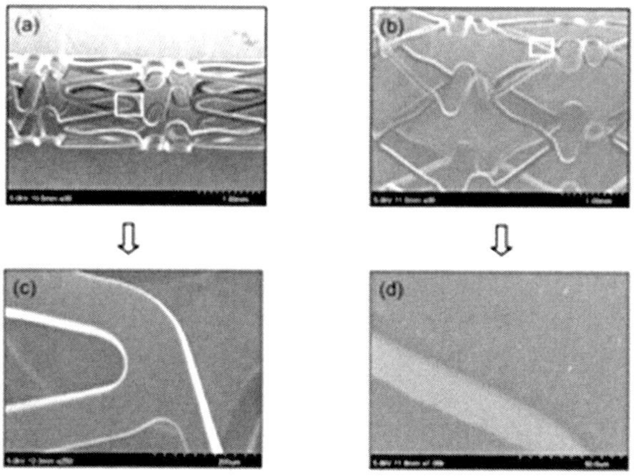

図２　中間層を用いることでステントに剥離なく炭素系薄膜をコーティング可能

集中しやすいステントの接合部位で認められるのが大半である（図１）。我々は金属基板（ステント）にSiC，a-C：H：Si，a-C：H：Fの３層構造を高周波プラズマ化学蒸着法（RF-CVD法）を用いてコーティングすることにより，剥離がなく均一でステントの拡張時にもクラックが生じないプロダクトを作製することに成功している[6]（図２）。②～④については，preliminaryな動物実験が終了し，現在臨床前の許認可に必要な動物実験はすでに終了している。現在までのところ，短期的および中長期的な血管内ステント留置後の血管の再狭窄率が今までのコーティングのないステントと比較し，著明な改善を認めることが東京大学医学部，慶應義塾大学理工学部，横浜市立大学医学部，東邦大学医学部，川澄化学工業，テルモ・クリニカルサプライの共同研究成果としてわかってきている（NEDOおよび経済産業省プロジェクト）。さらなる長期成績の確定が待たれるが，実用化に非常に期待が持てる結果が得られている。実際の人体でも近い将来臨床治験が行われるのも時間の問題であろう。新たな国家プロジェクトとして2018年8月から我々のグループ（研究代表者：長谷部光泉）は，日本医療研究開発機構（AMED）平成30年度「医療分野研究成果展開事業（先端計測分析技術・機器開発プログラム）」に，「膝窩動脈以下（below-the-knee：BTK）の細径動脈硬化性病変に対する長期開存ステントシステムの開発」が採択されており，今後，F-DLCコーティングを用いた新たな薬剤溶出性ステントが市場に出てくる可能性が高い[15]。

なお，フッ素を含まないDLCの冠動脈ステント応用に関しては，すでに，2009年に欧州で許認可後，臨床治験が終了し，国内でも臨床治験が終了し，昨年に厚生労働省への許認可が終了している。ビジネス上の理由から，日本の市場にはこのステントは流通していないが，この国内での人における多施設共同臨床試験に関しては，筆者らも実際の埋め込み治験の一部を担当しており，良好な使用感と成績が得られている[14]。

4　プラズマ技術，バイオミメティクス技術による表面改質

F-DLCをその他の表面改質技術と組み合わせ，より生体適合性の高い膜を作製する試みも同時に進行中である。人体の正常細胞は，すべてナノ・マイクロの形状を有している。通常の血液を固まらせない機能を有する血管内腔面に接する血管内皮細胞についても例外ではない。生物，生体にはすべて細かな意味のある表面形状があると理解している。材料と生物の界面のぬれ性は生体適合性を決定する因子の一つである。蓮の葉は接触角150°以上の超撥水性表面のため，バイオミメティクス技術（生体模倣技術）を用いた表面の作製において注目されている。我々は蓮の葉を模倣した超撥水性表面とF-DLCを組み合わせることにより，表面の撥水性や抗血栓性を調べた。蓮の葉を模倣した表面とF-DLCを組み合わせることにより，接触角は130.6°という著明な撥水性を示した（図3）。血液適合性については，これからさらに評価が必要であるが，バイオミメティクス技術は医療器具の開発に大きな可能性があると考えており，今後さらなる検討が必要である。

さらに，蓮の表面に微細な凹凸構造が存在することに着想を得て，突起形状，直径，間隔，高

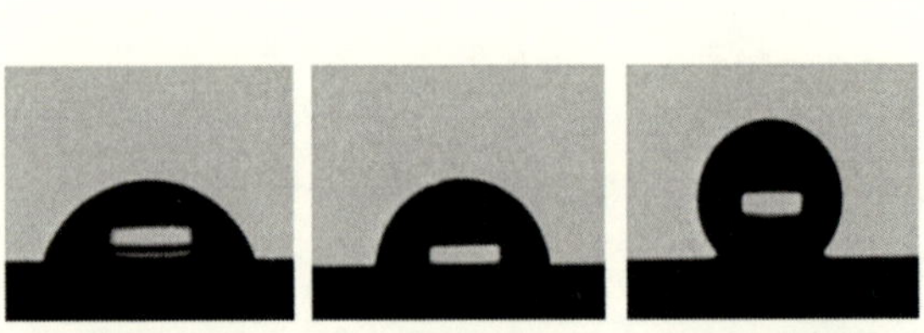

図3　蓮状構造の基板（dual-roughness）＋F-DLCコーティングによる撥水性の向上（5 μLのwaterの滴下によるコンタクトアングルの測定）

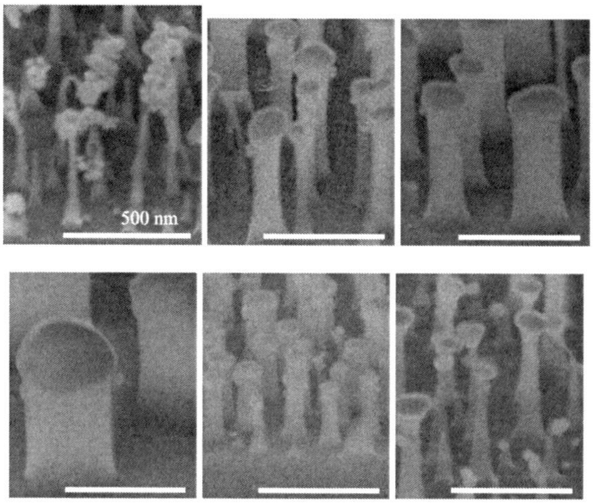

図4　SEM image（生体模倣技術＋F-DLC コーティングによる mushroom-like nano-pillars）

さが異なるナノレベルの凹凸形状を反応性イオンエッチング（Reactive ion etching：RIE）により単結晶 Si（100）基板上に作製し，その凹凸形状上に RF-CVD 法により生体適合性の高い F-DLC を成膜した[8]。作製した表面は mushroom-like nano-pillar を呈し，約 160° という高い接触角および約 0° という低い滑落角を示し，生体材料への応用可能性が示唆された（図4）。

また反対に，酸素プラズマによる表面処理により DLC 膜を親水性表面に改質し抗血栓性を測定したところ，low power での酸素プラズマ処理で抗血栓性が向上することが判明した[9]。DLC の抗血栓性は，超撥水性，または超親水性表面処理の両方で向上することが分かったが，表面の濡れ性だけが抗血栓性を決める要素ではないため，今後は細胞—マテリアル間でどのような現象が起こっているのか，生体適合性というものの本質にせまる研究が必要であると考えている。

5　マイクロパターニングによる薬剤溶出システムの開発

第2世代ステントとして広く臨床で使用されている薬剤溶出性ステント（DES）は，初期の再狭窄の劇的な改善が報告されているが，留置6か月～1年後以降の突然の再狭窄が臨床上さらなる問題となってきているのが現状である。これは，薬剤徐放のコントロールが完全でないために，薬効が血管内皮細胞などに強く働きすぎて正常血管への修復過程を阻害してしまい，長期間たってもステント金属が正常血管内皮細胞に覆われず，その部分に血栓が付着する（晩期血栓症）ために再狭窄が起こることが解明されている。また薬剤徐放後は，薬剤徐放用ポリマーがステント表面に残存するため，ステント表面の低い生体適合性が長期成績を悪化させることが報告されている。そこで我々は生体適合性の高い薬物含有ポリマー上にダイヤモンドライクカーボン（DLC）薄膜を最表面に被覆することにより，血液が付着せずかつ，正常血管内皮細胞の足場と

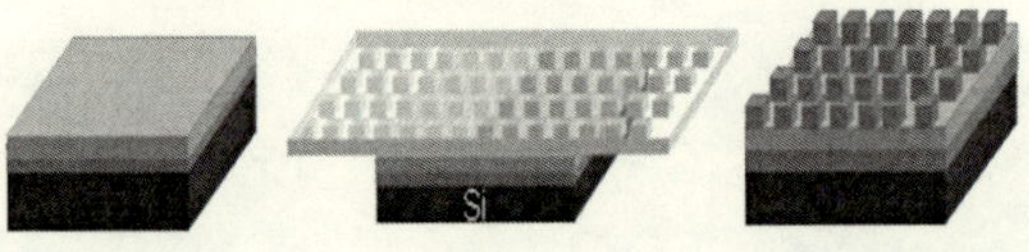

図５　パターニング基板作製方法

なりやすい新規の薬剤溶出性システムの開発を目指した。

DLC 薄膜は，ペットボトルのコーティングでも証明されているように「ガスバリア性」を発揮する。ガスバリア性は，酸素や二酸化炭素などの「分子」の通過を妨げることによって発揮されることにほかならないことに着想を得て，薬剤分子のコントロールが血液中で可能ではないかという仮説を立てた。ここでは薬剤を含浸させた生体適合性・血液適合性が高いと言われている医療用のポリマー上に DLC 薄膜のマイクロパターニングを施し，表面積の大小により薬剤溶出速度を制御することを目的に研究を進めた（図 5）[10]。

薬剤溶出の結果としては，医療用の抗血栓性ポリマーである薬剤を含浸させた MPC（リン脂質系）ポリマー上に DLC をマイクロパターニングして 15％被覆することにより，未被覆の基板において観察された初期の急激な薬剤溶出を約 1/3 に抑制することができた。また，5 日を過ぎると被覆面積によらず，溶出量が一定になることがわかった。DLC を蒸着することにより薬剤溶出量が抑制され，パターニングした基板からの溶出速度は未被覆と完全被覆の間となることが確認された[10]。また生体適合性ポリマーで作製したナノファイバー上に DLC のマイクロパターニングをすることによって薬剤徐放をコントロールする新しい方法や，実際の薬剤（Basic fibroblast growth factor（bFGF）含浸させたポリマー上に DLC マイクロパターニングを施すことで薬剤徐放量および細胞着量をコントロールする新しい方法を報告してきた[12]。

この薬剤徐放性システムは，生体適合性の高い薬剤含浸ポリマー上に，生体適合性と抗血栓性を有する DLC をマイクロパターニングすることで薬剤徐放コントロールと生体適合性の両者を併せ持ったものとなり，今後血管内のステント治療や人体の皮下埋め込み型の薬剤徐放システムなどに広く医用応用できると考えられる。

6　おわりに

以上，紹介した事例は，炭素系素材の医用応用のほんの一部でしかないが，基礎研究から開始し，実用化，産業化にほぼ達成している事例についての紹介をした。日本においては，特に高齢化社会を迎え，血管内治療を要する動脈硬化性疾患は増加の一途をたどると考えられるが，いまだ完全に満足のいく，生体適合性の高いバイオマテリアルは揃っておらず，多くの問題点が残っている。我々は，炭素系薄膜である DLC を用いた医用応用のための基礎実験および F-DLC ステント実用化にむけたさまざまなアプローチを行ってきた。留置デバイスの医療現場での許認可申請には多大な時間と労力が必要である。ただし，このような血管内治療用のデバイスの大半は，輸入に頼っているのが現状であり，国家安全保障上の問題などに絡んで治療デバイスが使えなくなることもありうるということを十分に認識すべきである。決して，日本の技術が低いということではないというのは，他の医学・工学のどの分野にも共通する最大の課題である。我々は，医療現場においてもデバイスの変更や再開発が可能な，純国産の技術でこのステントを作り上げ，日本からこのような「医学・工学・産学連携」のスタイルを発信することにこだわってきた。

また，炭素系薄膜は人体にとって毒性の少ない生体適合性膜として，今後も多くの医用応用の可能性があると考える。現場のニーズを正確に把握し，シーズと融合させることが応用技術の重要な点と考える。我々は，さまざまな技術を駆使して表面改質を試みることで，より優れたメディカルデバイスの開発につなげたいと同時に，炭素系・ダイヤモンド系の材料を通して「生体適合性とは」というものの本質にせまる研究にも力を入れていきたいと考えている。その一つのアプローチとして，顕微鏡技術による医療材料上界面と血小板の関連についての研究[16]を行っているが，このように生体がいかに医療材料を認識するかという本質的なメカニズムの解明研究もさらなる優れた医療材料を生み出すには必要な研究と考えられる。

今こそが，まさに医療応用研究のタイムリーな幕開けの時代であり，国をあげて，医療現場の医師と研究者，企業関係者が一致団結して連携をつくり，推進していくべきである。そこに炭素系素材が一つの中心的役割を果たすことを信じているし，それを願ってやまない。

文　献

1） T. Hasebe *et al.*, *J. Biomed. Mater. Res. A*, **76**, 86 (2006)
2） T. Saito *et al.*, *Diam. Relat. Mater.*, **14**, 1116 (2005)
3） T. Hasebe *et al.*, *J. Biomed. Mater. Res. A*, **83**, 1192 (2007)
4） A. Horikawa *et al.*, *Sens. Mater.*, **29**, 795 (2017)
5） Y. Yoshimoto *et al.*, *Jpn. J. Appl. Phys.*, **51**, 090129-1 (2012)
6） T. Hasebe *et al.*, *Diam. Relat. Mater.*, **20**, 902 (2011)
7） S. Maegawa *et al.*, *Diam. Relat. Mater.*, **70**, 33 (2016)
8） R. K. Roy *et al.*, *Acta Biomater.*, **5**, 249 (2009)
9） T. Hasebe *et al.*, *Diam. Relat. Mater.*, **38**, 14 (2013)
10） K. Enomoto *et al.*, *Diam. Relat. Mater.*, **19**, 806 (2010)
11） K. Bito *et al.*, *J. Biorheol.*, **29**, 51 (2015)
12） K. Bito *et al.*, *J. Biomed. Mater. Res. A*, **105**, 3384 (2017)
13） T. Hasebe *et al.*, *Thin Solid Films*, **516**, 299 (2007)
14） T. Hasebe *et al.*, *Diam. Relat. Mater.*, **16**, 1343 (2007)

14) K. Ando *et al., Cardiovasc. Interv. Ther.*, **32**, 225 (2017)
15) https://www.amed.go.jp/koubo/02/01/0201C_00008.html
16) T. Hasebe *et al., Microsc. Res. Tech.*, **76**, 342 (2013)

第9章　RNAアプタマーを利用した新規機能性医用材料の創成

野村祐介[*1]，福井千恵[*2]，
森下裕貴[*3]，蓜島由二[*4]

1　はじめに

DNAが基本的に二重らせん構造を形成し，遺伝情報の収納という機能に限定されているのに対し，RNAは単純な遺伝情報伝達物質ではなく，触媒反応やリボスイッチおよびマイクロRNAのような遺伝子発現制御など，多くの機能を有することが判明しつつある。特に，複雑な三次元構造を形成することで標的分子を認識，結合する一本鎖RNA（RNAアプタマー）は，抗体に代わる次世代分子として期待されており，医薬分野においてはすでに製品化されている。一方，医療機器分野においては，RNAアプタマーを利用する概念がなく，その応用方法について検討されていなかったが，生物活性を阻害することなく標的物質を特異的に捕捉するRNAアプタマーは新しい機能性医用材料の創製に利用できる可能性が高い。本稿では，RNAアプタマーの特徴について概説するとともに，我々が開発しているRNAアプタマー固定化材料の概要について紹介する。

2　RNAアプタマーとは

2.1　SELEX法によるRNAアプタマーの取得

ランダムな配列を有する一本鎖RNAのプールから特定の標的分子（主に蛋白質）に結合するRNA配列を取得するSELEX（Systematic Evolution of Ligands by EXponential enrichment）法が1990年に，EllingtonとSzostakのグループならびにTuerkとGoldのグループによって報告された[1,2]。同手法により得られたRNA配列はRNAアプタマーと呼ばれ，その語源はラテン語で「適合する」という意味を持つ語（aptus）とオリゴマーの接尾語（mer）に由来している。また，RNA以外にもDNAやペプチドから成るアプタマーも存在する。

RNAアプタマーの取得には，増幅に必要な逆転写酵素のプライマーとRNAポリメラーゼの

＊1　Yusuke Nomura　国立医薬品食品衛生研究所　医療機器部　第一室　室長
＊2　Chie Fukui　国立医薬品食品衛生研究所　医療機器部　第一室　研究補助員
＊3　Yuki Morishita　国立医薬品食品衛生研究所　医療機器部　第一室　流動研究員
＊4　Yuji Haishima　国立医薬品食品衛生研究所　医療機器部　部長

プロモーターに挟まれた40塩基程度のランダム配列をもつDNAライブラリを利用する。同DNAライブラリを鋳型として，転写反応を行うことで，さまざまな配列を持つRNAプールを合成し，標的分子との親和性によって特異的な配列を持つRNAを選別する。得られたRNAを用いた逆転写ならびにPCR反応によって，次の選別に利用するDNAライブラリを得る。以上の操作を複数回繰り返すことで，特定の蛋白質に対して抗体と同等以上の結合親和性を有するRNAアプタマーが得られる[3,4)]。得られたRNAアプタマーは目的に応じて標的分子に結合できる最短配列の抽出や，化学修飾の付与などの最適化が必要となる。

2.2 RNAアプタマーの構造と特徴

RNAアプタマーは，二重鎖や四重鎖などの基本構造を足場としてループやインターナルループ領域で標的分子と相互作用する（図1A)。これらのループやインターナルループでは，二価カチオンの影響や標的分子との結合による構造変化が起き，特徴的な立体構造を形成する。このようにしてRNAアプタマーは標的分子との高い親和性を持つため，抗体を代替する物質として考えられている。RNAアプタマーは，抗体と比較して免疫原性および毒性が低く，分子サイズが小さい利点がある。また，より広い範囲の標的結合能を有しているとともに，組織や細胞に比較的容易に浸透することが可能となっている[5)]。さらに，RNAアプタマーは熱的に安定であり，結合効率を損なうことなく，数サイクルの変性／再生に耐えることが可能であるため，診断ツールなどのセンサーや，標的分子の精製担体など，幅広い応用が可能となっている[6)]。しかしながら，RNAアプタマーはヌクレアーゼによる分解作用を受けやすいため，生体内での使用や生体試料に用いる場合は2' 水酸基のメチル化やフルオロ化およびBridged Nucleic Acid / Locked Nucleic Acid（BNA/LNA）修飾などの化学修飾を導入する必要がある（図1B)。

RNAアプタマーの機能と構造には密接な相関があるため，当該アプタマーの立体構造を決定することは，詳細な標的認識機構の解明につながる。例えば，ヒト抗体IgGの定常部位であるFcドメイン（hFc1）とRNAアプタマー複合体のX線結晶構造解析法の結果から，RNAアプタマーがhFc1の表面構造にフィットするような構造を形成し，多くの水素結合やファンデルワールス相互作用などを利用して，hFc1に結合していることが明らかとなった（図2)[7)]。また，白血病原因蛋白質である転写因子AML1を標的としたRNAアプタマーのNMR法による解析結果からは，RNAアプタマーがDNAの二重らせん構造を擬態することでAML1を認識していることが判明している（図3)[8)]。

2.3 立体構造情報を用いたRNAアプタマーの改良

蛋白質／RNAアプタマー複合体の立体構造情報はRNAアプタマーの改良において重要な役割を果たす。RNAアプタマーを改良する戦略としては，RNAの化学修飾が挙げられる。特に前述したリボース部位におけるBNA/LNA修飾は親和性を上昇させるとともにヌクレアーゼによる分解耐性も付与できるため，有用な手段となる。一方で，同修飾はリボースの構造を固定化す

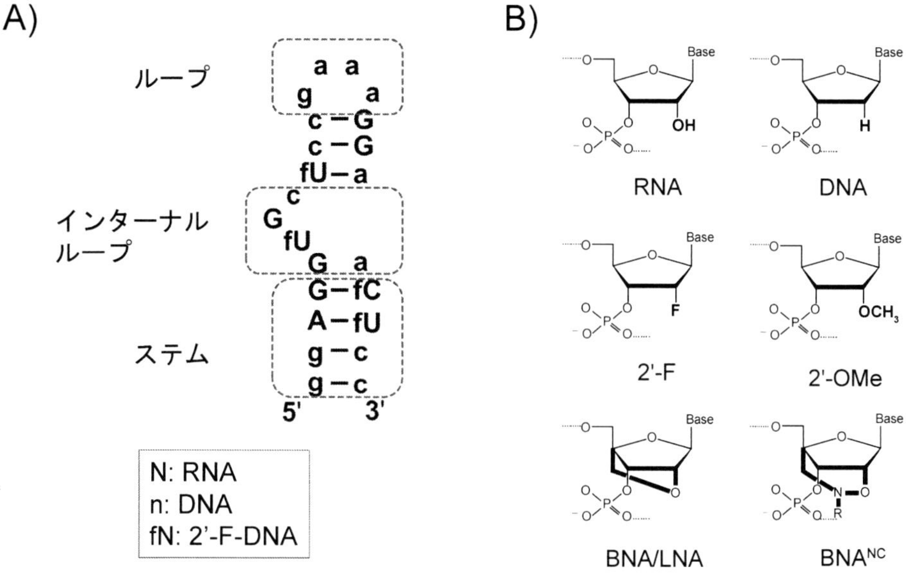

図1　アプタマーの二次構造とリボース部位の化学修飾
A）hFc1に対するRNAアプタマーの二次構造と修飾部位。
B）核酸リボースの化学修飾構造。

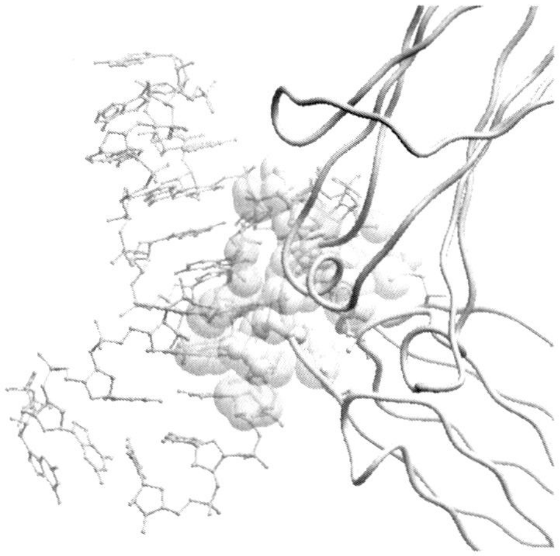

図2　hFc1とRNAアプタマーの立体構造
RNAアプタマー（左）とhFc1（右）のリボン表示。
相互作用部位を空間充填モデルで表示。

るため，親和性を著しく低下させる可能性もある。それゆえ，修飾部位の選定には立体構造情報が重要となり，筆者も，当該立体構造情報を利用したRNAアプタマーの改変（BNA/LNA修飾）を行い，hFc1に対するRNAアプタマーの結合能を向上させることに成功している。また，AML1を標的としたRNAアプタマーにおいてはSELEX法によって得られた2つのRNAアプ

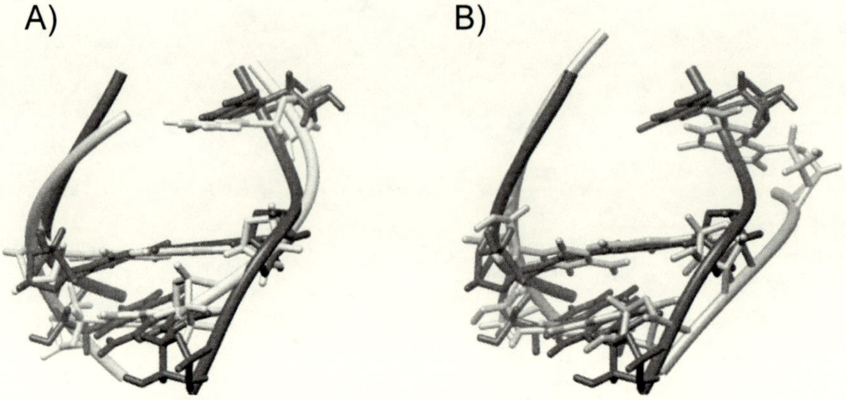

図３　AML1 に対するアプタマーと二重鎖 DNA および RNA の構造比較
A）RNA アプタマー（黒）と DNA 二重らせん（白）。
B）RNA アプタマー（黒）と RNA 二重らせん（白）。

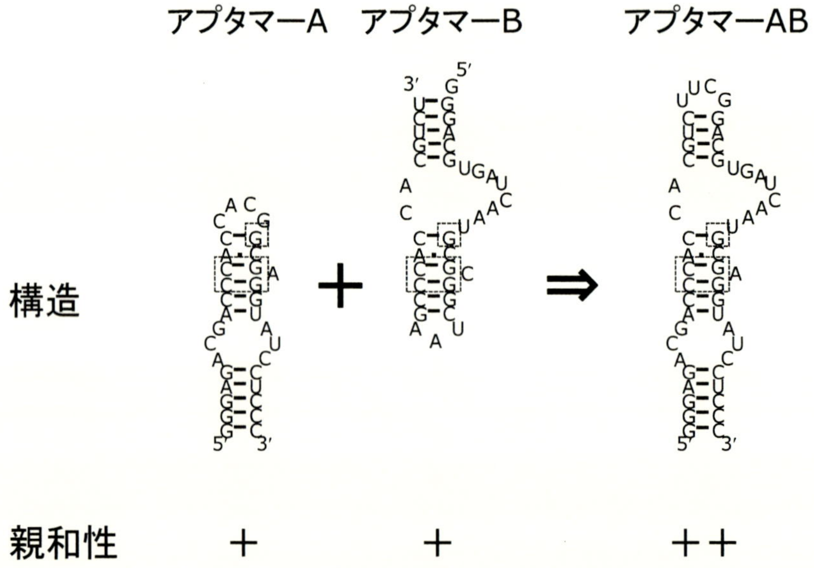

図４　RNA アプタマーの構造情報に基づいた新規デザイン

タマーを構造情報に基づいて融合し，結合親和性を向上させた新たなアプタマーの設計に成功するとともに，その機構も解明している（図 4）[9]。

2.4　医薬品としての RNA アプタマー

アプタマーに関する研究論文は，PubMed データベース検索において 8,000 以上ヒットするが，注目度が高いにも関わらず，その臨床応用は依然として少ない[10]。現在，米国や日本においては加齢黄斑変性症の治療薬として血管内皮細胞増殖因子（VEGF）に対する RNA アプタマーをベースとした薬剤である Macugen のみが承認，販売されている[11,12]。世界的にも，さまざまなアプタマー医薬品の開発ならびに臨床試験が進められており，日本では，㈱リボミックにおいて鎮痛薬として期待されている神経成長因子 NGF の働きを抑えるアプタマーの開発や加齢黄斑変性症に対する新薬候補である抗塩基性線維芽細胞増殖因子（FGF2）アプタマーの臨床試験などが進められている[13~16]。

3　RNA アプタマーを用いた医用材料開発

3.1　RNA アプタマーを用いた医用材料の利点

医用材料と組織や細胞は，材料表面に形成された吸着蛋白質層を介して相互作用するため，同蛋白質は材料の機能発現や生体適合性に大きく関与すると考えられている。通常，材料表面への蛋白質吸着は受動的であり，その吸着挙動は材料表面の物理化学的特性に大きく影響される。成長因子などの生理活性物質や抗体を固定化し，特定の機能を付与した表面も開発されているが，現在のところ，新しい医用材料として実用化には至っていない[17]。

SELEX 法により RNA アプタマー医薬品候補を検索する際，活性を保持した状態で標的蛋白質を特異的に捕捉する RNA アプタマーが多数ヒットする。RNA の生体内寿命は非常に短いが，前述したようにフルオロ化などの相応の化学修飾を施すことにより，その寿命を延長することが可能である。したがって，標的蛋白質に親和性を示すが活性は阻害しない RNA アプタマーを医用材料上に固定化することにより，特定の蛋白質を特異的かつ能動的に材料表面に捕捉し，その機能を一定期間にわたり制御できる可能性が非常に高い。このように，RNA アプタマーを利用した新規医用材料の開発研究は，細胞を使用せずに材料のみで疾病治癒または組織再生などを行うツールとして，医療機器分野に革命を起こすことが期待される。また，再生医療等製品などの開発にも応用可能であり，医療分野における用途が広い一方で，抗体や増殖因子などと異なり，単独では生理活性を示さない合成可能な化学物質であるため，医薬品としての承認審査が求められるコンビネーション医療機器に該当しないとともに，短時間かつ安価に作製可能，品質管理が容易，生物試料の混入リスクがない，ならびに免疫原性もほとんどないなど，事業化する上での利点を数多く持っている。筆者らは，革新的医用材料の創製を目指し，VEGF，FGF2 および骨形成因子 2（BMP2）などの成長因子を活性を保持したまま特異的に捕捉する RNA アプタマー固定化材料の開発を進めている（図 5）。以下に一例として，BMP2 に対する RNA アプタマー材料の創製と性能評価に関する概要を紹介する。

3.2　RNA アプタマーの機能的選別

BMP2 の活性を保持した状態で捕捉する RNA アプタマーを選定するために，アプタマー存在下における BMP2 と BMP レセプター（BMPR）の相互作用ならびに BMP2 による Smad1/5/8 のリン酸化活性に関して評価した。

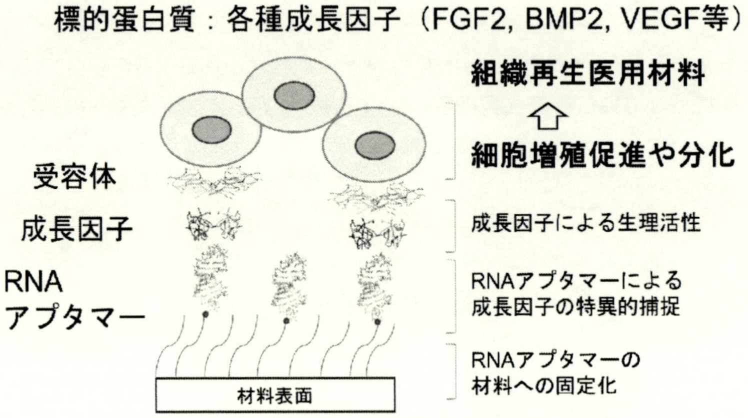

図５　RNA アプタマーを用いた革新的医用材料の概念図

まず，SELEX 法により，BMP2 に特異的に結合する数種の RNA アプタマー候補配列（Apt1〜5）を選定し，試験管内転写法により合成した。また，陰性対照として結合活性のないランダム配列である 40N も同様に合成した。RNA 合成においては，3' 末端に 16 nt の Poly A が付加されるようにデザインし，合成標品はポリアクリルアミドゲル電気泳動法によって精製した。

RNA アプタマー/BMP2/BMPR 三者複合体形成能は，BIAcore 3000 を用いた表面プラズモン共鳴（SPR）法によって評価した。センサーチップとしては，ストレプトアビジン固定化チップ（SA チップ）を用いた。同チップに 5' 末端ビオチン標識 Poly dT（16 nt）を 100 Resonance Unit（RU）程度結合させた後，リガンドとなる RNA の 3' 末端に存在する Poly A と dT の結合により SA チップに候補アプタマーを固定化した。本 SA チップを利用して，候補アプタマーと BMP2 との結合能を評価した後，BMPR を添加して三者複合体形成能を評価した。BMP2 との相互作用を解析した結果，Apt1〜5 に BMP2 を添加することにより RU 値が増加したことから，これらのアプタマーは BMP2 に結合することが確認された。また，Apt1, 5 に関しては，複合体に BMPR を添加した際，RU 値が上昇したことから，アプタマー/BMP2/BMPR 三者複合体も形成されることが確認された（表 1）。

次に Apt1〜5 および 40N の BMP2 シグナル伝達阻害能の評価を行った。DMEM（15%FBS）培地を用いてマウス筋芽細胞（C2C12）を 6 時間培養した後，低血清培地である DMEM（2.5% FBS）に交換し，16 時間培養を行った。次いで，RNA アプタマーと BMP2 を添加した培地に交換し，細胞刺激後に細胞を回収，ウェスタンブロッティング（WB）法により Smad1/5/8 のリン酸化状況を観察した。抗体としては，P-Smad1/5/8，Smad1 および Actin に対する特異的抗体を利用した。Apt2, 4 では P-Smad1/5/8 抗体を用いた WB によりバンドが確認されなかったが，40N および Apt1, 3, 5 では Smad1/5/8 のリン酸化体が検出された（表 1）。Actin および Smad1 は，いずれの試料ともにそれぞれの抗体を用いた WB により問題なく検出された（表 1）。

上記 SPR 法ならびに WB 法の結果から，Apt1, 5 は，BMP2 と BMPR の相互作用を阻害せず，

表1　RNAアプタマーの性能評価

		40N	Apt1	Apt2	Apt3	Apt4	Apt5
SPR法	BMP2結合能	−	+	+	+	+	+
	三者複合体形成能	−	+	−	−	−	+
WB法	リン酸化Smad1/5/8	+	+	−	+	−	+
	Smad1	+	+	+	+	+	+
	Actin	+	+	+	+	+	+
Mfold 二次構造予測	短鎖化	−	−	+	−	−	+

表2　RNAアプタマー固定化材料の *in vitro* 性能評価

		未処理	poly dT	Apt5
XPS	リン元素	−	+	+
	フッ素元素	−	−	+
マーカ産生量	ALP増加	−	−	+
	MHC低下	−	−	+

BMP2の生理活性を保った状態で捕捉するRNAアプタマーであることが判明した。これらRNAアプタマーについてMfoldを利用した二次構造予測を行い，同結果に基づいて短鎖化RNAのデザインを行った。その結果，Apt5について短鎖化に成功したため，同RNAアプタマーの材料表面上への固定化を試みた。

3.3　RNAアプタマーの材料表面への固定化

選定されたApt5および陰性対象となるpoly dTの末端にSH基を付加し，金コートしたガラス板上に固定化した。当該材料の評価には島津社製X線光電子分光分析（XPS）ESCA3200を利用した。Apt5およびpoly dTはリン酸骨格を有し，Apt5はヌクレアーゼによる分解耐性を付与するためにリボース部位へのフッ素の修飾が施されている。同XPS解析を行った結果，リン元素のピークがpoly dT固定化表面に検出され，フッ素およびリン元素のピークがApt5固定化表面に検出されたことから，それぞれ，poly dTおよびApt5が基板上に存在していることが確認された（表2）。作製した当該材料を用いて，*in vitro* および *in vivo* での性能評価を行った。

3.4　RNAアプタマー固定化材料の *in vitro* 性能評価

BMP2を含むヒト血清中に，未処理，dTおよびApt5固定化材料を浸漬し，37℃，30分間反応させ，PBSで数回洗浄後，界面活性剤を含む溶液を用いて，表面吸着蛋白質を回収した。各材料のBMP2捕捉能をELISAによって評価した結果，Apt5固定化材料はBMP2を捕捉濃縮できることが判明した。

次いで，同様にして作製した各材料上でマウス筋芽細胞（C2C12）を培養し，捕捉されたBMP2によるC2C12の骨芽細胞分化誘導能を骨分化マーカの一つであるALPの産生および筋成熱マーカMHCの産生を指標として評価した。ALP産生による評価においては，培養後，WST-1によって細胞数評価を行い，次いでALP活性を測定することで，細胞あたりのALP活性値を算出した。一方，MHC産生による評価においては，培養後に細胞を固定化後，蛍光標識した抗MHC抗体を用いて染色し，キーエンス社製BZ-X710により測定した蛍光強度を指標とした。その結果，Apt5固定化材料においてMHC産生量の低下ならびにALP産生量の増加が観測された（表2）。

これらの結果から，Apt5固定化材料は生理活性を阻害することなくBMP2を捕捉し，C2C12の骨芽細胞分化を誘導することが確認され，同アプタマー固定化材料が意図した機能を発揮していることが判明した。

3.5 RNAアプタマー固定化材料の *in vivo* 性能評価

Apt5を生体吸収性ハイドロゲルであるメドジェル（pI 9）に静電相互作用により固定化し，骨欠損部へ埋植することにより，骨再生用基材としての性能を評価した。なお，動物実験にあたっては動物実験倫理委員会の承認を得て実施し，国立医薬品食品衛生研究所が規定する動物実験指針に従い，苦痛が最小となるよう務めた（動物実験承認番号618）。

埋植材料は，Apt5およびBMP2を単独もしくは混合した溶液をメドジェル（5×5 mm）に各々含浸させて調製した。陰性対照としては，PBSを用いた。実験動物には，7週齢のFischer系雄ラット（各群3匹）を用いた。ラット頭蓋骨の窩洞は，三種混合麻酔下で背位に固定し，頭部正中皮膚を3 cm切開して骨膜を鈍的に剥離した後，歯科用エンジンを用いて頭頂骨の両側に5×5 mmの骨欠損として形成した。窩洞部分に上記の各埋植材料を被覆した後，皮膚縫合した。材料埋植後，2週で動物を屠殺し，μCT測定後に埋植材を頭蓋骨組織とともに摘出した。得られたμCT画像からImage Jを用いて頭蓋骨修復面積の解析を行った。摘出した組織試料は，10%中性緩衝ホルマリンにて固定し，脱灰処理後，常法に従ってパラフィン包埋切片を作製し，ヘマトキシリン・エオジン染色を施して病理組織学的解析を行った。

埋植2週後のμCT画像解析において，陰性対照であるPBS群にも頭蓋骨再生が観測されたが，PBS群＜BMP2添加群＜BMP2/Apt5添加群の順に再生率が増加した（表3）。同様に，病理組織学的所見においては全ての群で埋植部位に線維性被膜の形成と骨組織の新生が観測されたが，BMP2添加群およびBMP2/Apt5添加群は陰性対照群と比較して骨組織の新生が有意に増加した（表3）。μCT解析および病理組織学的解析ともに，BMP2/Apt5添加群はBMP2単独群よりも優れた新生骨形成能を示した。

上記の成績から，我々の開発したBMP2捕捉型RNAアプタマー固定化材料は，*in vitro* およ

表3　RNAアプタマー固定化材料の *in vivo* 性能評価

		PBS	BMP2	BMP2/Apt5
μCT解析	骨欠損部位修復	−	＋	＋＋
病理解析	新生骨形成	−	＋	＋＋

び *in vivo* を問わず BMP2 を捕捉して意図した機能を発揮することが明らかとなった。今後は，さまざまな医用材料上への固定化ならびに性能評価を行うとともに，企業をはじめとした研究機関との共同研究を進めることで研究規模を拡大し，実用化を目指したい。

4　おわりに

本稿では，BMP2 捕捉型 RNA アプタマー固定化材料の作製から，医用材料としての有効性の評価方法に関して紹介した。我々は FGF2 および VEGF に対する RNA アプタマー固定化材料の開発も進めており，同様の成績を得ている。これら RNA アプタマー固定化材料は生体内における幹細胞の増殖・分化，神経再生，血管新生，骨形成などを制御するなど，さまざまな革新的機能性医用材料の開発に貢献できると期待される。さらに RNA アプタマーは，蛋白質にとどまらず，細胞自体に親和性を有する配列を取得することが可能である。したがって，*in vitro* で細胞の選別，増殖，分化を制御する細胞培養用スキャホールドなど，再生医療分野への応用も期待できる。

文　　献

1） A. D. Ellington & J. Szostak, *Nature*, **346**, 818 (1990)
2） C. Tuerk & L. Gold, *Science*, **249**, 505 (1990)
3） 中村義一ほか，RNA 工学の基礎と応用，pp.139-154, 238-249, シーエムシー出版 (2005)
4） S. Miyakawa *et al.*, *RNA*, **14**, 1154 (2008)
5） D. Xiang *et al.*, *Theranostics*, **5**, 23 (2015)
6） Y. Nakamura *et al.*, *Genes Cells*, **17**, 344 (2012)
7） Y. Nomura *et al.*, *Nucleic Acids Res.*, **38**, 7822 (2010)
8） Y. Nomura *et al.*, *J. Biochem.*, **154**, 513 (2013)
9） Y. Nomura *et al.*, *J. Biochem.*, **162**, 431 (2017)
10） T. H. Ku *et al.*, *Sensors*, **15**, 16281 (2015)
11） E. W. Ng *et al.*, *Nat. Rev. Drug Discov.*, **5**, 123 (2006)
12） B. Zhou & B. Wang, *Exp. Eye Res.*, **83**, 615 (2006)
13） A. D. Keefe *et al.*, *Nat. Rev. Drug Discov.*, **9**, 537 (2010)
14） J. Wang *et al.*, *Proc. Natl. Acad. Sci. USA*, **105**, 3915 (2008)
15） A. Ishiguro *et al.*, *Arthritis Rheum.*, **63**, 455 (2011)
16） 宮川伸，バイオインダストリー，**29**, 51 (2013)
17） C. H. Lee & R. Sethi, *J. Interv. Cardiol.*, **25**, 493 (2012)

無機／有機材料の表面処理・改質による生体適合性付与

2019年5月29日　第1刷発行

監　　修　蓜島由二　(T1113)
発 行 者　辻　賢司
発 行 所　株式会社シーエムシー出版
東京都千代田区神田錦町1-17-1
電話03(3293)7066
大阪市中央区内平野町1-3-12
電話06(4794)8234
http://www.cmcbooks.co.jp/
編集担当　渡邊　翔／仲田祐子

〔印刷　倉敷印刷株式会社〕

ISBN978-4-7813-1415-0 C3047 ¥80000E